W0222465

Kohlhammer

Meindert Haveman (Hrsg.)

Entwicklung und Frühförderung von Kindern mit Down-Syndrom

Das Programm „Kleine Schritte"

2. Auflage

Verlag W. Kohlhammer

2. Auflage 2013

Umschlag: Gestaltungskonzept Peter Horlacher
Gesamtherstellung:
W. Kohlhammer Druckerei GmbH + Co. KG, Stuttgart
Printed in Germany

ISBN 978-3-17-022529-9

Inhalt

1 Bausteine einer effektiven Frühförderung

Meindert Haveman

1.1 Einleitung

Gerade die Begleitung von sehr jungen Kindern mit sonderpädagogischem Förderbedarf kann eine komplexe und schwierige Aufgabe für deren Eltern sein. Da schon viele Aspekte der Erziehung, Bildung und Förderung durch außerfamiliale professionelle Organisationen wie Kindergarten und Schule wahrgenommen werden, sollte hier dann nicht auch die Frühförderung außerfamiliär stattfinden? Im Ausland gibt es dafür genügend Beispiele.

Auch hier und jetzt gibt es jedoch viele Argumente, um Frühförderung und Familie eng zu verknüpfen. In diesem Kapitel sollen einige aktuelle wissenschaftliche Entwicklungen aufgezeigt werden, die zu einer erhöhten Relevanz einer Frühförderung in den Familien beitragen. Es geht dabei um sehr verschiedene Bereiche. Um nur einige zu nennen: die Entwicklungspsychologie, die Neurobiologie und -physiologie, die Familiensoziologie und die sozialdemographische Forschung. Mit den Entwicklungen im letzteren Bereich möchten wir beginnen.

1.2 Sozial-demographische Entwicklungen

Familie und Verwandtschaft stellen zweifellos die bedeutsamste Gruppenform der Menschheit dar. Ihr Ursprung ist älter als jede andere Gruppenform auf lokaler Basis, wie zum Beispiel Gemeinde und Gemeinschaft. Der Begriff „Familie“ bezeichnete ursprünglich die Gesamtheit derer, die einer Hausgemeinschaft durch Verwandtschaft und Abhängigkeit gesellschaftlich angehörten. Erst im Zuge der Industrialisierung beginnen sich die Familienbeziehungen und Funktionen zu verändern und schließlich langsam aufzulösen.

Vor einem viertel Jahrhundert hatte Cooper (1981) den „Tod der Familie“ prophezeit. Wenn er das Paradigma einer „traditionellen Normalfamilie“ meinte, dann hat er Recht behalten. Der Idealtypus einer bürgerlichen Familie war schon früher real betrachtet eher selten zu finden und ist in der reinen Form heute so gut wie ausgestorben. Sie „besteht aus einem Mann und einer Frau, die legal verbunden in einer dauerhaften und sexuell exklusiven Erstehe mit ihren Kindern in einem gemeinsamen Haushalt leben. Dabei widmet sich der Mann voll dem Berufsleben, während die Frau sich weitgehend aus der Berufstätigkeit zurückzieht, um volle Verantwortung für Haushalt und Kindererziehung zu übernehmen“ (Scanzoni et al., 1989). Für jedes einzelne Kennzeichen dieses traditionellen Familienleitbildes und der bürgerlichen Familie vergangener Jahre haben sich pluriforme Alternativen herausgebildet (Macklin, 1987; Haveman, 2000). Grenzübergreifend hat sich eine experimentierfreudige Beziehungskultur zwischen Menschen geformt, die sich in heterogenen Familienformen äußert. Es wurde und wird auch heute noch viel diskutiert über Probleme „der Familie“, wie die Distanzierung der Generationen, zunehmende Therapiebedürftigkeit der Familienmitglieder, innerfamiliäre Gewalt, Brüche in der familiären Erziehungspraxis und wachsende Scheidungsraten.

Vor allem die wachsenden Scheidungsraten in den nord-, mittel- und westeuropäischen Ländern sind beeindruckend. Die Möglichkeit, dass verheiratete Frauen oder Männer während ihres Lebens geschieden werden, ist in den letzten Jahrzehnten erheblich gestiegen. Die Studie von Miettinen (1997) zeigt den Verlauf ab 1970 für einige Länder der Europäischen Union. Lag die Wahrscheinlichkeit, dass eine deutsche Frau oder ein deutscher Mann während ihres Lebens geschieden werden, 1970 noch bei 16 Prozent, so hatte sich dieser Prozentsatz 1995 verdoppelt (32 Prozent). Auffallend konsistent sind die Nord-Süd-Unterschiede zwischen den Ländern, wenn wir uns die Ergebnisse für die 1990er Jahre anschauen. Nahezu die Hälfte aller nordeuropäischen Ehepartner, ein Drittel der west- und mitteleuropäischen, und ungefähr ein Zehntel der südeuropäischen Ehen sind mindestens einmal geschieden.

Wie steht es aber um die Ehen, in denen Kinder mit geistiger Behinderung geboren werden? Das länderübergreifende Klischee, Ehen zerbrächen an der Behinderung des Kindes, ist falsch (Van Berkum & Haveman, 1995). Wenn schon, dann sind es die sich aus der Behinderung ergebenden Belastungen, die einen Risikofaktor für die Ehe darstellen (Haveman et al., 1997; Müller-Zurek, 2002, 33). Bei einer repräsentativen Stichprobe unter Eltern mit Kindern mit geistiger Behinderung fanden Haveman et al. (1997) im südlichen Teil der Niederlande übrigens keine höhere Scheidungsrate für Eltern mit geistig behinderten Kindern. Von den Eltern mit geistig behinderten Kindern waren 86 Prozent verheiratet oder lebten mit einem Partner zusammen (für die niederländische Bevölkerung waren dies 84 Prozent; ebd., 327).

Durch die Ehescheidungen hat sich die Zahl der Ein-Eltern-Familien in den letzten Jahrzehnten in Deutschland erhöht. Sie haben auch bewirkt, dass, wenn auch nur in einem geringen Umfang, die Stiefelternfamilien zugenommen haben. Ihr Anteil an allen Familienformen beträgt heutzutage acht Prozent (Onnen-Isemann, 2002). Die Adoptions-Familien nehmen dagegen laufend ab. Hier übersteigt die Nachfrage das Angebot. Die Pluralität der Familienformen mag nach außen hin den Schein einer großen Heterogenität als Erziehungsinstanz wecken. Gerade in dieser Hinsicht hat sich jedoch nichts Wesentliches gewandelt. So gilt auch heute, dass noch über 80 Prozent der Kinder bei ihren leiblichen Eltern aufwachsen. Umgekehrt bedeutet dies übrigens auch, dass ungefähr ein Fünftel aller Kinder ohne ihre leiblichen

Eltern aufwächst und dass es einen deutlichen Trend zu Ein-Eltern-Familien gibt. Es kam und kommt zu vielen Geburten in nichtehelichen Partnerschaften. In Ostdeutschland wohnen knapp ein Drittel der Kinder unter zwei Jahren und elf Prozent der sechs- bis siebenjährigen in nichtehelichen Lebensgemeinschaften (Bundesministerium für Familie, Senioren, Frauen und Jugend, 1999).

Alle diese gesellschaftlichen Änderungen, die direkt oder indirekt die Institution „Familie" betreffen, gelten auch für Familien mit geistig behinderten Kindern. So gibt es immer mehr Mütter, die allein vor der Aufgabe stehen, für ein Kind mit geistiger Behinderung zu sorgen. Es gibt zwei Erklärungen für dieses Phänomen. Die wichtigste Erklärung, die vor allem auch die jüngeren Kinder trifft, ist die Scheidungsrate. Die zweite Erklärung ist, dass geistig behinderte Kinder länger bei ihren Eltern wohnen, oft bis ins hohe Erwachsenenalter. Durch vielerlei Faktoren veranlasst, unter anderem durch das Fehlen geeigneter Wohnmöglichkeiten für die behinderte Tochter oder den behinderten Sohn, findet der Ablösungsprozess später oder gar nicht statt. Dies bedeutet, dass in einigen Fällen das erwachsene geistig behinderte Kind in der Familie verbleibt – auch noch im hohen Alter oder wenn ein Elternteil verstorben ist. Die höhere Lebenserwartung von Menschen mit geistiger Behinderung hat unter anderem zur Folge, dass diese viel häufiger als früher ihre Eltern überleben (Haveman & Stöppler, 2004).

Die bis jetzt beschriebenen sozial-demographischen Trends haben verschiedene Konsequenzen:

- Die Anzahl der alleinerziehenden Eltern nimmt zu.
- Die Periode, in der die Familie für das behinderte Kind verantwortlich sein kann, ist länger.
- Die Geschwister stehen in einem intensiveren Kontakt zu dem behinderten Bruder oder der behinderten Schwester.
- Es gibt weniger Kernfamilienmitglieder (Geschwister, geschiedene Ehepartner), die die Versorgungsrolle der Mutter übernehmen wollen/können.

Die zunehmende Erwerbstätigkeit der Mütter hat zwei weitere Konsequenzen:

- Die Mütter haben weniger Zeit für Erziehungsaufgaben. Väter sind mehr gefragt, im Haushalt und in der Erziehung Aufgaben zu übernehmen.
- Familien sind für die Versorgung, Begleitung und Erziehung ihres Kindes mehr auf das informelle (z. B. Großeltern) oder professionelle soziale Umfeld (z. B. Familienunterstützende Dienste) angewiesen.

In vielen Familien sind es die Großeltern, die versuchen, einen Teil der Belastungen aufzufangen. Müller-Zurek (2002) nennt allerdings drei Faktoren, die eine einschränkende Rolle spielen:

1. In der mobilen Gesellschaft leben die Großeltern oft weit entfernt.
2. Moderne Großmütter sind häufig berufstätig.
3. Die Kräfte der Großeltern lassen nach (ebd., 33).

Die Erwerbstätigkeit der Mutter hat also in den letzten Jahrzehnten stetig zugenommen: 43 Prozent aller Mütter mit Kindern unter 15 Jahren in den alten und 70 Prozent in den neuen deutschen Bundesländern sind erwerbstätig. Vor allem bei Frauen, deren Kinder das Schulalter erreicht haben, ist die Erwerbsquote in den vergangenen zwei Jahrzehnten kräftig gestiegen. Verglichen mit der Generation ihrer Mütter treten die jüngeren westdeutschen Frauenjahrgänge zwar erst in einem höheren Alter ins Berufsleben ein, bleiben dann aber auch als Mütter häufiger erwerbstätig beziehungsweise unterbrechen kürzer.

Der Anstieg dieser Müttererwerbsquote in den alten Bundesländern geht fast ausschließlich auf eine Zunahme der Teilzeittätigkeiten und geringfügigen Beschäftigungen zurück. Der Anteil der in Vollzeit erwerbstätigen Mütter mit Kindern unter 18 Jahren hat sich gegenüber den 1970er Jahren sogar etwas verringert (Bundesministerium für Familie, Senioren, Frauen und Jugend, 1999, 109). In der Familienphase mit Kindern im Kindergarten- und Schulalter ist es im Westen Deutschlands dadurch zu einer quantitativen Verlagerung vom Modell der „Versorgerehe“ zum Modell der „Zuverdienerin-Ehe“ gekommen. Solange die Kinder noch nicht zur Schule gehen, sind westdeutsche Frauen heute jedoch genauso selten erwerbstätig wie Anfang der 1970er Jahre. In der ehemaligen DDR waren in den 1980er Jahren neun von zehn Müttern berufstätig, und zwar überwiegend in Vollzeit. Die meisten Frauen kehrten spätestens ein Jahr nach der Geburt ihres Kindes ins Arbeitsleben zurück. Nach der Wiedervereinigung ist die Müttererwerbstätigkeit in den neuen Ländern erheblich zurückgegangen, besonders stark bei Frauen mit Kindern unter sechs Jahren. Der Hauptgrund ist die gestiegene Arbeitslosigkeit, von der Mütter überdurchschnittlich stark betroffen sind (Bundesministerium für Familie, Senioren, Frauen und Jugend, 1999, 110).

Wie aber sieht die Situation für Familien aus, in denen das Kind schon ziemlich früh eine ernste Entwicklungsverzögerung zeigt? Wie passt sich die Familie an dieses oft nicht erwartete Ereignis und die neue Situation an? Kinder mit Down-Syndrom werden oft als anhänglich, sozial, kontaktfreudig und lenkbar (Gibbs & Thorpe, 1983), wie auch liebenswürdig und entgegenkommend (Gunn & Berry, 1985) beschrieben, und man könnte meinen, dass sie sich hinsichtlich der Belastung einer Familiensituation kaum von anderen Kindern unterscheiden. Auch in der Coping-Literatur zu diesem Thema gibt es verschiedene Autoren, die gerade bei Familien mit einem Kind mit Down-Syndrom beobachteten, dass sich die Eltern effektiv und positiv an die zusätzlichen Anforderungen ihres behinderten Kindes anpassten (Bristol, 1987; Erickson & Upsher, 1989; Krauss, 1990; Noh et al., 1989; Singer & Farkas, 1989; Wijngaarden-Krauss, 1993).

Nach einer ausführlichen Analyse der Studien in diesem Bereich meinen Cahill und Glidden (1996), dass diese populäre Vorstellung, Kindern mit Down-Syndrom seien weniger belastend für die Eltern und einfacher zu erziehen als andere behinderte Kinder, korrigiert werden sollte. Krankheiten der Kinder, Freizeitaktivitäten sowie erzieherische und Förder-Maßnahmen (Erikson & Upshur, 1989; Padeliadu, 1998) fordern viel Zeit von den Eltern, oft vier bis fünf Stunden täglich (Haveman et al., 1997). Es sind vor allem die Mütter, die sowohl pflegerisch-erzieherisch als auch emotional den intensiveren Kontakt mit dem behinderten Kind haben. Sie trugen das Kind monatelang in sich, haben es gefühlt und mit ihm gelebt. Die Väter hatten während dieser Zeit einen mehr indirekten Kontakt zu dem Kind. Beide jedoch, Mutter und Vater, werden sich dem nicht normativen Ereignis, nämlich der Mitteilung, dass ihr Kind behindert ist, anpassen und sich mit ihm auseinandersetzen müssen.

Auch in Familien mit behinderten Kindern ist die Mutter noch immer die wichtigste Bezugs- und Pflegeperson, weniger der Vater. Die Geburt eines geistig behinderten Kindes, eines Kindes, das auch nach der Geburt jahrzehntelang abhängig von anderen Menschen bleiben wird, bedeutet, dass relativ stabile, erworbene und sozial anerkannte Rollen der Frau, wie z. B. die Arbeitsrolle oder Rollen im Freizeitbereich, ins Wanken geraten. Die Solidarität mit dem Kind sowie die zeitlichen Ansprüche, die das Kind stellt, lassen im Leben der Eltern oft sogar nicht einmal das Arbeiten in Teilzeit oder Hobbys, Besuche und Urlaub zu. Die Familie, vor allem die Eltern, müssen sich der neuen Situation anpassen. Die neue Lage wird diskutiert und führt zur Änderung von Positionen, Verhaltensweisen und schließlich zur Neudefinition von Rollen. Ohne gezielte emotionale, soziale und finanzielle Unterstützung der Familien führt dies in vielen Fällen dazu, dass erworbene Rechte und Positionen der Frau in einer zeitgemäßen Ehe aufgegeben oder zurückgestellt werden. Man könnte sagen, die Geburt eines behinderten Kindes trägt das Risiko in sich, dass ein traditionelles Rollengefüge entsteht, in dem der Ehemann die Familie ernährt und nach außen hin repräsentiert, während die Ehefrau sich Erziehungs- und Entwicklungsfragen der Kinder sowie dem Haushalt widmet.

Wie auch immer die Institution „Familie“ sich in Struktur, Bedeutung und Vielfältigkeit geändert hat, es verbleiben ihr immer noch zwei grundlegende Funktionen (Cloerkes, 1997):

- Sie bildet erstens die soziale Lebensgrundlage für die Beziehung von Mann und Frau und
- sie ist zweitens Erziehungsinstanz in einer frühen Entwicklungsphase des Kindes und prägt damit entscheidend die Bildung der gesamten Persönlichkeit.

Die zweite Funktion, die Erziehungsaufgabe der Eltern, erodiert jedoch immer mehr. Die Erziehung der Kinder wird mehr und mehr an andere gesellschaftliche Institutionen abgetreten: Kindergarten, Vorschule, Schule, öffentliche Medien wie Radio, Fernsehen, Internet, Zeitschriften und Zeitungen. Diese übernehmen weitgehend die ursprünglichen Bildungs- und Sozialisationsleistungen der Familie. Im April 1996 besuchten zwei Drittel aller drei bis fünf Jahre alten Kinder eine öffentliche Kinderbetreuungseinrichtung. Dabei gehen Kinder erwerbstätiger Mütter zu einem höheren Anteil in den Kindergarten als die von Hausfrauen, vor allem, wenn die Mutter alleinerziehend ist. Für ihre sechs- und zum Teil auch siebenjährigen Kinder, die noch nicht zur Schule gehen, nehmen fast alle Eltern (neun von zehn) die Möglichkeit des Besuchs eines Kindergartens oder einer Tagesstätte in Anspruch (Bundesministerium für Familie, Senioren, Frauen und Jugend, 1999, 126).

Für Kinder unter drei Jahren und für ABC-Schützen gibt es in den alten Bundesländern nur wenige (zwei Prozent) Gruppen- und Hortplätze. Im europäischen Vergleich gehört das frühere Bundesgebiet zu den Ländern mit einem relativ niedrigen Versorgungsgrad für diese Altersgruppen. 1996 haben im Westen Deutschlands nur 4,5 Prozent der unter dreijährigen und 64,1 Prozent der drei- bis fünfjährigen Kinder einen Teil des Tages in solchen Einrichtungen verbracht. Überdurchschnittlich oft waren es wiederum Kinder von Alleinerziehenden. Die neuen Bundesländer weisen hingegen auch im Vergleich zu anderen EU-Ländern einen besonders hohen Versorgungsgrad mit Kinderkrippen auf. 1996 wurden dort 33,2 Prozent aller Kinder unter drei Jahren außerhäuslich betreut, 1995 waren es allerdings noch 40 Prozent. Hier wirkt sich vermutlich die gesunkene Erwerbsbeteiligung der ostdeutschen Frauen mit Kleinkindern aus (Bundesministerium für Familie, Senioren, Frauen und Jugend, 1999, 126).

In Ost und West sehen wir in den letzten zwei Jahrzehnten einen erheblichen Anstieg in der Schul- und Berufsausbildung der Eltern. Vor allem die Mütter sind besser ausgebildet und unterscheiden sich in diesem Sinne kaum von ihren Ehemännern. Noch nie gab es so viele laut Bildungsabschluss qualifizierte Frauen wie heute (Onnen-Isemann, 2002, 24). Ausbildung, Beruf und Einkommen sind die operationalen Indikatoren für die soziale Schichtung einer Gesellschaft. Wurde früher der sozial-ökonomische Status der Frau durch Beruf, Einkommen und Ausbildung des angeheirateten Mannes bestimmt, wird heute der Status der Frau eher autonom durch deren Qualifikation und Partizipation in der Gesellschaft definiert. Aufgrund der höheren Ausbildungsqualifikation und Berufsposition hat der Status der Frau innerhalb und außerhalb der Familie erheblich zugenommen.

Im Bericht des Bundesministeriums für Familie, Senioren, Frauen und Jugend (1999) ist auffallend, dass sich ein Familientypus, nämlich vor allem der, der alleinerziehenden Mütter, im Keller der sozialen Stratifikation befindet: „Die Mehrzahl von ihnen ist geschieden und muss den Wegfall eines erheblichen Teils des bisherigen Einkommens und die zusätzlichen Kosten der getrennten Haushaltsführung verkraften. Ledige Mütter sind vergleichsweise jung, haben überwiegend Kinder im Kleinkind- und Vorschulalter, sind deshalb seltener als die geschiedenen Mütter erwerbstätig, haben kürzere Arbeitszeiten, verdienen weniger und erhalten seltener und geringere Unterhaltszahlungen des Kindsvaters“ (Bundesministerium für Familie, Senioren, Frauen und Jugend, 1999). An anderer Stelle heißt es: „Die oft prekäre Einkommenssituation alleinerziehender Mütter kommt auch darin zum Ausdruck, dass sie häufiger als alle anderen Haushalts- und Familientypen auf Sozialhilfe angewiesen sind. Ende 1995 erhielten 25 Prozent der alleinerziehenden Mütter mit minderjährigen Kindern laufende Hilfe zum Lebensunterhalt, im Durchschnitt seit 2¼ Jahren. Zum Vergleich: Von den Ehepaaren mit Kindern unter 18 Jahren waren nur zwei Prozent auf diese Unterstützung angewiesen“ (Bundesministerium für Familie, Senioren, Frauen und Jugend, 1999, 139).

1.3 Entwicklungspsychologische Faktoren

Kinder werden also in sehr verschiedenen Familienstrukturen und -bedingungen hineingeboren, die Entwicklungschancen der Kinder sind daher nicht immer gleich. Trotzdem beeinflussen diese strukturellen Familienfaktoren die Entwicklungschancen nur indirekt und in extremen Fällen; nämlich nur dann, wenn das Kind bei Armut zur finanziellen Belastung wird, es keine geeignete Nahrung, Kleidung und entwicklungsgerechtes Spielzeug bekommt oder die Eltern zu wenig Zeit für das Kind haben. Noch wichtiger als die Familienstruktur ist für die Entwicklung des Kindes die Kultur der Familie, nämlich die Gesamtheit der Werte, der Erwartungen, des Erziehungswissens, der Gefühle und der Interaktions- und Kommunikationsprozesse rundum und mit dem Kind.

Nun sind die strukturellen Rahmenbedingungen einerseits und die kulturellen Prozesse innerhalb der Familie andererseits nicht unabhängig voneinander zu betrachten. Ergebnisse der Familiensoziologie und der Soziolinguistik, aber auch indirekt der PISA-Studie (Prenzel et al., 2004) und der IGLU-Studie (Bos et al., 2003) zeigen, wie stark soziale Schicht, Armut und Migranten-Status mit elementaren kulturellen Aspekten wie z. B. Sprache (Sprechen, Lesen und Schreiben) korreliert ist. Auch die Bemerkung von Knauer (2002, 310), dass 90 Prozent der Schüler und Schülerinnen der Lernhilfeschule aus sozial schwachen Familien oder aus Familien mit Migrationshintergrund stammen, macht deutlich, wie gravierend sich solche sozial-strukturelle Faktoren in Bildungslücken und besonderem Förderbedarf äußern können.

Die Familie bildet auch heute den unentbehrlichen institutionellen Rahmen, in dem das geborene Kind in Beziehung mit der Mutter und bedeutsamen anderen Personen (zum Beispiel Vater, Geschwister) sich selbst als soziales Wesen erfährt und in die Sprache und bedeutsame gesellschaftliche Spielregeln eingeweiht wird. Für die Entwicklung des Kindes in den ersten drei Lebensjahren ist die Qualität der familiären Beziehung mit dem Kind in diesem Sinne eine intime formende Lebenswelt, die durch keine andere Institution zu ersetzen ist.

1.3.1 Wichtige Bausteine für die Entwicklung

Über die wichtigsten Bausteine für eine günstige Frühentwicklung des Kindes im familiären Kontext herrscht innerhalb der entwicklungspsychologischen Fachliteratur Konsens. Da diese Prinzipien auch die Basis der sonderpädagogischen Früherziehung und -förderung bilden, wird in diesem Abschnitt etwas ausführlicher darauf eingegangen.

Akzeptanz und unbedingte Wärme in den Beziehungen bieten Sicherheit und Intimität zwischen Eltern und Kind, auch wenn die Interaktionen manchmal mühsam verlaufen sollten. Diese Basishaltung der Eltern direkt ab der Geburt bis zum Kindes- und Jugendalter wird von vielen Autoren als eine natürliche Haltung und eine starke Seite bei der familiären Erziehung und Förderung des Kindes angesehen. Belsky et al. (1984) nennen noch fünf weitere Aspekte, die sich entwicklungsfördernd auf das Kind auswirken.

Aufmerksame Zuwendung (attentiveness). Allein die Zeit, die die Mutter damit verbringt, das Kind anzuschauen, ist bereits ein Prädiktor für dessen intellektuelle Leistungen ein Jahr später. Die Zeit der Beschäftigung mit dem Kind im Alter von fünf Monaten sagt dessen späteres Erkundungsverhalten voraus. Aufmerksamkeit und Zuwendung im ersten Lebensjahr sind generell positiv verbunden mit der späteren Sprachentwicklung und der intellektuellen Entwicklung. Hinter dieser aufmerksamen Zuwendung steckt eben mehr – vor allen Dingen das Verständnis für und das Eingehen auf die kindlichen Äußerungen.

Körperkontakt hat eine positive Auswirkung auf die kognitive Entwicklung des Kindes, da er Aktivität und Bewegung beim Kind auslöst und das Kind durch die Bewegungen oft in einen optimalen Erregungsstand versetzt wird, der die notwendigen Voraussetzungen für eine Auseinandersetzung mit der Umwelt bildet.

Verbale Stimulierung. Lange bevor das Kind sprechen kann, redet die Mutter (Pflegeperson) mit dem Kind, achtet auf dessen Vokalisation und antwortet darauf. Diese inzwischen recht genau untersuchte Zwiesprache zwischen Erwachsenem und Kind bedeutet eine weitere Anreicherung der Interaktion (u. a. Clarke-Stewart, 1977). Als Beispiel: Die mütterliche Fähigkeit, im Zwiegespräch mit dem Baby in dessen erstem Lebensjahr ihr emotionales Verhalten angemessen auf dessen emotionale Befindlichkeit abzustimmen, erlaubt es, die kindliche Fähigkeit zum Symbolspiel im Alter von 20 Monaten vorauszusagen (Feldman & Greenbaum, 1997; Bornstein, 2003).

Materialanregung. Kinder verbringen den größten Teil ihrer Wachzeit mit Spielen. Sie lernen, indem sie spielen. Ihr Spiel spiegelt zu einem gewissen Grad ihre kognitive Entwicklung wider (Largo & Benz, 2003, 56). Wenn das Kind Gelegenheit erhält, sich frühzeitig in Exploration und Spiel mit Materialien, vor allem mit Spielzeug, auseinanderzusetzen, so wirkt sich dies auf den späteren Schulerfolg aus. Dieser positive Zusammenhang kann darauf zurückzuführen sein, dass die Kinder die in den Gegenständen steckenden Informationen (Fahren, Läuten, Klappern, Bauen) selbst erforschen können und so auch in Abwesenheit bzw. ohne aktives Eingreifen der Eltern (Bezugspersonen) Neues von der Welt kennen lernen. Materialien sind gewissermaßen ebenfalls Lehrmeister des Kindes.

Responsivität. Eltern antworten dem Säugling in unterschiedlich ausgeprägter Form auf sein Verhalten – sie lächeln, vokalisieren, nehmen das Kind auf oder reichen ihm einen Gegenstand. Die Responsivität ist das Gegenstück zur Aufmerksamkeitszuwendung, denn diese ist die Voraussetzung für das Gewahrwerden kindlicher Signale, Wünsche und Handlungen. Sensible Bezugspersonen modifizieren ihr Antwortverhalten mit fortschreitender Entwicklung, so dass immer differenziertere und höhere Ansprüche an die Kommunikation und die Reaktionen des Kindes gestellt werden (Belsky et al. 1984). Wenn Mütter zum Beispiel auf das Objektspiel ihrer 18 Monate alten Kleinkinder auf eine Optionen eröffnende Weise antworten (indem sie ermutigen, bestätigen und/oder die kindlichen Aktivitäten weiterentwickeln), führt dies im Alter von 40 Monaten zu signifikant höheren Ebenen des Symbolspiels, als wenn Mütter die Optionen einschränken, indem sie z. B. das kindliche Spiel missbilligen oder behindern (Stilson & Harding, 1997; Bornstein, 2003).

Aus ganz unterschiedlichen Gründen entfalten sich das Spiel in der frühen Kindheit wie auch die intuitive elterliche Früherziehung trotz ihrer psychobiologischen Verankerung (Papousek & Papousek, 1992) nicht immer so problemlos, wie in diesem Abschnitt dargestellt. Verschiedenartige biologisch-genetische, psychosoziale oder soziokulturelle Risikofaktoren können sowohl die Fähigkeiten und Motivationen des Säuglings zum Spiel beeinträchtigen als auch die intuitiven Kompetenzen der Eltern hemmen und den spielerischen Austausch mit dem Baby einschränken oder stören (Papousek, 2003, 52).

1.3.2 Frühes Vorlesen

Die im vorigen Abschnitt genannten Aspekte sind eigentlich alle im natürlichen Spielverhalten der Eltern mit dem Kind enthalten (Papousek & Papousek, 1986). Auch die Vorlesesituationen, vor allem das gemeinsame Lesen, bergen alle diese Aspekte der Stimulation in sich.

In einer US-Studie (Deckner et al., 2006) zeigte sich, dass mehr als die Hälfte der Mütter einer Stichprobe der sozial-ökonomischen Schicht der Mittelklasse ihrem Kind schon vor dessen sechstem Lebensmonat vorlasen. In zwei früheren Studien wurde das Alter, in dem mit Vorlesen begonnen wurde, mit 7,6 Monaten (DeBaryske, 1993) und neun Monaten (Senechal et al., 1998) angegeben, also zwei bis drei Monate später. Auch nach etwa 20 Monaten – die Stichprobe in der Studie von Deckner et al. (2006) bezog sich auf 27 Monate alte Kinder – wurde dieses Leseverhalten beibehalten und die Mutter las durchschnittlich zweimal am Tag mit einer mittleren Dauer von ungefähr 20 Minuten pro Leseeinheit vor. Die durchschnittliche Anzahl von Kinderbüchern in den Haushalten war 126, mit einer Varianzbreite von 13 bis 1 750 Büchern. In der Woche vor der letzten Messung betrug die wöchentliche Vorlesezeit beinahe vier Stunden.

Obwohl durch die Forschung dokumentiert wird, dass über die Hälfte der Eltern ihrem Kind während der frühen Kindheit vorlesen (Senechal et al., 1998), haben nur wenige Studien die Wirksamkeit des Vorlesens auf die Entwicklung des Kindes während der ersten eineinhalb Jahre untersucht

(DeBaryshe, 1993)). In den wenigen Langzeit-Studien, die bis jetzt stattfanden, hat sich jedoch herausgestellt, dass das Alter, in dem die Eltern mit ihren Kindern anfingen zu lesen, ein stabiler und robuster Prädiktor für deren spätere Sprachentwicklung ist. Je jünger die Kinder zu Beginn des gemeinsamen Lesens waren, desto besser waren später ihre Sprach- und Sprechfähigkeiten (DeBaryshe, 1993; Payne et al., 1994). Bus et al. (1995) erklären dieses Ergebnis damit, dass das Kind mit zunehmendem Alter verstärkt selber anfängt zu lesen und das gemeinsame Lesen mit den Eltern weniger braucht oder sogar weniger wünscht.

Obwohl auch schon im ersten Jahr des „gemeinsamen“ Lesens wichtige Faktoren für die kindliche Entwicklung enthalten sind (aufmerksame Zuwendung, Körperkontakt und erste Ansätze der verbalen Stimulierung), ist das Kind in anderen Entwicklungsaspekten noch nicht so weit (Responsivität) oder durch Bild und Wort überfordert. Zum Beispiel kann das Kind in der Regel mit vier Monaten die Mutter erkennen und nach Gegenständen wie Büchern und Seiten greifen. Es kann den Kopf gerade halten, sich aber nicht selbst in eine stützende Haltung bringen. Mit acht Monaten kann ein Kind in der Regel oft schon selbstständig sitzen, jedoch nicht laufen; auch nicht mit Unterstützung. Außerdem kann ein Kind mit acht Monaten oft schon verschiedene Silben äußern, aber es antwortet noch nicht auf verbale Aufforderungen der Eltern. Dies bedeutet, dass das gemeinsame Lesen eine Aktivität ist, die von den Eltern initiiert wird. Das Kind ist in dieser Phase noch eher ein passiver Partner. Trotzdem darf man den möglichen Einfluss dieser Leseaktivität auf die Entwicklung des Kindes auch in dieser ersten Phase nicht unterschätzen. Ein Mechanismus beim gemeinsamen Lesen, der die intellektuelle Entwicklung des Kleinkindes fördert, ist das Üben der gemeinsamen Aufmerksamkeit (joint attention). Es wird angenommen, dass die gemeinsame Aufmerksamkeit (die Mutter richtet den Blick auf ein Bild im Buch und das Kind folgt ihrem Blick) für das Kind vorhersagbare Lernmöglichkeiten schafft, was u. a. die Sprachentwicklung fördert (Tomasello & Farror, 1986). Während des gemeinsamen Lesens wird die kognitiv anspruchsvolle Aufgabe, Gegenstände mit Wörtern zu benennen, viel einfacher, da der Gegenstand sich auf der Seite befindet, auf die sowohl die Mutter/der Vater als auch das Kind blicken. Wenn der Gegenstand realistisch abgebildet ist und einen direkten Repräsentanten der Lebenswelt des Kindes darstellt, können die Eltern auf ihn zeigen, auch wenn er im Bild weniger ins Auge springt. So bekommt das Kind während des Lesens viele Gelegenheiten geboten, Worte mit Gegenständen zu verbinden (Bruner, 1985).

Wenn die Kinder älter sind, wird ihre Sprachentwicklung beim gemeinsamen Lesen auch durch die komplexere Sprache gefördert, die die Eltern dabei gebrauchen. So ist das Vokabular der geschriebenen Sprache differenzierter und grammatisch vollständiger, als das der gesprochenen Sprache, die von den Eltern bei der Versorgung und dem freien Spiel mit dem Kind gebraucht wird (Hoff-Ginsberg, 1991). Des Weiteren werden Kinder in Büchern mit einer großen Vielfalt an Gegenständen und Umgebungen bekannt gemacht, die sie vielleicht nicht in ihrem direkten täglichen Leben antreffen. So kann zum Beispiel ein Kind, das in der Stadt lebt, durch das Buch etwas über das ländliche Leben und die Tiere auf dem Bauernhof lernen.

Eltern der Mittelschicht beginnen also mit ihrem Kind zusammen zu lesen, wenn es zwischen fünf und neun Monate alt ist (DeBaryshe, 1993; Deckner et al., 2006; Payne et al., 1994). Dies ist auch ungefähr das Alter, in dem sich das gemeinsame Lesen positiv auf die weitere Entwicklung des Kindes auswirkt (Karrass & Braungart-Rieker, 2005). Letztere Autoren fanden in ihrer longitudinalen Untersuchung statistisch signifikant bessere Sprachfähigkeiten bei zwölf und 16 Monate alten Kindern, die seit ihrem achten Lebensmonat regelmäßig gemeinsam mit ihren Eltern lasen im Vergleich zu Kindern ohne die Erfahrung des gemeinsamen Lesens. Als mögliche Erklärung dieser Unterschiede führen die Forscher einerseits „joint attention" (gemeinsame Aufmerksamkeit) an, andererseits auch eine lang andauernde Leseroutine. Das gemeinsame frühe Lesen ab acht Monaten könne, auch wenn das Sprachverständnis noch nicht besteht, indirekt die Sprachentwicklung fördern, indem es dazu führt, dass die Leseroutine zu dem Zeitpunkt, ab dem das Kind davon auch aktiv profitieren kann, bereits fest verankert ist. Das Lesen ab acht Monaten korrelierte in dieser Untersuchung übrigens positiv mit der expressiven Sprachentwicklung bei den Folgeuntersuchungen im zwölften und 16. Monat, jedoch nur bei Mädchen signifikant mit dem Sprachverständnis in diesen Zeitabschnitten.

Die Eltern, die in dieser Studie schon viel früher, nämlich schon mit ihren vier Monate alten Kindern lasen, erzielten für ihre Kinder keine günstigeren Resultate in der späteren Sprachentwicklung, als Eltern, die ab acht Monaten gemeinsam lasen (Karrass & Braungart-Rieker, 2005). Andere Autoren berichten jedoch schon von besseren Resultaten in der Spracherfassung und -verarbeitung zwischen dem vierten und achten Lebensmonat des Kindes (Jusczyk, 1997) und einer Steigerung seiner Aufmerksamkeit aufgrund des gemeinsamen Lesens in dieser Periode (Bornstein & Tamis-LeMonda, 1997). Für das gemeinsame Lesen ab einem Alter von zwölf Monaten sind die Resultate ziemlich konsistent. Wenn zu Hause regelmäßig gelesen wurde, wirkte sich dies positiv auf die rezeptive und expressive Sprachentwicklung des Kindes aus (Deckner et al., 2006, 39).

Einige Autoren warnen jedoch davor, das gemeinsame Lesen als eine intensive didaktische Intervention zu gestalten (Zigler & Bishop-Josef, 2004; Deckner et al., 2006). Wie Piaget (1962) schon bemerkte: Die Arbeit des Kindes in diesem Alter ist das Spiel. Die Aktivitäten des gemeinsamen Lesens sollten also auch die Spielfreude des Kindes beachten oder steigern und nicht zur separaten didaktischen Übung werden. Dies gilt auch und vor allem für das gemeinsame Lesen mit Kindern mit ernsten Entwicklungsverzögerungen. Die Einbindung des Lesens in das Spiel macht nicht nur den Eltern und dem Kind am meisten Spaß, sondern ist wahrscheinlich auch die effektivere Methode im Vergleich mit Üben.

1.3.3 Frühes Lesen bei Kindern mit Down-Syndrom

In den USA wurde das „Frühe Lesen“ bei Kindern mit Down-Syndrom erstmalig von Oelwein in den 1970er Jahren im Rahmen eines großangelegten Projekts angewendet. Sie entwickelte ein Leselernprogramm, welches die Möglichkeit bietet, bereits jüngeren Kindern über die Vermittlung von Ganzwörtern das Lesen beizubringen. Deutlich wurde während ihrer langjährigen Arbeit mit Kindern mit Down-Syndrom immer wieder, dass einige Kinder die geschriebene Sprache eher erlernen können als die gesprochene Sprache. Außerdem nehmen die Kinder vermehrt die Wörter in ihren aktiven Wortschatz auf, welche sie bereits lesen können (Oelwein, 2002, 8). Ihre langjährigen Erfahrungen bezüglich des Lesenlernens bei Kindern mit Down-Syndrom und die von ihr entwickelte Methodik veröffentlichte Oelwein 1995 in den USA in Buchform. Im Jahr 1997 erschien die deutsche Übersetzung.

In Großbritannien setzten Bird und Buckley zu Beginn der 1980er Jahre am Sarah-Duffen-Zentrum das Lesenlernen als Hilfe zur Förderung der Sprachentwicklung von Kindern mit Down-Syndrom ein. Auch sie entwickelten ein entsprechendes Leselernprogramm, welches bereits für Kinder unter fünf Jahren geeignet ist. Seit dieser Zeit betreiben sie umfangreiche Forschungsarbeiten in Bezug auf die Auswirkungen des Lesenlernens auf die Sprachentwicklung bei Kindern mit Down-Syndrom. Ihre entwickelte Methode hinsichtlich des Lesenlernens veröffentlichten sie 1994 in einem umfangreichen Buch zur allgemeinen Entwicklungsförderung von Kindern mit Down-Syndrom. Dessen deutschsprachige Ausgabe erschien 2000 (Bird & Buckley, 2000).

Die Idee des „Frühen Lesens“ setzt bei der Stärke der Kinder mit Down-Syndrom an und deren relativ gutem visuellen Gedächtnis. Es versucht, die oftmals anzutreffenden Schwächen im Bereich der auditiven Wahrnehmung durch die „Visualisierung der Sprache“ zu kompensieren (ebd.). Gedrucktes kann daher so lange betrachtet werden wie nötig, um die transportierte Information zu verarbeiten. Hiermit einher geht auch die Ausblendung der für Kinder mit Down-Syndrom erschwerten Verarbeitung sukzessiver Informationen. Beim „Frühen Lesen“ wird vielmehr auf simultan dargebotene Informationen zurückgegriffen (vgl. Wilken, 2000, 105). All die Schwierigkeiten, die Kinder mit Down-Syndrom beim Erlernen der gesprochenen Sprache haben (s. Kap. 3.3), sollen daher mit Hilfe des visuellen Erfassens der Sprache, das heißt des Lesens, kompensiert werden. Im Vorwort von Heft 9, das im Kleine-Schritte-Programm als Leselernanleitung herausgegeben wurde (Deutsches Down-Syndrom InfoCenter, 2002, 5), wird dieses Prinzip benannt als das „Lesen ist wie hören mit den Augen“.

Seit den Anfängen der Methode des „Frühen Lesens“ wurden eine Reihe von Studien durchgeführt, welche zum einen verdeutlichen, „... dass die meisten Kinder mit Down-Syndrom das sinnentnehmende Lesen erlernen können“ (Berheide, 2002, 80), zum anderen zeigte sich, dass gut 20 Prozent der Kinder im Alter von drei bis vier Jahren nach entsprechender Übung in der Lage sind, eine beachtliche Anzahl von Wörtern zu lesen (ebd.). Wilken

(2000) kommentiert dieses Ergebnis wie folgt: „Natürlich werden diese Übungswörter nicht erlesen, sondern als ganze Wörter wiedererkannt, aber wenn einige 3- oder 4-jährige Kinder in der Lage sind, 50–60 oder manchmal noch mehr Wörter zu erkennen, ist das eine erstaunliche Leistung“ (Wilken, 2000, 106). Außerdem konnte eine positive Einflussnahme des „Frühen Lesens“ auf die sprachlichen Fähigkeiten der Kinder mit Down-Syndrom nachgewiesen werden (Bird & Buckley, 2000, 54). Die von Buckley im Sarah-Duffen-Zentrum über das „Frühe Lesen“ beschulten Kinder zeigten deutlich bessere sprachliche Fähigkeiten, als allgemein bei Kindern mit Down-Syndrom anzutreffen. „Sie erreichen nicht nur eine bessere sprachliche Kompetenz mit einem reicheren Wortschatz und einer vollständigeren Grammatik, auch ihre Aussprache war deutlicher“ (Halder, 1997, 56). So werden die neu erlernten Wörter oftmals relativ schnell in die Spontansprache übernommen und auch „... gelesene Zwei- und Drei-Wort-Sätze sowie gelesene richtige grammatische und syntaktische Strukturen“ spiegeln sich im Bereich der expressiven Sprache wider (Wilken, 2000, 106). Neben diesen Erkenntnissen wurde zudem deutlich, dass die Kinder erlernte Wörter sinnentnehmend lesen konnten. Sie ersetzten gelesene Wörter zum Teil durch Synonyme, wie z. B. Schiff durch Boot, oder Wörter, welche mit dem zu Lesenden in Verbindung stehen, wie beispielsweise Boot durch Hafen. Diese Auffälligkeit verdeutlicht auch, dass die Kinder vom geschriebenen Wort eine Verbindung zu seiner Bedeutung herstellen konnten, ohne es zunächst auszusprechen (ebd.).

Wie bereits erwähnt, wird das „Frühe Lesen“ im Ausland schon seit einigen Jahren zur Förderung der Sprachentwicklung bei Kindern mit Down-Syndrom erfolgreich angewendet. In Deutschland gibt es auch heute noch Kritiker, die dieser Methode ablehnend gegenüberstehen. Sie findet jedoch zunehmend Akzeptanz im Bereich der Frühförderung sowie der Logopädie (vgl. Deutsches Down-Syndrom InfoCenter, 2002, Heft 9, 6; Berheide, 2002). Es sollte jedoch nicht unerwähnt bleiben, dass sich die Vermittlung des „Frühen Lesens“ nicht bei allen Kindern mit Down-Syndrom so „einfach“ realisieren lässt, wie in den Programmen und in der Literatur zum Teil dargestellt. Zu berücksichtigen ist immer, dass jedes Kind individuelle Stärken und Interessen aufweist, die bei der Wahl einer Methode der Sprachförderung immer mit berücksichtigt werden sollten. Die Schwierigkeit liegt hierbei aber auch darin, dass das Kind zunächst einmal einen Sichtwortschatz aufbauen muss, welcher ihm zum Teil nur in entsprechenden Sitzungen vermittelt werden kann. Das „Frühe Lesen“ kann nur durch sehr viel Übung erlernt werden. Es muss daher immer wieder spielerisch in den Alltag eingebettet werden, damit dem Kind der praktische Nutzen der neu erlernten Wörter immer wieder deutlich wird.

Das sehr frühe gemeinsame Lesen (vor dem neunten Monat) könnte auch ein Indikator sein für die affektive Dimension der Eltern-Kind-Beziehung, nämlich die Bindungssicherheit (Bus & Van Ijzendoorn, 1997). Natürlich ist das gemeinsame Spiel und das gemeinsame Lesen mit dem Kind kein Alleinrecht der biologischen Eltern. Auch andere feste Bezugspersonen, wie Geschwister, Großeltern, Freund, angetrauter Mann oder Adoptiveltern, können aufgrund ihres Lese- und Spielverhaltens gleiche Ergebnisse zusammen mit dem Kind erreichen. Um das gemeinsame Lesen von Eltern und Kindern zu fördern, werden in den USA in vielen pädiatrischen Praxen Bilderbücher mit Leseanleitung den Eltern kostenlos zur Verfügung gestellt. Ehrenamtliche Mitarbeiter lesen den Kindern im Wartezimmer vor. Diese Interventionen sind bekannt als „Reach Out and Read" (ROR)-Programme und werden inzwischen in mehr als 2 000 ärztlichen Praxen angewandt (Needleman & Silverstein, 2004). Bis heute wurde die ROR-Methode (und Variationen davon) durch zwölf veröffentlichte Studien, darunter drei randomisierte, kontrollierte Studien, auf Wirksamkeit evaluiert. In der Studie von Needleman und Silverstein (2004) zeigt sich, dass ROR das Lesen in den Familien fördert. Ein schlüssiger Beweis, dass ROR auch zu einer schnelleren und besseren Sprachentwicklung des Kindes führt, wurde jedoch bis jetzt noch nicht geliefert.

1.3.4 Bindungssicherheit

Für die sozial-emotionale Entwicklung des Kindes ist es wichtig, dass das Kind in den ersten eineinhalb Jahren die Möglichkeit erhält, zu einer Person (meistens der Mutter) eine personenspezifische Bindung herzustellen. Diese personenspezifische Bindung erlangt das Kind auch, wenn die Bezugsperson tagsüber intensiv und regelmäßig, aber nur teilweise in direktem Kontakt mit dem Kind steht (z. B. aufgrund von Teilzeitarbeit).

Wie verhält sich ein Kind in einer personenspezifischen Bindung? Krabbelnd strebt das Kind von der sicheren Basis, in der Regel der Mutter, fort, um Gegenstände, den Raum oder andere Personen kennenzulernen. Begibt es sich dabei aber in mögliche Gefahren, dann tritt das Bindungssystem wie ein psychologisches Gummiband in Aktion. Das bis dahin erkundungsfreudige Kind wird ängstlich, furchtsam; es versichert sich mit Blicken der Bindungsperson oder sucht sogar ihre Nähe und ihren Trost, um dann, „wohl aufgetankt", wieder auf Erkundung zu gehen.

Ainsworth et al. (1978) unterscheiden für den Bindungsverlauf zwischen Kind und fester Kontaktperson vier Etappen; wobei die ersten drei Etappen im ersten Lebensjahr des Kindes stattfinden und die letzte Etappe meistens erst im dritten Lebensjahr aktuell wird. Was die Schilderung des Entwicklungsverlaufs betrifft, folgen wir den Ausführungen von Hellgard Rauh (1995).

„(1) In einer Vorphase ist das Kind ohne Unterschied der Personen allgemein sozial ansprechbar, und es richtet seine Signale ohne Unterschied an die Umwelt. In der Interaktion lernt es dann, seine Partner zu unterscheiden, so dass bei etwa drei Monaten die Phase (2) der personenunterscheidenden Ansprechbarkeit zu beobachten ist. Das Kind wendet nun seine Signale bevorzugt einer spezifischen (oder einigen vertrauten) Person(en) zu und erweitert sein aktives Repertoire an Bindungsverhaltensweisen. Von (3) eigentlicher Bindung spricht Ainsworth, wenn das Kind (ab 7/8 Monaten) sich aktiv in die Nähe der Bezugsperson bringen kann (Lokomotion), sie bei Abwesenheit vermisst (Objektpermanenz/Personenpermanenz) und sein Verhalten flexibel auf das Ziel setzen kann, Mutter oder Vater in seine Nähe zu bringen. Die letzte Etappe (4) dürfte erst nach drei Jahren wesentlich werden und wird als zielkorrigierte Partnerschaft bezeichnet. Hier versucht das Kind, je nach situativen Gegebenheiten, das Verhalten des anderen zu beeinflussen" (Rauh, 1995, 240–241).

Nahezu alle regelentwickelte Kinder (aber auch die meisten entwicklungsverzögerten Kinder wie z. B. Kinder mit Down-Syndrom) bilden gegen Ende des ersten Lebensjahres (bzw. bei vergleichbarem Entwicklungsniveau) personenbezogene Bindungen aus, vorausgesetzt sie haben ein Minimum an Interaktionsmöglichkeiten mit einem festen Partner. Die Balance zwischen Exploration und Bindung ist im zweiten Lebensjahr fast verhaltensbeherrschend und lässt sich in der Regel bei jedem Kind gut beobachten. Allerdings unterscheiden sich Kinder je nach ihren Vorerfahrungen in der Qualität ihrer personenbezogenen Bindung.

Bowlby und Ainsworth unterscheiden zwischen sicherer und unsicherer Bindungsbeziehung. Kinder mit sicherer Bindungsbeziehung (B-Kinder) suchen und halten bei oder nach Belastungen Nähe und Kontakt zur Mutter. Wenn sie von ihr allein gelassen werden, zeigen sie zunächst kaum Kummer (sie scheinen darauf zu vertrauen, dass sie gleich wiederkommt). Drücken sie aber Kummer aus, dann ist deutlich erkennbar, dass sie die Mutter vermissen; eine Fremde vermag sie in dieser Situation nicht zu trösten. Bei Wiederkehr der Mutter begrüßen sie diese mehr als nur beiläufig und haben mehr Interesse an der Mutter als an der Interaktion mit der Fremden oder den Spielsachen. Wenn die Mutter sie aufnimmt, zeigen sie keinerlei Widerstand gegen diesen engen Kontakt, sondern entspannen sich in ihren Armen. Innerhalb der unsicheren Bindungsbeziehung unterscheidet Ainsworth zwischen zwei verschiedenen Typen unsicherer Bindung, dem vermeidenden Typ (A-Kinder; avoidant-insecure) und dem ambivalenten Typ (C-Kinder; ambivalent-insecure).

Kinder mit vermeidend-unsicherer Bindungsbeziehung (A-Kinder) zeigen allein gelassen kaum Kummer über das Weggehen der Mutter, bestenfalls Unmut über ihr Alleinsein. Mutter und Fremde behandeln sie fast gleich. Sie ignorieren die Mutter bei ihrer Rückkehr oder „grüßen" sie nur beiläufig; manche wenden sich sogar ab, meiden ihre Nähe in auffallender Weise oder bewegen sich an der Mutter vorbei. Sie scheinen die Nähe zur Mutter nicht zu suchen. Wenn die Mutter sie aufnimmt, widersetzen sie sich zwar nicht, schmiegen sich aber nicht entspannt an wie die B-Kinder. Auch wehren sie sich nicht dagegen, wieder abgesetzt zu werden. Kinder mit ambivalent-unsicherer Bindung (C-Kinder) zeigen ihren Kummer deutlich und lautstark, zum Teil wütend, wenn sie allein gelassen werden. Kehrt die Mutter zurück, verhalten sie sich allerdings sehr ambivalent: Einerseits suchen sie den Kontakt zur Mutter, andererseits widerstreben sie auffallend ihren Kontakt- und Interaktionsversuchen.

Später unterschied man noch eine vierte Gruppe, die D-Kinder (desorientiert/desorganisiert). D-Kinder zeigen neben den Basistendenzen A, B oder C ein mit dieser Zuordnung nicht kompatibles, mitunter seltsames und bizarres Verhalten wie Grimassieren, Erstarren und anderes. Sie scheinen sich in einem Konflikt zu befinden, zu dem sie kein Verhaltensprogramm haben. Dieses Verhalten kann vorübergehend sein; es kann aber auch ein Anzeichen für eine besonders unsichere Bindungsbeziehung sein.

Als wesentliche Entwicklungsvoraussetzung für die Qualität der Bindungsbeziehung wurde bereits von Ainsworth die Feinfühligkeit (sensitivity) der Mutter im Umgang mit ihrem Säugling im ersten Lebensjahr erfasst und untersucht (Ainsworth et al., 1978). Danach haben später sicher gebundene Kinder das Verhalten ihrer Mutter sowohl als prompt und verlässlich erlebt, wenn sie Hunger hatten oder in Nöten waren, als auch als freundlich und zugewandt. A-Kinder dagegen haben frühzeitig gelernt, ihre Bedürfnisse und Nöte nicht allzu heftig zu äußern, um den Zuwendungsaufwand ihrer Mütter nicht zu strapazieren, da diese sonst ungehalten reagierten. C-Kinder wiederum hatten mitunter sehr zugewandte und über die Maßen herzliche Mütter, die zu anderen Zeiten aber einfach nicht ansprechbar oder nicht erreichbar waren; sie verhielten sich in ihrer Zuwendung für das Kind unberechenbar.

Die Qualität der Bindungsbeziehung und wie sie sich am Ende des ersten Lebensjahres ausprägt, hat viel Aufmerksamkeit in der Forschung erhalten. Anhand der Bindungstheorie werden oft erfolgreich Hypothesen formuliert „über die Internalisierung von gesellschaftlichen Normen und Werten in der Erziehung von jungen Kindern“ (Smith, 2004). Die Bindungsklassifikation, z. B. nach einem Jahr, zeigt eine erstaunliche Stabilität über die Zeit und vermag zwischen Kindern mit und ohne Verhaltensproblemen in der Vorschulzeit zu differenzieren.

In den Längsschnittstudien der Grossmanns in Bielefeld und Regensburg (Grossmann & Grossmann, 1991; Wartner et al., 1994) konnte die Mehrzahl der sechsjährigen Kinder in den gleichen Kategorien wiedergefunden werden wie mit zwölf Monaten. Ähnliche Befunde gibt es aus einer Berliner Längsschnittstudie bei Krippenkindern (Jacobsen et al., 1994) und aus Studien in den USA (Main & Cassidy, 1988). Kinder, die als Einjährige als sicher gebunden klassifiziert wurden, finden sich im Kindergarten besser zurecht, sind kompetenter in konflikthaften Situationen mit Gleichaltrigen, zeigen weniger Feindseligkeit und insgesamt weniger Verhaltensprobleme. Die Theorie hinter diesen Beziehungen zur Bindungsqualität ist, dass sicher gebundene Kinder ein Bild von der Welt und ihren sozialen Interaktionspartnern entwickeln, in dem die Vertrauenspersonen verlässlich sind, insbesondere in schwierigen Lebenssituationen, und dass die Kinder ein positives Bild von sich selbst, als einer geachteten und kompetenten Person aufbauen können.

Wenn Kinder in den ersten 18 Monaten außerhalb der Familie in Institutionen, wie Heimen, Internaten oder Ganztagseinrichtungen, aufgezogen werden, dann führt das nach der Bindungstheorie zu unsicherem, stark gestörtem Bindungsverhalten. Diese Annahme hat sich unter anderem in einer Übersichtsstudie von Rutter und Garmezy (1983) bestätigt. Die Erfolgsergebnisse von Viegle (1971) über die Erziehungssituation und Entwicklung von sehr jungen Kindern im Kibbuz betrachtet man heute differenzierter und eher kritisch. So kam Viegle in dieser Untersuchung zu dem Schluss, dass, die Betreuung der Säuglinge tagsüber von der Metapelet keine Probleme für die Persönlichkeitsentwicklung dieser Kinder mit sich bringe. In ihrem Artikel nehmen Aviezer et al. (1994), zurückblickend auf 70 Jahre kollektive Früherziehungstradition in israelischen Kibbuzen, hierzu kritisch Stellung. Sie beschreiben die vergangene und aktuelle kollektive Erziehung mit ihren Leitlinien und analysieren die Resultate der Entwicklungsforschung bezüglich der Vielfach- und Gruppenbetreuung sowie deren Auswirkung auf die sozial-emotionale Entwicklung der Kinder. Die Forschungsresultate zeigen, dass das kollektive Übernachten außerhalb des Elternhauses aus psychologischer Sichtweise ein problematischer Aspekt der Kibbuz-Erziehung ist.

Im selben Jahr publizierte dieselbe Forschungsgruppe Resultate über das Bindungsverhalten von Kibbuz-Kindern (Sagi et al., 1994). Kinder (14 bis 22 Monate), die nachts nicht bei ihren Eltern schliefen (kollektive Schlafgelegenheit mit anderen Kindern; N=25), wurden in ihrer Entwicklung verglichen mit Kindern, die im Elternhaus übernachteten. Die zwei Gruppen unterschieden sich nicht hinsichtlich des Temperaments der Kinder, früherer Lebensereignisse, der Mutter-Kind-Spielinteraktion, der Umgebung tagsüber und der Kind-, Interaktions- oder Muttervariablen. Das Ergebnis dieser Untersuchung war, dass von den im Elternhaus verbleibenden Kindern 80 Prozent eine sicher gebundene Beziehung zu ihren Müttern hatten gegenüber 48 Prozent der Kinder, die in einem separaten Haus für Kinder schliefen. Es wurden keine vermeidenden Beziehungen gefunden. Auch die Einbeziehung der Beziehungsunterscheidung „desorganisiert/desorientiert" (44 Prozent in der Gemeinschaftsgruppe, 32 Prozent in der häuslichen Übernachtungsgruppe) veränderte die Resultate nicht wesentlich. Der Verbleib in einem Gemeinschaftshaus schien nicht sehr förderlich zu sein für die Entwicklung von sicheren Bindungsbeziehungen der Kinder.

Während die Bindungstheorie in relevanten Aspekten die sozial-emotionale Entwicklung von Kindern erklären kann, tut sie dies nicht für die kognitive Entwicklung. Was die kognitive Entwicklung der Kinder betrifft, gab es kaum Unterschiede zwischen beiden Gruppen. Wohl aber wurde bei den Kindern mit sicherer Bindungsbeziehung eine bessere Basis für die Entstehung und Weiterentwicklung der reziproken Kommunikation gefunden – einer Kommunikation, die von beiden Gesprächspartnern initiiert und beeinflusst werden kann.

Es gab in der sonderpädagogischen Forschung eine lange Debatte darüber, ob auch Kinder mit Down-Syndrom Bindung im zuvor beschriebenen Sinne ausbilden. Ohne hier auf diese Debatte ausführlicher einzugehen (Cicchetti & Serafica, 1981; Rauh & Calvet-Kruppa, 1992; Rauh, 1999; Rauh, Arens & Calvet-Kruppa, 1999; Serafica & Cicchetti, 1976; Thompson & Cicchetti, 1985; Vaughn et al., 1994), lässt sich heute schlussfolgern, dass sich das Konzept der Bindungssicherheit auch auf Kinder mit Down-Syndrom anwenden lässt. In der Untersuchung von Rauh et al. (1999) zeigte sich, dass Mütter sicher gebundener Kinder mit Down-Syndrom im Vergleich noch einfühlsamer und feinfühliger waren als Mütter nichtbehinderter Kinder vergleichbaren Entwicklungsniveaus. Sie gestalteten die Spielinteraktionen ohne jegliche Hektik, gingen auf die Spielinitiativen ihrer Kinder ein, waren zugewandt und freundlich, ohne dirigistisch zu sein. Mütter unsicher gebundener Kinder dagegen hielten sich entweder aus der Spielinteraktion mit dem Kind weitmöglichst heraus oder sie hatten das Bedürfnis, das Kind ständig anzuregen und zu lenken sowie sein Verhalten zu steuern und einzugrenzen. Offensichtlich waren auch sie verunsichert in ihrem Vertrauen in ihr Kind und sein Verhalten.

Obwohl also auch Kinder mit Down-Syndrom eine sichere Bindung zu ihren Eltern entwickeln können, ist der Anteil unsicher gebundener Kinder im Vergleich mit nicht behinderten Altersgenossen in Kontrollgruppen größer als man durch Zufall erwarten kann (Vaughn et al., 1994; Atkinson et al., 1995). Sogar für Kinder mit tiefgreifenden Entwicklungsstörungen, wie z. B. frühkindlichem Autismus, ist dokumentiert, dass es zu Bindungsbeziehungen zwischen dem Kind und den Eltern kommt. Sigman und Unger (1984) konnten aufzeigen, dass autistische Kinder einen Unterschied machen zwischen einer Fremden und ihrer Mutter und ein unterschiedliches Verhalten gegenüber beiden zeigten. Sie beschreiben, dass Bindung auch bei autistischen Kindern entsteht – sogar bei Kindern mit einer schweren Störung. Die Art der Bindung ist jedoch schwer einzuordnen und wird nach Meinung der Autoren qualitativ gekennzeichnet durch eine gestörte Sozialisation. Das Ausweichen dieser Kinder vor dem Kontakt zu den Eltern, wie auch zu anderen, sollte man daher auch nicht als Abweisung eines emotionalen Kontaktes, einer Bindung, auffassen, sondern eher als Äußerung der Unfähigkeit des autistischen Kindes, seine Rolle im Kommunikationsprozess einzunehmen.

1.3.5 Das Einschätzen der Zone nächster Entwicklung

Ein Kind räumt in der Regelentwicklung mit Beginn des zweiten Lebensjahres Behälter ein und aus, baut mit etwa anderthalb Jahren Türme und gegen Ende des zweiten Lebensjahres einen Zug. Die Abfolge der verschiedenen Stufen des Spielverhaltens ist bei allen Kindern gleich. Jedes Spiel, das gespielt wird, drückt den Entwicklungsstand des Kindes aus. Das Kind setzt sich mit seiner Umgebung in einer Weise auseinander, die seinem Entwicklungsalter entspricht. Es besteht aber von Kind zu Kind eine große Variabilität bezüglich des Auftretens und der Ausprägung der verschiedenen Verhaltensweisen (Largo & Benz, 2003, 57–58).

Schon ab der Geburt zeigen Eltern in der Interaktion und beim Spiel mit ihrem Kind in der Regel ein optimales Muster in der Kommunikation. Nach verschiedenen Untersuchungen über das spontane Verhalten von Eltern mit ihrem Baby kam das Ehepaar Papousek (1987) zu der Schlussfolgerung, dass Eltern, unabhängig von ihrem kulturellen Hintergrund (in Indonesien wie in Deutschland), in einer Weise das kindliche Verhalten unterstützen und darauf reagieren, wie es den Möglichkeiten des Kindes und seinen Lernbedürfnissen optimal angemessen ist. Viele dieser Verhaltensformen und Reaktionen finden unbewusst und vorrational statt und betreffen alle Dimensionen der Kommunikation zwischen Baby und Eltern.

Die Eltern

- prüfen den Wachheits- und Erregungszustand des Kindes (berühren Kinn und Hand und spüren damit die Muskelspannung), sie beachten den Wachheitszustand, aktivieren die Aufmerksamkeit des Kindes und besänftigen es durch Streicheln und Singen;
- stellen den visuellen Kontakt her (suchen den Blickkontakt durch Rufen und rhythmische Geräusche, beugen sich hinunter zum Baby, oft ohne zu wissen, dass die Blickdistanz des Neugeborenen maximal 25 cm beträgt, und reagieren auf den Blickkontakt mit Augengruß und Kopfnicken);
- stellen die Kommunikationssituation her (stellen sich selbst als Gesprächspartner vor, machen sich durch Mimik und Gestik dem Kind optimal verständlich, wenden eine reziproke Dialogstruktur an, um dadurch die Äußerungen des Kindes zu spiegeln und darauf zu reagieren);
- bieten eine angemessene Stimulation (sprechen direkt zum Kind, passen sich mit Intensität und Melodie der Stimme dem Fassungsvermögen ihres Kindes an, vereinfachen oder vergrößern den mimischen Ausdruck, sprechen langsam sowie deutlich in einfachen Wörtern und kurzen Sätzen mit vielen Wiederholungen, beziehen sich auf konkrete Gegenstände und Lebewesen);
- setzen viele und unterschiedliche Lernmittel ein (benennen Gegenstände, lassen fühlen und hören, gebrauchen einfache Symbole, ahmen selbst nach oder ermuntern zur Nachahmung, lernen sich an die Emotionslage des Kindes anzupassen, variieren Spiele und ermuntern zum Spiel, zeigen und benennen Dinge).

Oerter (2003) bezeichnet dieses optimale Kommunikationsmuster und -verhalten als die „implizite Didaktik" der Eltern.

Wenngleich intuitives Elternverhalten im Umgang mit Babys überall zu beobachten ist, gibt es doch bedeutsame individuelle Unterschiede im bevorzugten Stil, aber auch in der elterlichen Kompetenz in diesem Verhalten. So konnten deutliche Unterschiede im mütterlichen Spielwissen und in ihrem unterstützenden Verhalten aufgezeigt werden (Damast et al., 1996). Analysen des Spielverhaltens konnten zeigen, dass die Mütter ihr Spielniveau auf die Spielebene ihres Kindes abstimmten oder diese anzuheben versuchten. Ferner neigten Mütter mit umfangreicherem Wissen über die Spielentwicklung dazu, das kindliche Spiel mit Spielformen auf einer höheren Spielebenen zu beantworten. Als Gesamtgruppe spielen Mütter mit ihren Kleinkindern somit aus psychologischer und pädagogischer Sicht in sinnvoller und fördernder Weise (Bornstein, 2003, 94–95). Schließlich gibt es Kinder, die eine ganz besonders sensitive Anpassung der Eltern an ihre Besonderheiten und Schwierigkeiten verlangen. Diese Eltern benötigen in der Frühförderung keine neue Didaktik, um mit ihrem Kind optimal umzugehen, sondern eher Unterstützung bei der Durchführung ihrer „impliziten Didaktik".

Eltern machen vieles unbewusst richtig, obwohl sie, würden sie danach gefragt, oft nicht erklären könnten, warum sie auf diese Art kommunizieren. Dazu gehört unter anderem auch, dass Eltern mit dem Kind auf dessen Entwicklungsstufe kommunizieren und spielen oder versuchen Spielangebote zu schaffen, die eine nächste Entwicklung einleiten. Wygotski (1978) nennt dies das Schaffen einer Zone nächster Entwicklung. Er versteht darunter die Distanz zwischen dem aktuellen Entwicklungsniveau, definiert durch die Leistungen selbstständigen Problemlösens, und dem potentiellen Niveau, das unter der Anleitung Erwachsener oder kompetenter Gleichaltriger erreicht werden kann. Diese Zone nächster Entwicklung kann als erwartete zukünftige Handlung definiert, gefordert und gefördert werden und ist eine Weiterentwicklung der bestehenden Fähigkeiten, an der das Kind auch selbst mitwirkt.

In dem alltäglichen Handeln, dem fortwährenden Spiel und der Kommunikation mit dem Kind, laufen in der Regel viele dieser Prozesse ab, ohne dass sich die Eltern dessen bewusst sind. Ein wichtiger Aspekt des mütterlichen oder elterlichen Wissens ist die Zone nächster Entwicklung. Benasich und Brooks-Gunn (1996) definieren „mütterliches Wissen" eigentlich ausschließlich über eine kognitive Entwicklungsdimension, nämlich als „das elterliche Verstehen von Entwicklungsnormen und -Meilensteinen, Prozesse der Kindesentwicklung, und Kenntnisse der Versorgung und Begleitung des Kindes" (ebd., 1187).

Bislang wurde angenommen, dass die Erwartung der nächsten Stufe der Entwicklung des Kindes durch die Mutter parallel zur tatsächlichen Entwicklung verläuft. Dies scheint jedoch nicht der Fall zu sein. In einer umfangreichen Untersuchung in den USA wurden Mütter aus den Mittelschichten gebeten, die Entwicklung von Säuglingen/Kleinkindern nach zeitlichen Eckpunkten einzuschätzen. Es zeigte sich eine deutliche Tendenz der Mütter, die Fähigkeiten von Kindern um mehr als drei Monate zu überschätzen (Reich, 2005), so zum Beispiel hinsichtlich des Alters, ab dem die Kinder krabbeln/kriechen, ihr erstes Wort sprechen, Gegenstände mit anderen teilen oder fremdeln.

Diese Tendenz der „Übererwartung" kann hilfreich sein, wenn die Eltern spielerisch versuchen, in kleinen Schritten eine Zone nächster Entwicklung zu erreichen und darauf achten, das Kind in seinen Möglichkeiten nicht zu überfordern. Wenn die Anforderungen der Eltern an das Kind aber rigide und systematisch viel zu hoch sind, die Eltern also nicht sensitiv genug sind für die tatsächlichen Fähigkeiten und Möglichkeiten des Kindes, kann dies zu einer schädlichen Überforderung des Kindes führen. Eine solche systematische Überforderung ist schädlich für die emotionale Entwicklung des Kindes und für die Beziehung zwischen Eltern und Kind, unabhängig davon, ob man sich auf regelentwickelte oder entwicklungsverzögerte Kinder bezieht. In einigen Forschungsstudien wird sogar Kindesmisshandlung teilweise erklärt durch übergroße Erwartungen der Eltern an die Fähigkeiten des Kindes (Azar & Rohrbeck, 1996; Lowenthal, 1986; Perry, Wells & Doran, 1983).

Aber auch eine Unterschätzung der Fähigkeiten kann schädliche Folgen für das Kind haben. Huang et al. (2005) führten in den USA eine Untersuchung durch über den Einfluss des elterlichen Wissens auf das Kommunikations- und Interaktionsverhalten mit dem Kind. Die 378 Kinder waren zwischen 16 und 18 Monate alt. Es wurde das Wissen über Entwicklungsschritte und -prozesse erfragt und die Mutter-Kind-Dyaden im elterlichen Haus wurden beobachtet und aufgezeichnet. Ein wesentliches Ergebnis dieser Studie war, dass sich eine Unterschätzung der Fähigkeiten des Kindes durch die Mutter negativ auf die Qualität der Mutter-Kind-Interaktion in Lehr- und Lernsituationen auswirkte. Die Mütter waren weniger sensitiv beim Empfangen von und Reagieren auf kommunikative Signale des Kindes. Wenn man sich als Kontaktperson und Erzieher zu lange auf einer Stufe der Kindesentwicklung bewegt, die das Kind schon sicher beherrscht, dann ist die Möglichkeit der Förderung durch neue Anforderungen nicht optimal.

Ist die Kommunikation mit den Eltern systematisch gestört, wie es bei autistischen Kindern der Fall sein kann, oder liegen gravierende Entwicklungsverzögerungen in vielen Bereichen vor, wie bei Kindern mit schwerer geistiger Behinderung, dann kann es für die Eltern schwierig sein, Zonen nächster Entwicklung für ihr Kind zu bestimmen. Da die Fähig- und Fertigkeiten nicht altersgemäß auftreten, werden die Eltern verunsichert. Auch ist es möglich, dass die Signale des Kindes undeutlich und schwer interpretierbar für die Eltern sind, wodurch eine inadäquate Erwartungshaltung entsteht.

Wesentlich für die Aktivitäten der Eltern ist jedoch auch der Erfolg, den man beim Kind erzielt. Wenn ein Kind sehr lange auf einer Entwicklungsstufe stehen bleibt und kaum auf die Anregungen der Eltern reagiert, kann dies dazu führen, dass Mutter und Vater bei der Förderung ihres Kindes entmutigt werden. Es erlischt die Motivation, das Kind zur nächsten Entwicklungsstufe hinzuführen. In dieser Situation ist es hilfreich, Ressourcen und Methoden zur Verfügung zu haben, die eine aktuelle und realistische Einschätzung des Entwicklungsstandes ihres Kindes ermöglichen. Ohne eine solche Einschätzung kommt es zu Über- und Unterforderungssituationen. Man kennt die Zone nächster Entwicklung nicht und braucht Hilfe, um erfolgreich kleinschrittige Ziele anzustreben.

Für viele Eltern kann das Macquarie-Curriculum (Pieterse & Treloar, 1989), welches durch das Deutsche Down-Syndrom InfoCenter als „Kleine Schritte“ (Halder, 2001) übersetzt und herausgegeben wurde, eine wichtige Stütze sein. Angeleitet durch Mitarbeiter von Frühförderstellen und Sozialpädiatrischen Zentren können Eltern lernen, ihr Kind in seiner Entwicklung systematisch einzuschätzen und auf Stufen nächster Entwicklung zu fördern. Dieses Curriculum wird in Kapitel 4 dargestellt und in den nachfolgenden Teilen dieses Buches wissenschaftlich evaluiert.

Es gibt aber auch Kinder mit schwersten und mehrfachen Behinderungen, die eine nächste Stufe nicht erreichen werden, so dass das Verfolgen unrealistischer Ziele für beide Seiten, Kind und Eltern, nur Plage und Mühsal ohne Resultat wäre. Bei einem regressiven Verlauf des Rett-Syndroms etwa kann eher der Erhalt oder die Verlangsamung der Rückentwicklung bestimmter Fähigkeiten das Ziel der Frühförderung sein, als das Erreichen einer nächsten Stufe (s. Kap. 11). Wilken (1999) weist darauf hin, dass es für diese Familien wichtig ist, Förderziele und Maßnahmen nicht immer mit dem Anspruch auf eine erkennbare Weiterentwicklung darzustellen. „Obwohl es schmerzlich ist, solche Grenzen zu akzeptieren, sind durch das Aufzeigen realistischer Ziele eigenbestimmte Handlungsmöglichkeiten gegeben, das gemeinsame Leben mit dem behinderten Kind in der Familie befriedigender zu gestalten und von unangemessenem Förderdruck zu entlasten“ (Wilken, 1999, 105–106).

Hiermit werden auch die Grenzen der Stufencurricula aufgezeigt, wie des Macquarie- und des Portage-Curriculums. Es gibt Kinder und Situationen, bei denen man auch bei optimaler Begleitung und kleinsten Zwischenschritten nicht mehr weiterkommt. Es ist dann an der Zeit, längere Pausen einzulegen, die Akzente der Förderung anders zu setzen und Aktivitäten mit dem Kind zu unternehmen, die es beherrscht und die ihm Freude machen. Die Weiterführung stufengerichteter Aktivitäten würde bei diesen Kindern und deren Eltern nur zu einer Verstärkung des Gefühls führen, dass es bestimmte Kompetenzen nicht beherrscht und auch nicht lernen kann. Dies kann niemals Ziel einer Frühförderung sein.

1.4 Neurobiologische Entwicklungen

Die neurophysiologische Entwicklung des Gehirns ist stark abhängig von der Vielfalt und Variabilität an Reizen, die durch die Umgebung angeboten werden. Schon seit über 30 Jahren ist bekannt, dass Qualität und Quantität der mentalen Erfahrungen die Struktur und Anzahl der Synapsen im Gehirn beeinflussen. Diese Erkenntnis hat sich weiter bestätigt und ist zu einem Pfeiler der Frühförderung geworden.

Die Forschung bei Tieren hat gezeigt, dass das Gehirn der Tiere, die in einer komplexen Umgebung aufgezogen werden, eine differenziertere Struktur hat. Das Gewicht des Gehirns nimmt zu, die Verästelung der Dendriten ist feiner, es bilden sich neue Neuronen und das Lernen und das Gedächtnis sind deutlich verbessert (Lewis, 2004).

Im letzten Jahrzehnt wurde deutlich, dass die funktionale Plastizität des Gehirns, mit der es auf Außenreize reagiert, sich nicht auf die Neuronen und ihre Synapsen beschränkt. Rezente Studien der Gehirnentwicklung dokumentieren, dass auch andere Bestandteile des Gehirns, wie z. B. Astrozyten, Oligodendrozyten und sogar Adern, durch externe Anregung gebildet und verändert werden. Eine erfahrungsreiche Umgebung fördert die Bildung von Myelin in den subkortikalen Pfaden, erhöht die Astrozytenzahl sowie die Intensität des Kontaktes zwischen Astrozyten und der Synapsenoberfläche und verstärkt die kapillare Durchblutung des Gehirns (Doug & Greenough, 2004).

Die Sichtweise auf das menschliche Gehirn hat sich also in den letzten Jahrzehnten wesentlich verändert. Sah man es erst als ein relativ statisches Organ an, das durch plastische Aspekte der Synapsen verändert werden kann, so ist man heute zu der Überzeugung gelangt, dass das Gehirn ein dynamisches System ist – und die Plastizität ein allgegenwärtiges Merkmal der meisten (wenn nicht aller) zellulären Bestandteile. Eine Konsequenz dieser geänderten Sichtweise ist, dass das Fehlverhalten des Gehirns bei Epilepsie, Autismus und geistiger Behinderung nun sowohl durch nicht-neurale wie auch durch neurale Bestandteile des Gehirns zu erklären ist. Die Gliazellen (Astrozyten und Oligodendrozyten), der häufigste Zelltypus im Gehirn, ermöglichen und verstärken die neuronalen Abläufe. Diese Zellen verbessern ihre Funktionsfähigkeit, wenn sie neuen Erfahrungen und Lerngelegenheiten ausgesetzt sind.

Eine weitere Form der Gehirnplastizität ist in der Neurogenese begründet. In vielen Tierversuchen wurde deutlich, dass als Antwort auf Umgebungs- und Erfahrungsfaktoren neue Neuronen gebildet werden. So haben verschiedene Forscher (Kemperman & Gage, 2002a, 2002b; Snyder et al., 2001; Van Praag et al., 2002; Kemperman et al., 2003) aufzeigen können, dass neue Neuronen morphologisch und funktional in das neuronale Netzwerk des Gyrus dentatus (Windung aus gezahnter, grauer Substanz, die zwischen Hippocampus und Gyrus parahippocampalis liegt) aufgenommen wurden. Diese unterstützen die bereits vorhandenen bei der Übermittlung der neuen und anregenden Umgebungsinformation. Die Anzahl der Neurone, die sich durch Übung, Lernen oder Exposition gegenüber einer komplexen Umgebung bilden, ist im Vergleich zur Anzahl der schon vorhandenen relativ gering. Trotzdem haben die neuen Neurone einen wichtigen Anteil sowohl an der Zusammenstellung wie auch an der Funktion neuraler Netzwerke (Doug & Greenough, 2004).

Diese totale Plastizität des Gehirns, die im jungen Kindesalter am größten ist, macht es unmöglich, eine geistige Behinderung zu beheben. Dafür sind oft die angeborenen oder bei/nach der Geburt erworbenen Gehirnbeschädigungen zu groß. Sie bietet aber optimale Möglichkeiten, um die Fähigkeiten, die in einem Kind stecken, früh und gezielt zu entwickeln. Schon sehr jung ist das Kind aufnahmefähig und das Gehirn bereit, sich mit und an den Erfahrungen in komplexen Umgebungen und mit Lernstimuli zu formen.

Im Vergleich zum Stand vor 30 Jahren unterstützt die aktuelle neurobiologische und -physiologische Forschung eine aktive frühe Förderung des Kindes mehr als je zuvor.

1.5 Ergebnisse international vergleichender Vorschulforschung

Viel mehr als früher werden Kinder heute schon im jungen Alter in ihrer kognitiven Entwicklung durch Organisationen und Instanzen außerhalb der Familie „gefördert“ und „gebildet“. Die Familie als Lernort ist kaum mehr im Gespräch. Förderung und Bildung sind als Begrifflichkeiten kaum voneinander zu trennen, wenn es um Sprache oder kognitive Fähigkeiten geht. Sowohl die Eltern als auch die Schule haben die Aufgabe, das Kind zu fördern und zu bilden.

Eine gewisse Abhängigkeit gibt es auf der Systemebene auch zwischen der Frühförderung und der schulischen Bildung. So enden in fast allen europäischen Ländern die Angebote von Frühförderdiensten mit dem Eintritt in das Schulsystem. In den meisten europäischen Ländern wird Frühförderung von der Geburt bis zum dritten Lebensjahr angeboten; in anderen EU-Ländern werden die Kinder bis zum sechsten Lebensjahr begleitet und unterstützt. So werden in einer Reihe von Ländern die Kinder ab dem dritten Lebensjahr (Zypern, England, Italien, Portugal, Belgien/deutsch sprechend) oder ab dem vierten Lebensjahr (Griechenland, Irland, Luxemburg, Niederlande) in das Bildungssystem aufgenommen. In einigen Bundesländern der BRD können Kinder ab fünf Jahren eingeschult werden, wenn es ihre emotionale, kognitive und motorische Entwicklung erlaubt. In einigen europäischen Ländern findet der Eintritt in das Bildungssystem jedoch schon vor dem dritten Lebensjahr statt (Finnland, Litauen, Spanien, Estland, Island, Lettland, Belgien/niederländisch und französisch sprechend, Tschechische Republik; EAESF, 2001). Die Art dieser sogenannten Vorschulischen Einrichtungen, wie z. B. Kindertagesstätten und Kindergärten, deren Ziele, Inhalte und die Ausrichtung der Begleitung, ist aber sehr unterschiedlich.

Finnland hatte in der PISA-Studie eine Spitzenreiterposition in den Ergebnissen für die Schülerinnen und Schüler der Sekundarstufe eingenommen (Baumert et al., 2002) und wurde als ein Modell für die Strukturierung und Gestaltung des Schulunterrichts in anderen Ländern dargestellt (Schmoll, 2002). Die Schulstruktur und Unterrichtsgestaltung sowie die Spezialförderung von Schülerinnen und Schüler mit besonderem Förderbedarf ist eindrucksvoll (Kuorelahti, 2006; Ruoho, 2006), bietet aber an sich kaum eine Erklärung für den Spitzenplatz der finnischen 15-jährigen Schülerinnen und Schüler für ihre Lese-, Mathematik- und weiteren naturwissenschaftlichen Kompetenzen im Vergleich mit anderen Ländern. Bei einer näheren Analyse kann man nur wenige, wirklich innovative und didaktisch wirksame Konzepte in dem Schulsystem dieses Landes entdecken, die dies von anderen Ländern unterscheiden könnte. Leider werden in der IGLU-Studie (Bos et al., 2003) keine Ergebnisse für die zuvor genannten Kompetenzen für finnische Schüler der Grundschule aufgezeigt. Die Wirksamkeit der finnischen Schule im internationalen Vergleich könnte vielleicht eher mit der Länge und dem Beginn der Schulzeit erklärt werden als mit inhaltlichen Aspekten. Dafür sprechen in jedem Fall zwei Tatsachen:

1. In dem statistischen Modell (multiple Regressionsanalyse) zur Erklärung von Unterschieden im verstehenden Umgang mit Texten (abhängige Variable) der PISA-Studie (Bos et al., 2003,18) sind vier (sog. unabhängige) Variablen aufgenommen, die zu 64 Prozent die Varianz bestimmen. Die Variable, die mit einem Korrelationskoeffizienten von r=.52 die Leseunterschiede am meisten erklärt, wird als kognitive Grundfähigkeit angege-

ben. Die anderen Variablen dieses Modells sind Dekodierfähigkeit (r=.22), Lernstrategiewissen (r=.23) und Leseinteresse. Alle Variablen dieses Modells benennen Fähigkeiten, die sich eher im vorschulischen Bereich anbahnen und während der Zeit der Grundschule weiterentwickeln, als dass sie spezifische Rückschlüsse auf didaktische Vorgehensweisen oder Schulstrukturen zulassen.

2. Beinahe alle finnischen Kinder im Alter von drei bis sechs Jahren besuchen eine öffentliche Vorschule. Planung und die Durchführung des Vorschulcurriculums werden vornehmlich den Vorschulpädagogen überlassen.

Man könnte also vermuten, dass auch die finnischen Grundschüler in den sog. Kulturfächern über dem internationalen Durchschnitt liegen.

Dass Unterschiede in kognitiven Fähig- und Fertigkeiten schon im sehr jungen Alter zwischen Kindern verschiedener Länder auftreten, zeigte eindrucksvoll eine Studie von Aunio et al. (2004). In dieser Untersuchung wurde das Zahlenverständnis junger Kinder in Finnland (N=254), Hongkong (N=246) und Singapur (N=130) verglichen. Zu diesem Zweck wurde eine chinesische, englische und finnische Version des Early Numeracy Test (Van Luit et al., 1994) benutzt, mit der sowohl beziehungsherstellende Fertigkeiten (Organisieren und Vergleichen von Mengen) als auch die Fertigkeit des Zählens als Zahl-Wort-Sequenz gemessen wird. Ab einem Alter von vier Jahren waren die Resultate für die Kinder in Hongkong und Singapur im Vergleich mit denen der finnischen Kinder deutlich besser. Die Autoren erklären diese statistisch signifikanten Unterschiede vor allem durch unterschiedliche schulische Strukturen und curriculare Inhalte. Finnische Kinder werden erst im Alter von sieben Jahren in der Schule mit formalen mathematischen Gedankengängen konfrontiert, asiatische Kinder jedoch schon mit drei Jahren.

Der Mathematikunterricht an der Vorschule in Singapur folgt den allgemeinen Richtlinien des Ministeriums für Erziehung, nämlich dem „Framework for a kindergarten curriculum in Singapure" (2003). Im Durchschnitt bekommen Vorschulkinder dort vier Mal in der Woche Mathematikunterricht. Jede Unterrichtseinheit besteht aus 30 Minuten (Aunio et al., 2004). Kinder in Hongkong beginnen im Alter von zwei Jahren und acht Monaten mit der Vorschule. Spezifische Ziele für das frühe mathematische Lernen werden durch den Curriculum Development Council, nämlich im „Guide to the pre-primary curriculum" (1996) formuliert und den Kindergärten und Kindertagesstätten empfohlen. Die Kinder werden in einfache mathematische Konzepte durch unterschiedliche Aktivitäten eingeführt, wie z. B. Zählen, Sortieren, Vergleichen nach Größe und Länge, Addieren und Subtrahieren. Das Lehren der Mathematik ist nicht auf eine bestimmte Periode begrenzt. Den Lehrern wird empfohlen, jede Gelegenheit zu nutzen, um Kenntnisse der Mathematik durch das Spiel und tägliches Üben zu festigen und zu erweitern. Die Autoren weisen darauf hin, dass die Eltern in Hongkong und Singapur hohe Anforderungen an das frühe Lernen ihrer Kinder stellen. Sie meinen, die Richtlinien und Aktivitäten in den Kulturfächern folgen und entsprechen eher den elterlichen Forderungen, als dass die Initiative von der Vorschule ausgeht.

Ob nun die Initiativen von den Eltern ausgehen oder von den vorschulischen Einrichtungen, Tatsache ist, dass die Konsequenzen weitreichend und langdauernd sind. Von den 27 Ländern der IGLU-Studie nahm Singapur bei den Mathematikleistungen der neunjährigen Schülerinnen und Schülern den Spitzenplatz ein, mit Korea, Japan und Hongkong auf den folgenden Plätzen. Auch in der PISA-Studie nahmen asiatische Länder, was die mathematischen Leistungen der 15-jährigen Schüler betrifft, Spitzenplätze ein. Tatsache jedoch ist aber auch, dass Singapur in der IGLU-Studie das Land mit der größten Streubreite rund um den Mittelwert war. Dies bedeutet, dass die Unterschiede in den Mathematikleistungen zwischen den besten und den schlechtesten Schülerinnen und Schülern in diesem Land auch am größten waren.

Dies führt uns zu den möglichen Nachteilen eines einseitig geförderten Interesses. Ein soziales Umfeld, das einseitig und schon in einem sehr jungen Alter sehr hohe Anforderungen an die kognitiven Fähigkeiten des Kindes stellt und weniger emotionale und soziale Fähigkeiten des jungen Kindes entwickelt und fördert, kann sich auch negativ auf die Persönlichkeitsentfaltung des Kindes auswirken. Vor allem Kinder mit einer Behinderung der geistigen Entwicklung fallen systematisch auf, da sie nicht den Leistungsansprüchen genügen. Wenn es keine sozialen Nischen gibt (Familie, Großeltern, Kindergärten usw.), in denen sie in anderen Aspekten ihres Menschseins erzogen, akzeptiert und positiv bewertet werden, kann dies nur zu einer asymmetrischen Persönlichkeitsentwicklung führen.

Die Expansion des öffentlichen Bildungssystems in den Raum und in grundlegende Funktionen der Familie kann unter anderem zur Folge haben, dass das Bindungsverhalten zwischen Kind und Eltern negativ beeinflusst wird. In einem zu frühen Stadium gibt es für das Kind zu viele Personen, die mit ihm eine zu intensive Beziehung suchen. Wenn dadurch die Bindung mit den Eltern unsicher ist und wird, die Kinder in der Befriedigung basaler Bedürfnisse (Zuneigung, Schutz) enttäuscht werden, Regeln unterschiedlich interpretiert werden und Kommunikation gegensätzliche Inhalte enthält, kann dies schon in einem relativ frühen Stadium zu einer fehlenden Internalisierung von gesellschaftlich akzeptierten Normen und Werten führen.

Schon beim Eintritt in den Kindergarten wird vermehrt auffälliges Verhalten von Kindern beobachtet. In einem Forschungsbericht des Early Child Care Research Network (ECCRN) des National Institute for Child Health and Development (NICHD, 2003) werden zwei deutliche Trends in den USA beschrieben. So wird einerseits berichtet über signifikante und über die Jahre konsistent bessere kognitive Leistungen von Kindern bei Eintritt in den Kindergarten (NICHD-ECCRN & Duncan, 2003). Andererseits zeigen jedoch auch immer mehr Forschungsergebnisse auf, dass die kumulative Häufung der nicht-mütterlichen Begleitung (center-based childcare) inkl. der Kindergarten- und Früherziehung während der ersten viereinhalb Lebensjahre sich in negativem Sozialverhalten beim Eintritt in den Kindergarten äußert. Genannt werden externalisiertes Problemverhalten und Konflikte mit Erwachsenen (NICHD-ECCRN, 2003; Diamond, 2005).

Es besteht also in vielen Ländern eine wachsende Tendenz, über das Bildungssystem gesellschaftlichen Einfluss auf die Entwicklung des jungen Kindes zu bekommen. Schon ab den 60er Jahren des vorigen Jahrhunderts erfolgten Reformen des Bildungssystems, um die Chancengleichheit zwischen den Geschlechtern und den sozialen Schichten zu fördern. Um soziale Milieueinflüsse zu minimalisieren, sollte die Schulpflicht früh beginnen, lange andauern und für alle gelten. Heute hört man vermehrt noch ein anderes Argument; nämlich Intellekt, Schulung und Bildung als wichtige nationale marktwirtschaftliche Faktoren. Damit ein Land mit dem Ausland konkurrieren kann, braucht es gut ausgebildete Bürger.

Man kann diesen globalen Trend der frühen Beschulung begrüßen oder bedauern – die Konsequenzen sind jedenfalls deutlich:

1. Die Funktion der Eltern bei der Erziehung und Bildung des Kindes wird weiter eingegrenzt.
2. Die Zeit, die das junge Kind bei den Eltern verbleibt, wird kürzer.
3. Die vorschulische und schulische Periode für das Kind wird länger.
4. Es wird ein größerer Wert auf kognitive Kompetenzen wie Rechnen, Lesen und Schreiben gelegt.
5. Kinder mit Entwicklungsverzögerungen und Behinderungen der geistigen Entwicklung fallen eher auf, erfüllen weniger die Erwartungen und stoßen früher und stärker an die Grenzen des Schulsystems.

1.6 Entwicklungen in der Früherkennung und -diagnostik

Nach einer Definition der Bundesvereinigung Lebenshilfe (1997, 9) hat Frühförderung „... immer zum Ziel, im Zusammenwirken mit den Eltern und Fachleuten die Entwicklung behinderter und entwicklungsverzögerter Kinder sowie die Entfaltung ihrer Persönlichkeit anzuregen, zu unterstützen, ihre Erziehung und soziale Entwicklung zu fördern und zu helfen sie sicherzustellen“. Dieses breit formulierte Ziel der Frühförderung kann jedoch nur erreicht werden, wenn Auffälligkeiten, Beeinträchtigungen oder Entwicklungsverzögerungen möglichst früh erkannt werden.

Wenn es keine bestimmten äußerlichen Merkmale gibt, wie z. B. bei Kindern mit Down-, Williams- oder Prader-Willi-Syndrom, dann ist es relativ schwierig, eine geistige Behinderung von anderen permanenten Entwicklungsstörungen zu unterscheiden. Die Entwicklung der Sprache und die der kognitiven Fähigkeiten zählt mit zu den wichtigsten Kriterien für die Feststellung einer geistigen Behinderung. Abweichungen, Verzögerungen oder Retardierungen in diesen Bereichen können aber auch durch andere Probleme entstehen, wie z. B. Autismus, Störungen der Sinneswahrnehmung und Hospitalismus. In der kinderärztlichen Praxis ist man nach den Richtlinien der American Association of Pediatricians (AAP) heutzutage bestrebt, die geistige Behinderung vor dem zweiten Lebensjahr festzustellen (AAP Committee on Children with Disabilities, 2001). Dies würde eine frühe und mehr spezifisch orientierte Frühförderung der Kinder ermöglichen.

Die frühzeitige Identifikation einer Entwicklungsverzögerung und einer Behinderung wurde durch Fortschritte in verschiedenen Gebieten möglich. Wichtige Faktoren waren die Verbesserung der sogenannten Screeningtests (First & Palgrey, 1994; Frankenberg et al., 1992; Glascoe, 2002) und die technischen Innovationen der Labormethoden (Leonard & Dizeteux, 2002); mehr Kinder konnten so vor dem zweiten Lebensjahr mit Frühförderung beginnen.

Natürlich gibt es schon seit über drei Jahrzehnten Instrumente für die pädiatrische Praxis, mit deren Hilfe die Entwicklung des Kindes gemessen werden konnte (Meisels, 1989). Einige dieser Instrumente, wie z. B. der Denver Developmental Screening Test (DDST), der wegen seiner Kürze und Einfachheit in der Anwendung und Interpretation viel gebraucht wurde, stellten sich jedoch als wenig geeignet heraus, da sie unbefriedigende psychometrische Qualitäten besaßen. Auch war die Sensitivität der Instrumente gering (nur wenige Kinder mit Behinderungen wurden identifiziert), so dass Kinder spät oder gar nicht zur Frühförderung überwiesen wurden (Sciarillo et al., 1986; Glascoe, 1993), und es handelte sich nicht um differenzierte Testverfahren (Neuhäuser, 2001, 303).

In dieser Hinsicht hat sich in den letzten zehn Jahren vieles zum Positiven geändert. So wurden viele psychometrisch gültige Screeningmethoden für die frühe menschliche Entwicklung entworfen und erprobt (Aylward, 1997; Glascoe, 1993, 2002; Minkovitz et al., 1998). In einem Übersichtsartikel geht Glascoe (2005) ausführlich auf die verschiedenen Entwicklungsskalen ein, die im englischsprachigen Raum erschienen sind, und bespricht ihre psychometrischen Qualitäten. Auch viele andere Faktoren haben zu einer schnelleren Früherkennung entwicklungsverzögerter Kindern beigetragen. Zu nennen sind in diesem Zusammenhang: das Monitoring der frühkindlichen Entwicklung durch die kommunalen Gesundheitsämter, die wachsenden Angebote der Frühförderung durch Frühförderstellen und Sozialpädiatrische Zentren, Informationen über permanente und tiefgreifende Entwicklungsstörungen in den Medien (vor allem im Internet) und ein wachsendes Interesse der Eltern für Ursachen der Behinderung sowie für Entwicklungs- und Erziehungsfragen.

Die aktuelle Forschung zu dem Thema der Früherkennung und Frühdiagnostik lässt sich am besten am Beispiel des Fragilen-X-Syndroms aufzeigen. Das Fragile-X-Syndrom ist die häufigste erbliche Ursache einer geistigen Behinderung (Warren & Ashley, 1995). Eine frühzeitige Identifikation dieses Syndroms kann positiv zur Frühförderung des Kindes beitragen und den Hilfen, die der Familie geboten werden. Eine frühe Diagnose bietet den Eltern zudem die Möglichkeit, sich der genetischen Risiken bewusst zu werden und diese Information bei der weiteren Familienplanung zu berücksichtigen.

Früher mussten Eltern oft sehr lange warten, bevor eine Entwicklungsverzögerung von den Ärzten bestätigt und als Fragiles-X-Syndrom diagnostiziert wurde. Noch in den letzten Jahren gab es immer wieder Differenzen zwischen den Beobachtungen der Eltern und denen der Kinderärzte – die Diagnose wird aber viel früher gestellt (Carmichael et al., 1999; Bailey et al., 2000, 2003). Bailey et al. (2000) untersuchten das Phänomen der verzögerten Diagnose bei 41 Müttern von Jungen mit Fragilem-X-Syndrom. Obwohl die Eltern im Durchschnitt ab dem neunten Monat über die Entwicklung ihres Kindes beunruhigt waren, fand die professionelle Bestätigung der Entwicklungsverzögerung erst in einem Alter von 24 Monaten statt und die Diagnose des Fragilen-X-Syndroms wurde im Durchschnitt im Alter von 35 Monaten gestellt. Ungefähr die gleichen Befunde erzielte Bailey in einer späteren Studie mit einer größeren Stichprobe (N=279) von Familien mit Kindern mit Fragilem-X-Syndrom (Bailey et al., 2003). Während die Eltern durchschnittlich ab einem Alter zwischen zwölf und 13 Monaten über die Entwicklung ihres Kindes beunruhigt waren, wurde die Entwicklungsverzögerung durch die Kinderärzte ungefähr mit 21 Monaten festgestellt. Die Diagnose des Fragilen-X-Syndroms war im Durchschnitt im 32. Monat bekannt.

Aus einer Untersuchung von Mirrett et al. (2004) wird deutlich, dass Eltern oft unnötig lang auf die professionelle Feststellung der Entwicklungsverzögerung warten müssen. Durch die systematische Anwendung geeigneter standardisierter Entwicklungstests konnten Mirrett und seine Mitarbeiter parallel zu den Eltern oder sogar schon früher eine Entwicklungsverzögerung feststellen. So wurden durch den Denver-II-Test zehn von elf Jungen mit einer vollen Mutation des Fragilen-X-Gens richtig identifiziert.

1.7 Entwicklungen in der Frühförderung: einige Bedingungen für eine effektive Förderung

Die wahrscheinlich wichtigste Forderung an die Frühförderung ist, dass sie tatsächlich dem Kind in seiner Entwicklung hilft und die Familie in ihrer Erziehungsaufgabe unterstützt. Wenn Frühförderung in dieser Hinsicht nicht effektiv ist, dann ist sie vergebliche Mühe, vergeudete Zeit und verschwendetes Geld.

Die Evaluation der Frühförderung hinsichtlich der Effektivität hat vor allem im englischsprachigen Raum eine lange Tradition. Obwohl die Zielgruppen, das Forschungsdesign und die Kriterien für Erfolg unterschiedlich waren, sind die Resultate der Frühförderung beinahe durchgehend positiv.

Die Anfänge von „Early Intervention“ liegen in den Iowa Studien (1939) von Skeels und Dye begründet. In dieser Interventionsstudie wurde versucht, durch Frühförderung den negativen Folgen der Behinderung entgegenzuwirken, die Lernleistung zu stimulieren und Entwicklungsproblemen präventiv zu begegnen. Es gab einige großangelegte Studien in den USA:

- das Perry Preschool Project (Schweinhardt et al., 1985),
- das Milwaukee Project (Garber, 1988),
- das Juniper Gardens Project (Greenwood et al., 1992),
- das Carolina Abecedarian Project (Martin, Ramey and Ramey, 1990) und
- das Infant Health and Development Program (Ramey et al., 1992).

Die genannten Studien zeigten alle Vorteile für die Projekt-Teilnehmer. In einer Metaanalyse untersuchten Casto und Mastropieri (1986) die Effektivität der Frühförderung anhand von 47 Studien. Die Effektgröße in diesen Studien betrug 0,68. Dies bedeutet, dass ein Kind, das an dem Programm teilnahm, am Ende bessere Ergebnisse in Motorik, IQ, Sprache und anderen Lerngebieten zeigte als 75 Prozent der Kinder, die nicht am Programm teilnahmen. Programme, die länger andauerten und intensiver waren, zeigten größere Effekte.

Auch zur Langzeitwirkung von Frühfördermaßnahmen finden sich zusammenfassende Ergebnisse in den USA. Eine dieser Metaanalysen ist von Gibson und Harris aus dem Jahr 1988. Die Autoren haben 21 Untersuchungen zur Effektivität der Frühförderung bei Kindern mit Down-Syndrom ausgewertet. Als kurzfristige Ergebnisse können die positiven Effekte in den Bereichen Feinmotorik und Selbstständigkeit sowie beim Entwicklungs- und Intelligenzquotienten angeführt werden. Im sprachlichen, kognitiven und grobmotorischen Bereich waren die Ergebnisse äußerst widersprüchlich. Langfristig bleiben Fortschritte im emotional-affektiven, im sozialen und im motorischen Bereich. Die IQ-Wertzunahmen gehen langfristig meist wieder auf das Niveau der Kontrollgruppe zurück (vgl. Weiß, 1999, 30).

Eine der umfangreichsten Metaanalysen stammt von Dunst et al. (1989) und umfasst 105 Studien. Unter den 105 Studien wurde bei 61 die elterliche Beteiligung mit einbezogen, untersuchten 60 die kognitive Förderung, 26 die Verhaltensförderung und zwölf die sensorische Stimulation. Neun Untersuchungen bezogen sich auf die Affekte des Kindes und die der Eltern. Die Studien wurden durch die Autoren in die drei Stufen niedrige, mittlere und hohe kausale Rückschlüsse unterteilt. Innerhalb dieser drei Stufen wurden daraufhin die Studien in 14 Gruppen einsortiert. Zur Analyse wurde jede Studie in den folgenden sechs Bereichen von niedrig (1) bis hoch (5) bewertet:

1. Genauigkeit
2. Soziale Unterstützung
3. Kind und familiäre Eigenschaften
4. Interne Validität
5. Abhängige Maße
6. Zuverlässigkeit

Als Ergebnis dieser Metaanalyse lässt sich festhalten, dass die Mehrzahl der Kinder, die Frühförderung erhielten, Entwicklungsfortschritte machten, die sich auch festigten. Die meisten Erfolge wurden bei Kindern mit Entwicklungsverzögerungen erzielt. Langfristig wirksam waren vor allem Frühförderprogramme, die kognitiv und verhaltensorientiert arbeiten (vgl. Weiß, 1999, 30).

In den Kohortenstudien von Shepperdson (1995) in Großbritannien zeigte sich, dass nicht die soziale Schicht der Eltern, sondern die gezielte Förderung des Kindes mit Down-Syndrom der wichtigste Erklärungsfaktor für Unterschiede in der kognitiven Entwicklung war. Aus den verschiedenen Untersuchungen darf man schließen, dass die meisten Kinder mir Down-Syndrom in den ersten Lebensjahren ein ungewöhnliches Entwicklungspotential haben, welches man mit einer adäquaten Frühförderung erfolgreich ansprechen kann (Conolly et al., 1993).

Zentral für die Diskussion über die Effektivität der Frühförderung bei Kindern mit Down-Syndrom in Deutschland war die Evaluationsstudie von Schamberger (1978). Diese Studie untersuchte von 1968 bis 1974 im Kinderzentrum in München die Frage, inwieweit Frühförderung bei Kindern mit Down-Syndrom, die bei ihren Eltern leben, wirkt. Schamberger hat zunächst den Entwicklungsstand von 184 Kindern im Alter zwischen sechs Wochen und 36 Monaten eingeschätzt. Ziel war es, den Entwicklungsverlauf ohne Frühförderung in den ersten drei Lebensjahren festzustellen. Ergebnis der ersten Untersuchung und Einschätzung war, dass die untersuchten Kinder alle einen allgemeinen Entwicklungsrückstand aufwiesen, der mit zunehmendem Alter größer war. Zwischen sechs und 17 Prozent der untersuchten Kinder zeigten im ersten Lebensjahr zumindest in einem Entwicklungsbereich noch eine altersentsprechende Entwicklung, wobei zumeist die Sprach- und die Sozialentwicklung altersentsprechend waren. In diesen beiden Bereichen wurde erst ab dem 18. Monat ein Rückstand festgestellt (Schamberger, 1978, 110).

Innerhalb dieser Studie wurde weiterhin der Frage nachgegangen, inwieweit sich die „Münchner funktionelle Entwicklungstherapie" auf das Entwicklungsalter der Kinder mit Down-Syndrom auswirkt. Die Therapie wurde bei zwischen neun und 32 Monate alten Kindern durchgeführt. Schamberger sah seine Hypothese bestätigt, denn die Kinder mit Down-Syndrom, die an dem Projekt teilnahmen, wiesen am Ende ein deutlich erhöhtes Entwicklungsalter auf. Der Einfluss der Therapie war umso größer, je länger sie umgesetzt wurde (vgl. Schamberger, 1978, 166). Diese Studie belegt, dass sich eine Frühförderung positiv auf die Entwicklung eines Kindes mit Down-Syndrom wirkt. Eine Kritik an dieser Studie (Weiß, 1995, 62) ist jedoch, dass nur Kurzzeiteffekte beobachtet wurden, aber keine Langzeiteffekte.

Auch Schneider und Hotze legten 1985 in der damaligen DDR Ergebnisse der Früherziehung anhand des Entwicklungsquotienten (EQ) unter anderem für Kinder mit Down-Syndrom vor. Ohne weiter auf das Forschungsdesign einzugehen, kann man das Hauptergebnis ihrer Untersuchungen wie folgt kurz zusammenfassen (s, auch Koch, 1999): Bei allen untersuchten Gruppen wurde nach der Früherziehung ein Lerngewinn bei mehr oder weniger deutlicher Zunahme des Entwicklungsquotienten (EQ) festgestellt.

- Down-Syndrom: durchschnittlicher Lerngewinn 82 Prozent
- Zerebrale Bewegungsstörung: durchschnittlicher Gewinn 105 Prozent
- Blindheit: durchschnittlicher Lerngewinn 45 Prozent

Über die Effektivität der Frühförderung bei Kindern mit Down-Syndrom ist international relativ viel geforscht worden. Dafür gibt es drei wichtige Gründe:

1. kommt diese ätiologische Diagnose bei Kindern mit geistiger Behinderung relativ häufig vor,
2. geht es im Geno- und Phänotyp um eine ziemlich homogene Gruppe von Kindern,
3. kann die Diagnose in den allermeisten Fällen schnell gestellt und darum auch früh mit der Frühförderung begonnen werden.

Es herrscht allgemeine Übereinstimmung darin, dass direkte und gleichartige Kurzzeiteffekte bei der Frühförderung von Kindern mit Down-Syndrom erzielt werden (Gibson & Harris, 1988; Guralnick & Bricker, 1987; Guralnick, 1998). Was die Kurzzeiteffekte betrifft, sind die Ergebnisse erstaunlich konsistent. Wichtige Effekte werden aber auch in Längsschnittuntersuchungen für Kinder mit Down-Syndrom gefunden, wenn die Kinder im ersten Lebensjahr mit einer viele Bereiche umfassenden Frühförderung beginnen und drei bis fünf Jahre lang teilnehmen. Forschungsergebnisse aus Wales (Woods, Corney & Pryce, 1984), Israel (Sharaf & Shlomo, 1986), Australien (Berry, Gunn & Andrews, 1984) und den USA (Schnell, 1984) sind gleichlautend. Sie geben an, dass die Stagnation der intellektuellen Entwicklung in den ersten zwölf bis 18 Monaten bei Kindern mit Down-Syndrom durch beinahe völlig Frühförderung verhindert werden kann. Natürlich hatten die Kinder mit Down-Syndrom noch immer leichte bis mäßige Entwicklungsverzögerungen, aber die Prävention vor einer weiteren Retardierung, die ohne eine Förderung in den ersten Jahren stattfinden würde, ist ein wichtiger Erfolg. Guralnick (1998, 321–322) meldet für vergleichbare Untersuchungen in diesem Bereich eine Effektstärke von 0,5 bis 0,75 Standardabweichungen).

Die unterschiedlichen Forschungsstudien zur Effektivität der Frühförderung von Kindern mit Down-Syndrom weisen auf zwei wichtige Faktoren hin, nämlich auf das Timing und die Intensität (Ramey & Ramey, 1992; Blair, Ramey & Hardin, 1995). Was das Timing betrifft, kann man drei unterschiedliche Aspekte benennen:

1. Förderung sollte rechtzeitig einsetzen, weil einer Auffälligkeit oder Beeinträchtigung der kindlichen Entwicklung umso besser entsprochen werden kann, je früher sie erkannt und je eher geholfen wird (Bundesvereinigung Lebenshilfe, 1997, 11).
2. Ein möglichst früher Beginn der Hilfen kann den Eltern und der gesamten Familie Anstoß geben, vorhandene Besorgnisse abzubauen, aufkommende Ratlosigkeit zu vermeiden und die Fähigkeit zur Selbsthilfe zu stärken (Bundesvereinigung Lebenshilfe, 1997, 11).

3. Frühförderung sollte nach einer gültigen Einschätzung von bestehenden Fähig- und Fertigkeiten des Kindes an der Stufe der nächsten kleineren Entwicklung anschließen.

Bei der Frühförderung kommt es also auf ein frühes und stufen-adäquates Timing an. Man könnte also als Grundsatz sagen: Je früher, stufen-adäquater und intensiver die Frühförderung stattfindet, umso bessere Erfolge werden erzielt. Dabei sollte jedoch auch der Begriff „Intensität" näher differenziert werden. Guralnick (1998) unterscheidet drei Facetten von Intensität in der Frühförderung und meint, dass Langzeiteffekte wahrscheinlicher werden, wenn die Förderung in allen drei Facetten „intensiv" ist. „This analysis suggests that intensity defined as the level of intervention occurring within a specified time interval (density), intensity defined as occurring across a longer period of time (duration), and possibly intensity defined as containing more early intervention components (comprehensiveness) may well be essential for long-term effectiveness" (Guralnick, 1998, 334).

Evaluationsstudien zeigen auch, dass die effektivsten Interventionen der Frühförderung die Aktivitäten sind, die spielerisch im Alltag zwischen Kind und Eltern stattfinden (Dunst et al., 1987; Gowens et al., 1992). Eine deutliche Parallele zu diesem Befund ist in den Effektevaluationen der Physiotherapie zu finden. Obwohl die valide Einschätzung des Problems und die Anleitungen zu den Übungen, die das Problem lindern, eine wichtige Grundbedingung für die Effektivität der physiotherapeutischen Behandlung darstellen, sind es in den meisten Fällen nicht die einzelnen Stunden beim Therapeuten, sondern die vielen Übungsstunden des Kindes mit seinen Eltern, die den physiotherapeutischen Erfolg ausmachen.

Die Aussage, dass eine effektive Frühförderung spielerisch im Alltag zwischen Kind und Eltern stattfindet, impliziert mehrere damit zusammenhängende Sachverhalte:

1. Frühförderung sollte so viel wie möglich als spielerische Handlung im Alltag durchgeführt werden und nicht als Training in gesonderten Übungsreihen.
2. Die häusliche Umgebung ist ein besserer Übungsplatz als professionelle Einrichtungen.
3. Die meiste Frühförderung findet durch die Familie (vor allem die Eltern) statt.
4. In der Frühförderung sind Eltern (eventuell nach Anleitung) Experten in eigener Sache.

1.7.1 Direkte Instruktion versus kindzentrierte Modelle in der Frühförderung: Konsequenzen für die Sozialentwicklung des Kindes

Frühförderung ohne direkte Einbeziehung der praktischen sozialen Fertig- und Fähigkeiten ist in den letzten zehn Jahren undenkbar geworden. Nicht nur das schulische Lehr- und Lernfeld, auch die Ziele der Frühförderung sind auf das Erreichen einer optimalen sozialen Integration des Kindes in unserer Gesellschaft ausgerichtet. Dies bedeutet, dass viele Kinder mit Down-Syndrom vieles in diesem Bereich üben müssen, was andere Kinder oft mühelos zu erreichen scheinen.

Obwohl die soziale Entwicklung in fast allen Fördersituationen und Curricula ihren festen Platz hat, gibt es oft deutliche Unterschiede, wie die Akzente in der Förderung gesetzt werden. Bei kindzentrierten Modellen in der Frühförderung wird versucht, das Selbstbewusstsein, die Selbstbeobachtung, Reflexion und Selbstregulierung durch selbstinitiiertes entdeckendes Verhalten der Kinder zu fördern (Feuerstein et al., 1980; Krogh, 1997). Curricula und Frühförderprogramme, die Methoden der direkten Instruktion einschließen, sind dagegen vor allem auf die Verbesserung von zentralen sozialen Fertigkeiten und Fähigkeiten der Kinder durch den Gebrauch von sorgfältig geplanten lehrergeleiteten Aktivitäten ausgerichtet (Sandall et al., 2001).

In den letzten 20 Jahren besteht eine Tendenz in der Frühförderung, unter anderem auch in der Frühförderung von Kindern mit geistiger Behinderung (z. B. Kinder mit Down-Syndrom), kindzentrierte Modelle zu favorisieren und Modelle der direkten Instruktion als inzwischen überholt und weniger wirksam anzusehen. Diese Schlussfolgerung ist aber nach dem heutigen Wissensstand eher vorschnell und kann nicht als empirisch abgesichert gelten.

Lerntheoretisch gesehen brauchen sich beide Methoden keineswegs auszuschließen, sondern könnten ganz nach den Lernvoraussetzungen oder der Entwicklungsphase des Kindes auch gezielt nebeneinander eingesetzt werden.

Vor allem die Studie von Schweinhardt et al. (1986b) hatte negative Konsequenzen für die Diskussion und Förderpraxis. In dieser Untersuchung fanden Schweinhardt und seine Kollegen, dass eine kindzentrierte Vorschulmethode geringere Jugenddelinquenzraten und eine bessere soziale Entwicklung bewirkte als das Instruktionsmodell. Die Forscher meinten, dass kindzentrierte Curricula die positiven kindlichen Fähigkeiten wie das Ergreifen von Initiativen, das Planen, Verhandeln und Treffen von Entscheidungen ermöglichen und stärken (Schweinhardt & Weikart, 1997). Sie vermuten, dass eine Förderung dieser Fähigkeiten in der Vorschule zu einem sozialen Erfolg in der Adoleszenzphase und der Phase des jungen Erwachsenen führen wird. Nach dieser Hypothese bieten Modelle der direkten Instruktion im Vergleich mit dem kindzentrierten Modell den Kindern nicht genügend Möglichkeiten, um selbst Entschlüsse zu fassen, ihr eigenes Verhalten bewusst zu folgen, zu evaluieren und zu planen, und Verhaltenskonsequenzen vorherzusagen.

Schweinhardt et al. (1986b) haben drei Frühförderprogramme, die sich in ihrer didaktischen Ausrichtung unterscheiden, und die daran teilnehmenden Kinder untersucht und die Kinder über eine lange Periode ihrer sozialen Entwicklung begleitet. Es ging dabei um die folgenden drei Vorschulprogramme:

1. „High/Scope" (Hohman et al., 1979) war ein Offener-Rahmen-Projektunterricht, bei dem Lehrer und Kind gemeinsam Aktivitäten planen und initiieren und aktiv mit dem Ziel zusammenarbeiten, die intellektuelle und soziale Entwicklung des Kindes zu fördern (Schweinhardt et al., 1986b, 18).
2. Direkte Instruktion (Bereiter & Engelmann, 1966), ein Unterrichtsprogramm, bei dem die Lehrer schriftliches Material benutzen, um mit den Kindern Lesen, Rechnen und Sprachfähigkeiten zu erlernen.
3. Kindgerichtetes Spiel (DARCEE; NEA, 1977), in welchem das Kind initiiert und der Lehrer antwortet. In diesem Programm versucht der Lehrer in einer Umgebung, die reichlich mit Spielzeug und Materialien für Spielaktivitäten ausgestattet ist, die Kinder in ein freies Spiel einzubinden (Schweinhardt et al., 1986b, 18).

Im Alter von 15 Jahren beantworteten die Jugendlichen, die an diesen Vorschulprogrammen teilgenommen haben, einen Fragebogen, der unter anderem Fragen über antisoziales Verhalten und andere soziale Variablen enthielt. Bei den Jugendlichen, die in der Vorschule mit der Methode der direkten Instruktion unterrichtet worden waren, wurde bei der schriftlichen Befragung mehr antisoziales und kriminelles Verhalten festgestellt, als bei den Jugendlichen, die an den anderen zwei Vorschulprogrammen teilgenommen hatten. Bei Fragen nach ihrem „Funktionieren" in der Schule, in der Familie, im Sport und beim Lesen, erzielten die ehemaligen Schüler der kindzentrierten Frühförderung (High/Scope) die besten Ergebnisse bei dieser Selbstdarstellung.

Die provokative Art, mit der die Ergebnisse präsentiert wurden, führte zu einer intensiven Debatte über „die" geeignete Methode in der Frühförderung zwischen Schweinhardt (1986b) einerseits und Anhänger der Direkten Instruktions(DI)-Methode andererseits (Bereiter, 1986a, 1986b; Gersten, 1986). In einem Artikel in der New York Times wurde die DI-Methode als „early education pressure cooker approach" (vielleicht mit „Früherziehung-Schnellkochtopf-Methode" zu übersetzen) bezeichnet, nämlich als eine Methode, die Kinder schädigt und gewalttätig macht (Hechinger, 1986, 17). Solche Publikationen, aber auch die eher emotional-bewertende als objektiv-vergleichende Diskussion in den Fachzeitschriften, hat in den folgenden Jahren dem wissenschaftlichen Diskurs über die geeigneten Methoden in der Frühförderung eher geschadet.

In einem Kommentar in der Zeitschrift, in der auch der Artikel von Cole erschien, schreibt Brown (2005), dass dieser Forschungsbericht vieles korrigiert, was bis zu diesem Zeitpunkt nur durch eine Studie (Schweinhardt, 1986) mit einigen methodologischen Problemen verkündet und geglaubt wurde: „Indeed, out of the controversy, I believe that a type of folklore emerged with many practitioners and even with some of my university colleagues who claimed that structured and explicit teaching strategies were simply bad for young children" (Brown, 2005, 87).

In einer methodologisch deutlich besseren Längsschnittuntersuchung konnten Mills et al. (2002) keinerlei Zusammenhang zwischen direkter Instruktion in der Frühförderung und jugendlichem asozialem Verhalten feststellen. Auch hinsichtlich der sozialen Entwicklung wurden in einer randomisierten US-Studie keine statistisch signifikanten Unterschiede gefunden zwischen Jugendlichen im Alter von 15 Jahren, die in der Frühförderung über direkte Instruktion oder durch kindzentrierte Interventionen gefördert wurden (Cole et al., 2005). Diese letzten beiden groß angelegten Studien zeigen, wie vorsichtig man auch gerade im Bereich der Frühförderung mit dem Bewerten und Urteilen über unterschiedliche Ansätze und Methoden sein sollte.

1.7.2 Die Bedeutung und die Effekte des Programms „Kleine Schritte" für die Frühförderung im Ausland

Das Programm „Kleine Schritte" (Small Steps), das ein Team der Macquarie Universität in Australien entwickelte (für eine ausführliche Beschreibung siehe Kapitel 4), und das sogenannte Portage-Programm in den USA, sind derzeit, einschließlich ihrer verschiedenen regionalen Varianten, die international wohl am meisten angewandten Curricula in der Frühförderung von Kindern mit ernsten Entwicklungsverzögerungen. In vielen Ländern wird mit diesen Programmen gearbeitet, und es gibt unzählige Praxisberichte aus den verschiedensten Ländern, die deren Anwendbarkeit und den Nutzen für die Förderung in den Familien dokumentieren.

Die Eltern sind im Allgemeinen zufrieden mit dieser Art der Hilfe (Vriesema & Nakken, 1993). Das systematische Vorgehen der Programme gefällt ihnen, und die wöchentlichen Besuche zuhause werden als unterstützend und inspirierend erfahren. Das tägliche Üben ist kaum belastend, man versucht die Aktivitäten so viel wie möglich in den Alltag mit dem Kind einzubinden. Das Bedürfnis der Eltern nach einer solchen Form der Frühförderung ist deutlich vorhanden (Sipma & Van der Meulen, 1991), und die meisten Familien mit solchen Frühhilfen hätten am liebsten schon früher damit begonnen, nämlich als ihr behindertes Kind noch jünger war (Vriesema & Nakken, 1993, 189).

Die erste Effektivitätsstudie wurde durch die Autoren des Macquarie-Programms selbst durchgeführt. Es war nur eine kleine Studie, auch wurden die Ergebnisse nicht verglichen mit denen einer Kontrollgruppe. So berichten Pieterse und Treloar (1981, zitiert in Lane & Stratford, 1987) über acht Kinder mit Down-Syndrom, die an einem Vorläufer des Small-Steps-Programm in Australien teilgenommen haben. In einem Alter von acht Jahren hatten diese Kinder ein Leseniveau erreicht, das beinahe ihrem chronologischen Alter entsprach. Es ist erstaunlich, dass diese Kinder dieses Niveau erreicht haben, da die angegebenen IQ-Werte nicht außerordentlich hoch sind (s. **Tab. 1.1**).

Tab. 1.1: Intellektuelle und Lese-Fähigkeiten von Kindern mit Down-Syndrom im Macquarie-Programm nach Alter (Quelle: Lane & Stratford, 1987)

Kind	Chronologisches Alter (Jahre/Monate)	Stanford-Binet IQ	Schonell Lese-Alter (Jahre/Monate)
1	9;3	48	7;2
2	8;8	50	7;2
3	8;6	66	9;4
4	8;0	64	6;1
5	7;7	50	7;0
6	7;3	64	6;1
7	7;3	64	6;4
8	7;0	67	6;0

Es gibt nur wenige Studien, die versucht haben, die Effektivität der Macqarie- und Portage-Programme noch einmal unabhängig und ausführlicher zu überprüfen. Über die Erfahrungen und Evaluationsstudien zum Portage-Programm wird in einem frühen Übersichtsartikel von Sturmey et al. (1992) berichtet.

Im Vereinigten Königreich bietet das Portage-Programm Struktur und Grundlage für die Förderung von Kindern mit ernster Entwicklungsverzögerung (European Agency for Development in Special Needs Education, 1997; Büchner, 2000). Als Prototyp für die Begleitung soll folgende Beschreibung (Büchner, 2000) gelten:

„Das Kind und seine Familie werden von einer Frühförderstelle betreut, in deren Rahmen es einen lokalen Portage-Dienst gibt. Dieser Dienst arbeitet praktisch von der Geburt an mit dem Kind und seiner Familie. Die Arbeit bezieht sich auf fünf Entwicklungsaspekte (motorische Entwicklung, Sprechvermögen, kognitive Entwicklung, Autonomie und Sozialisation) und wird zu Hause von den Eltern in regelmäßiger Beratung und Supervision durch das Team durchgeführt. Das Kind erhält auch Logopädie- und Physiotherapiestunden von anderen Fachleuten aus dem Team. Die verschiedenen Fachleute treffen sich regelmäßig, und es wird sorgfältig festgehalten, welche Fortschritte das Kind erzielt hat und welche Arbeit noch durchzuführen ist.

Es besucht eine Vorschulklasse, die an eine reguläre Grundschule angegliedert ist. Es soll zu 50% Förderunterricht erhalten, da es als Kind mit sonderpädagogischem Förderbedarf anerkannt wurde. In derselben Klasse ist ein weiteres Kind, das Anspruch auf dieselbe Förderung hat. Daher erhalten sie beide eine 100%ige Förderung. Aus diesem Grund hat sich auch die Familie dafür entschieden, ihr Kind in diese Vorschule zu schicken und nicht in eine andere, die näher gewesen wäre.

Der Eintritt in die Vorschule wurde durch Portage sorgfältig vorbereitet. Die örtlichen Bildungsbehörden trugen dazu bei, indem sie dem Lehrpersonal der Klasse einen Weiterbildungskurs anboten. Zum Zeitpunkt der Anmeldung in der Vorschule und bei Schulanfang erarbeiteten die Lehrkraft und die Eltern ein ausführliches Aufnahmedossier für das Kind (‚All about us'), das sich für die Vorschule als sehr nützlich erwies. Das Kind kann später die Regel-Grundschule besuchen, da diese von ihrer Ausstattung her Kinder mit schweren Lernproblemen aufnehmen kann" (ebd., 7).

Das Macquarie-Programm (Small Steps = Kleine Schritte) wurde 1989 von Pieterse und Treolar herausgegeben und bildet in vielen Ländern (z. B. Australien, Neuseeland, Niederlanden, Belgien, Türkei, Russland) inhaltlich und in der Struktur der Hilfen eine feste Basis für die Frühförderung. So wurde in der Türkei 1997 nicht nur das Gesetz zur Sondererziehung verabschiedet, sondern im selben Jahr auch das Small-Steps-Programm landesweit mit Unterstützung des Landesverbands zur Unterstützung von Menschen mit geistiger Behinderung eingeführt (Kobal, 2001) und zugleich auf seine Eignung und Effektivität hin überprüft (Sucuoglu et al., 1997; Avtur et al., 2001; Sucuoglu et al., 2001). Vier türkische Universitäten (Ankara, Gazi, Anadolu und Istanbul) haben diese Untersuchung durchgeführt und evaluiert. Übrigens ist die Zielgruppe für das Macquarie-Programm breiter definiert als in anderen Ländern. So wird Small Steps unter anderem auch eingesetzt in ländlichen Gebieten für die Frühförderung von Kindern mit Hörbehinderung (Kargin, 2004).

In den letzten Jahren hat der Anteil türkischer Kinder in den deutschen Einrichtungen der Frühförderung ständig zugenommen (Hohmeier, 1996). Vielfach bilden die Sprachbarrieren mit den Müttern ein großes Hindernis, um den jungen Kindern zu helfen. Die türkische Übersetzung des Macquarie-Programms und ein intensiver Erfahrungsaustausch mit den türkischen Kollegen der vier Universitäten über die Anwendung dieses Programms in der Praxis, könnte ein wichtiges Handwerkzeug für die Förderung entwicklungsverzögerter Kinder in diesen Familien bieten.

Auch in den Niederlanden setzen viele Eltern mit ihrem Kind mit Down-Syndrom zu Hause das Macquarie- oder das Portage- Programm ein, um die Entwicklung ihres Kindes zu stimulieren. Es handelt sich dabei um ungefähr 40 Prozent der Eltern, der Einsatz des Macquarie-Programms überwiegt (Bruil & Fekkes, 2002). Die Zielsetzung ist edukativ, nicht therapeutisch. Das Programm richtet sich in den Niederlanden an Kinder im Alter von drei Monaten bis ungefähr dreieinhalb Jahren. Es ist meistens die Mutter, die mit dem Kind übt (Vriesema & Nakken, 1993). Mehr als der Hälfte der Eltern erhalten bei der Durchführung des Programms Hilfe durch professionelle Kräfte.

Büchner (2000) bietet die prototypische Beschreibung einer Frühförderung in den Niederlanden, wobei jedoch zu bedenken ist, dass durch jüngste Änderungen in der Finanzierung von Hilfen die sogenannte praktisch-pädagogische Familienbegleitung oft nicht mehr durch die sozialpädagogischen Dienste, sondern durch andere Anbieter erfolgt: „Hier wird das Kind vom sozialpädagogischen Dienst betreut. Die Unterstützung richtet sich mehr an die Eltern als an das Kind. Es wird von einer Fachkraft betreut, die für seinen Fall zuständig ist und seine Akte verwaltet. Im Allgemeinen handelt es sich um einen Sozialarbeiter mit einer Spezialausbildung. Er kann die Eltern dabei unterstützen, einen Platz in einer Vorschuleinrichtung oder auch einer Gastfamilie für einige Stunden am Tag zu finden. Die Eltern werden bei der Förderung und Erziehung unterstützt. Ziel ist hierbei, in wenigen Sitzungen punktuell auf die Probleme, die die Eltern vorbringen, zu reagieren. Das ist die Aufgabe eines weiteren, dafür speziell ausgebildeten Sozialarbeiters, der ein praktisches Programm zur Familienbegleitung konzipiert [was sich teils oder völlig auf das Macquarie- oder Portage-Programm bezieht; MH]. Nach 5–6 Beobachtungssitzungen wird das Programm erstellt; es umfasst 10–15 Sitzungen mit der Familie [zu Hause; MH]. Für allgemeinere Fragen werden Treffen mit anderen Eltern, die dieselben Anliegen haben, organisiert" (ebd., 7–8).

Einige Jahre zuvor, 1995, wurden die Resultate einer Studie über die Effekte der Frühförderung in den Niederlanden publiziert (Van Gennep et al., 1995, 1997). Etwas weniger als die Hälfte der einbezogenen Kinder (N=93) waren Kinder mit Down-Syndrom. Ein wichtiger Aspekt dieser Untersuchung war der Vergleich der Programme, die in der Frühförderung in den Niederlanden angewandt werden: das Macquarie- und das Portage-Programm sowie die sogenannte praktisch-pädagogische Familienbegleitung. Dabei wurde festgestellt, dass die Programme, was ihre Ausgangspunkte, Ziele, Protokollierung und die Organisation der Frühförderung anbelangt, kaum große Unterschiede aufzeigten. Unterschiede gab es vor allem in der praktischen Arbeitsweise (z. B. zwei- anstatt einwöchentliche Hausbesuche, Art und Intensität der Einschätzung und Protokollierung). Die Effekte der Frühförderung wurden über einen Zeitraum von zehn Monaten evaluiert. Die Ergebnisse für Kinder und Eltern wurden nicht mit denen einer Referenzgruppe verglichen. Wichtig für das Design dieser Studie war, dass es davor eine Periode von zwei Monaten gab in der keine – oder so wenig wie möglich – Förderung mit einem dieser Programme stattfand. Die Ergebnisse dieser Baseline-Periode wurden kontrastiert mit den Ergebnissen während der zehnmonatigen Interventionsperiode.

Im Analysemodell wurde erwartet, dass die geförderten Kinder während der Interventionsperiode im Vergleich zur Baseline statistisch signifikant bessere Ergebnisse für die verschiedenen Entwicklungsbereiche zeigen würden. Nach dieser zehnmonatigen Periode mehr oder weniger intensiver Förderung wurde bei geringerer Förderung für die Zeit danach angenommen, dass die Ergebnisse rückläufig sein würden. Die Praxis der Frühförderung in diesem experimentellen Design stimmte jedoch nur wenig überein mit den Forderungen des Analysemodells und den Ausgangspunkten der Forscher (De Graaf, 1995). Die Programme waren vielen Familien in der Baseline schon bekannt, und es wurde teilweise damit gearbeitet. Auch ist die Annahme einer mäßigeren progressiven Entwicklung des Kindes bei geringerer organisierter Förderung aufgrund der möglichen Konsequenzen beim Einsatz der

Programme strittig, nämlich der von Langzeiteffekten durch Förderung und Protoprofessionalisierung (die Eltern übernehmen die Rollen und Aktivitäten der professionellen Frühförderung). Anhand ihrer Ergebnisse kam die Forschungsgruppe jedoch zu dem Schluss, dass es keinen objektiv schlüssigen Beweis für einen Entwicklungsschub durch Frühförderung gibt. Es wurde nicht differenziert zwischen den verschiedenen Programmen und Zielgruppen, z. B. den Auswirkungen des Macquarie-Programms auf Kinder mit Down-Syndrom. Etwas ermutigender waren die Ergebnisse für die Eltern. Sowohl die Väter als auch die Mütter meinten, weniger Probleme bei der Erziehung ihrer behinderten Kinder zu haben. Sie grübelten weniger über ihre Lebenssituation und die des Kindes; die Väter zeigten auch weniger Schwierigkeiten bei der Verarbeitung der Behinderung des Kindes. Diese Resultate waren zwar statistisch signifikant, jedoch nicht sehr.

Diese Studie zeigt schon einige Probleme bei der Messung von Ergebnissen der Frühförderung auf. Für eine bessere Beurteilung der Effektivität der Frühförderung ist es erforderlich, sich nicht die Resultate einer Studie herauszugreifen und zu eigen zu machen, sondern die Resultate im Zusammenhang der vielen bislang durchgeführten Studien zu betrachten.

1.7.3 Grenzen der Effektivitätsmessung

Im Verlauf von mehr als vier Jahrzehnten haben Forscher festgestellt, dass qualitativ hochwertige Interventionen in der Frühförderung bescheidene bis mittlere positive Effekte bei Kindern und ihren Familien erzielen (Guralnick, 1997; Lazar et al., 1982; Shonkoff & Meisels, 2000; Brown, 2005). Andere Studien jedoch mahnen, vorsichtig zu sein und keine allzu großen und konsistenten Langzeiteffekte von der zeitlich begrenzten Frühförderung zu erwarten – auch wenn die Intervention schon sehr früh im Leben des behinderten oder entwicklungsverzögerten Kindes stattfindet (Bruer, 1999; Casto & Mastropieri, 1986; Gray et al., 1982; Kagan, 1998).

Diese Relativierung der Effekte bedeutet keineswegs, dass man auf Effektivitätseinschätzungen verzichten kann. Sie sind sowohl auf der Programm- als auch der individuellen Ebene notwendig. Wie alle Therapeuten und Förderer, die „Frühförderung“ oder „Therapie“ betreiben, im Einzelnen gefragt sind, kritisch zu überprüfen, ob abgesprochene Ziele mit dem Einsatz bestimmter Methoden/Aktivitäten tatsächlich erreicht werden, so sollte dies natürlich auch auf kollektiver Ebene überprüft werden.

Man kann diskutieren, ob eine bestimmte Intervention der Frühförderung nur effektiv ist, wenn bei dem Kind ein Entwicklungssprung erreicht wird. Wurde von den Eltern von vornherein deutlich eine Beratung gewünscht und mit ihnen vereinbart, dann kann eine Frühförderung auch wirksam und effektiv sein, wenn die Eltern ihr Kind mehr schätzen lernen, sich die Qualität der Interaktion und Kommunikation zwischen Kind und Eltern verbessert, eine Bindungssicherheit entsteht, sich die Erziehungskompetenzen und -sicherheit verbessern oder Geschwister und Großeltern deutlich bessere Beziehungen zu dem Kind aufbauen.

Eine empirische Qualitätskontrolle, in der man überprüft, ob die gestellten Ziele erreicht wurden, kann man von jedem professionellen Mitarbeiter erwarten – auch und vor allem in der Frühförderung. Durch Selbstevaluation können die Fachkräfte einschätzen (Riemann, 2001) welche ihrer Arbeitsweisen und Haltungen sie dem gesetzten Ziel der Frühförderung näherbringen, wo andere Verfahren sinnvoller sein könnten und wie sie ihre Arbeit zur eigenen Zufriedenheit und der der Eltern gestalten können. Ein übergreifendes Ziel der Selbstevaluation besteht in der Verantwortung gegenüber den Eltern und dem behinderten Kind. Zur Professionalität gehört, dass alle Maßnahmen gerechtfertigt und, wenn möglich, empirisch begründet sind. Dies gilt zunehmend auch gegenüber Nutzern und Organisationen, die die Verwendung öffentlicher Gelder kritisch hinterfragen.

In einem Bericht der European Agency for Development in Special Needs Education (1997), an dem 15 Länder der EU sowie Norwegen und Island beteiligt waren, wird die Entwicklung von Qualitätskriterien für die Arbeit in der Frühförderung empfohlen. Unter anderem sind für die Arbeit der Frühförderteams Forschungen nötig im Bereich Bewertung der Ergebnisse, Diagnose, Intervention, Beratung und Kommunikation zwischen den Beteiligten.

Die beachtlichen finanziellen Mittel für die Frühförderung bundesweit in der BRD, die Diversität in Ausbildung, Erfahrung und Disziplinzugehörigkeit des Personals und die große Verschiedenheit in den Methoden sowie in Frequenz und Länge der Interventionen machen eine kritische Überprüfung notwendig. Koch (1999, 118) fordert in diesem Zusammenhang: „Auch in Deutschland wird die Frühförderung in naher Zeit auf die Frage nach der Qualität der von ihr eingesetzten zeitlichen, personellen und materiellen Ressourcen sowie nach der Wirkung der Förderung auf Kinder und Eltern Antwort geben müssen". Peterander (1996, 146) stellt dieselbe Forderung auch in Bezug auf den spezifischen Einsatz im Einzelfall und die Entwicklung und Bereitstellung neuer Methoden und Konzepte der Evaluation.

Eine weniger kritische und eher beruhigende Haltung im Sinne von „auch wenn es nicht hilft, schaden tut es auch nicht", ist kaum akzeptabel in diesem Bereich. Wenn eine Intervention nicht wirksam oder hilfreich ist, also keine „Förderung" im engeren Sinne darstellt, dann ist das nicht nur schade wegen der vergeudeten Energie von Kind und Eltern, sondern auch wegen der verlorenen Zeit für wirksamere Aktivitäten und des falsch investierten Geldes für professionelle Hilfen.

Die Studien zur Effektivität der Frühfördermaßnahmen stoßen auf Grenzen. Einige Grenzen haben mit der Art der Fördermaßnahmen zu tun. Die Evaluation eines Förderprogramms, welches als Curriculum in derselben Art und Weise allen anderen teilnehmenden Eltern und ihren Kindern angeboten wird, ist nur wenig einfacher als die Evaluation der Frühförderung, bei der jede Intervention wieder völlig anders und mit eher impliziten und flexiblen Regeln, Zielen und Methoden der Beeinflussung stattfindet. In letzteren Studien gibt es zu viele Variablen im Modell, Kausalitäten sind eher zirkulär und zyklisch zu verstehen als uni- oder multilateral und zudem laufen mehrere Systemebenen durcheinander.

Aber auch für die Evaluation von eher standardisierten Frühfördercurricula, bei denen grundlegende Annahmen, pädagogische und psychologische Konzepte, Einschätzungsverfahren und die Methoden der Einflussnahme auf Kind und Eltern viel mehr auf Gruppenebene dargestellt sind, gibt es Grenzen der Effektivitätsmessung. Eine grundlegende Grenze ist die, dass die Entwicklung des Kindes in einem engen Zusammenhang mit den kindimmanenten Eigenschaften wie Temperament und Gesundheit, den Umweltfaktoren sowie der Erziehungs- und der psychosozialen Situation der Familie steht. Wenn man z. B. den Schweregrad der geistigen Behinderung als modifizierende Variable der Entwicklung des Kindes (abhängige Variable) durch Frühförderung (unabhängige Variable) untersuchen möchte, analysiert man gleichzeitig auch andere damit zusammenhängende Faktoren. So ist bekannt, dass Kinder mit schwerer geistiger Behinderung auch unter mehr und schwereren Formen von Körperbehinderung leiden (Gowens et al., 1992; Haveman et al., 1997). Kinder mit einer ernsten kognitiven Entwicklungsverzögerung zeigen auch starke Verzögerungen in motorischen, sprachlichen und sensorischen Entwicklungsbereichen und neurologische Erkrankungen wie Epilepsie. In diesem Zusammenhang wäre es z. B. wichtig zu wissen, ob die Lernfähigkeit des Kindes der wichtigere erklärende Faktor für den Erfolg der Frühförderung ist oder das Sprachverständnis/die expressive Sprache oder die Anzahl/Länge der Krankenhausaufenthalte des Kindes.

Die Wirkungen von Variablen sind nicht nur unterschiedlich zu interpretieren, sie können sich auch gegenseitig verstärken, abschwächen oder ausgleichen. Es ist daher nicht möglich, den Faktor Frühförderung im Hinblick auf dessen Wirksamkeit isoliert zu betrachten. Nach Schlack (1994, 182) wird geschätzt, dass selbst bei den hoch operationalisierten und kontrollierten Studien nur für zehn Prozent der Varianz der Messungen von Effekten allein das Frühförderprogramm/-curriculum verantwortlich gemacht werden kann. Andere Aspekte, wie Motivation und Geduld der Eltern können für das Resultat viel wichtiger sein. Manchmal gibt es auch mehr Variablen, die als mögliche Determinanten oder Effektverstärker berücksichtigt werden müssen, als Studienteilnehmer. Dies gilt vor allem dann, wenn sich interdisziplinäre Teams von Fachleuten über eine lange Periode und mit sehr unterschiedlichen Methoden mit Kind und Familie beschäftigen (Sohns, 2000, 80). Die meisten Studien elternunterstützender Hilfen haben nur einzelne Variablen oder die Beziehungen zweier Variablen zum Inhalt (Crnic & Stormshak, 1997, 221). Eine isolierte Betrachtung einzelner Variablen, die man vergleichen oder messen könnte, lässt jedoch wiederum keine ausreichenden Rückschlüsse auf die Effektivität des Systems „Frühförderung" insgesamt zu.

Ein wichtiges, aber eher ein Luxus-Problem der Frühförderungsforschung ist, dass es im west- und mitteleuropäischen Raum kaum Kinder mit ernsten Entwicklungsverzögerungen gibt, die keine oder sehr wenig Frühförderung erhalten. Dies sind aber gerade die Kinder, bei denen man bei adäquater

Förderung die größten Effekte erwartet und die man gerne als Teilnehmer in der Studie hätte.

Eine weitere Grenze bei Effektstudien liegt im forschungsethischen Problem, die Kontrollgruppe betreffend. Den Kindern in der Kontrollgruppe wird über den Zeitraum der Studie eine vielleicht wirksame und gewünschte Förderung vorenthalten. Aufgrund diesen Aspekts fehlt in vielen Studien der Vergleich mit einer Kontrollgruppe und somit die Beantwortung der Frage, inwieweit das getestete Curriculum gegenüber einer vergleichbaren Gruppe positiv wirkt (Dönhoff, 1992, 128). Die Untersuchungen mit einer Kontrollgruppe werden jedoch wieder mit dem schon genannten Luxusproblem konfrontiert, dass Eltern in einem offenen Markt prinzipiell frei aus den vorhandenen Angeboten der Frühförderung wählen können. Eltern mit behinderten Kindern sind keine sozial isolierten Wesen, sondern meistens gut organisiert in Elternvereinen und/oder sie haben intensiven Kontakt mit anderen Eltern. Wenn Neuigkeiten über möglicherweise geeignete Interventionsmaßnahmen für ihr Kind aufkommen, sind sie schnell interessiert und möchten Näheres wissen. Kein Forscher kann Teilnehmern der Kontrollgruppe verwehren, dieselben Maßnahmen/Methoden wie die Interventionsgruppe zu erhalten. Falls dies in größerem Umfang stattfindet, verringern sich natürlich mögliche Effekte.

Ein vergleichbares Problem entsteht, wenn Eltern der Kontrollgruppe auf möglicherweise hochwertige konkurrierende Alternativen (z. B. intensive pädagogische Tagesbegleitung des Kindes) ausweichen, weil sie die Angebote der Interventionsgruppe nicht erhalten. Auch in solchen Fällen vergleicht man die „neue" Frühförderung nicht mit dem, was „üblich" ist, sondern mit einer sehr guten Alternative. Der relative Effekt des Programms wird dadurch jedoch geringer (Naser et al., 1989; Wasik et al., 1990). In einigen Effektivitätsuntersuchungen gibt es aber auch methodische Mängel. Die Ziele und die Art der Intervention werden häufig nicht genau definiert und beschrieben. Zudem mangelt es oft an adäquaten Operationalisierungen der gewählten Effektvariablen oder es wird zu Beginn der Studie nicht formuliert, welche Extra-Effekte der Intervention man – unabhängig von der statistischen Signifikanz – als pädagogisch relevant erachtet.

Nicht nur der Frühförderprozess ist sehr komplex, auch der Prozess der Beschreibung, Messung und Bewertung innerhalb der wissenschaftlichen Evaluation ist kompliziert, vielschichtig und oft subjektiv. In der Frühförderung hat sich die Sichtweise, die zunächst nur auf die Entwicklung des Kindes gerichtet war, hin zu einer mehr auf die Familie bezogenen Sichtweise verändert. Dies bedeutet für die Evaluationsstudien, dass Veränderungen in der Interaktion von Eltern und Kind, das Selbstbewusstsein der Eltern in der Erziehung, das Wissen über eine adäquate Förderung und die Haltungen zum Kind mit untersucht werden müssen. Auch dies sind Ziele, die man in der Frühförderung zusammen mit der Familie erreichen möchte.

2 Wandel der Frühförderung

Meindert Haveman

2.1 Aufbruchstimmung und Förderoptimismus

Wenn die Erwartungen an die Früherziehung und -förderung von Kindern mit geistiger Behinderung in den 1960er und 1970er Jahren zu hoch gesteckt waren, dann können die Langzeitresultate der Evaluationsforschung ernüchternd wirken. Es hängt also stark von der eigenen Erwartungshaltung ab, ob man mehr oder weniger enttäuscht ist über die Ergebnisse. Für die Entwicklung der Frühförderung als Institution war es auf jedem Fall eine fruchtbare Periode.

Geschichtlich gesehen und analysiert ist vieles nachvollziehbar. Es war die Zeit des Entstehens vieler Bürgerrechtsbewegungen. Es gab eine gesellschaftliche Aufbruch- und Umbruchstimmung, in der die Unzufriedenheit mit gefestigten gesellschaftlichen Strukturen wie Familie und Staat formuliert wurde und in der Ideale wie die Bildbarkeit und die Emanzipation des Menschen postuliert wurden, ohne gleichzeitig Grenzen und empirische Beweise angeben zu müssen. Dies bedeutete ein neues Bewusstsein und in vielen Fällen eine Verbesserung für die Position der Frauen (Frauenbewegung), der Kriegsgegner (Friedensbewegung), der psychiatrischen Patienten (Antipsychiatriebewegung), der Homosexuellen und der Farbigen. Auch behinderte Menschen und ihre Fürsprecher forderten mehr Selbstbestimmung und vergleichbare („normale“) Arbeits-, Wohn- und Freizeitbedingungen, wie sie auch für andere Bürger gelten.

Die Familien mit behinderten Kindern rührten sich ebenfalls. Es gab viele Fragen zur Entwicklung, Bildung und dem Lernen von Kindern mit geistiger Behinderung, aber auch Fragen zum Umgang mit Verhaltensauffälligkeiten. Die Eltern wollten selber mehr für ihre Kinder tun, forderten jedoch zugleich mehr geeignete außerfamiliäre Angebote (Kindergarten, Tagesstätte, Schulen usw.) für ihr behindertes Kind ein. Auch aus der Gesellschaft heraus entwickelte sich eine größere Erwartungshaltung gegenüber den Eltern, ihrem behinderten Kind vergleichbare Entwicklungschancen zu bieten wie anderen Kindern. Tatsächlich ließen die Eltern auch viel weniger als zuvor ihr Kind in eine Wohneinrichtung einweisen. Die Trendwende der Deinstitutionalisierung oder Enthospitalisierung griff auch für Kinder und Jugendliche mit einer geistigen Behinderung und deren Eltern.

Adäquate Hilfen für Familien und ihre Kinder waren zu dieser Zeit jedoch nur rudimentär vorhanden. Viele Hilfen für das junge Kind und seine Eltern kamen erst nach den 1970er Jahren zur Entwicklung. In diesem breiten Rahmen sozialer Reformbewegungen und der Position der Eltern behinderter Kinder müssen wir uns auch z. B. die Entstehung der Bundesvereinigung Lebenshilfe vorstellen, in der organisierte Eltern nicht nur neue Forderungen für Begleitungshilfen stellen, sondern diese auch realisieren.

Das Schaffen von Schulen und Kindergärten, aber auch von Angeboten der Frühförderung waren erste wichtige Initiativen dieser bundesweiten Vereinigung. Man kann also resümierend feststellen, dass die gesellschaftliche Aufbruchstimmung in den 1960er und 1970er Jahren die bundesweite Einführung und Verbreitung der Frühförderung erst möglich gemacht hat. Der motivierende Slogan „Frühe Hilfen – Wirksamste Hilfen" der Bundesvereinigung Lebenshilfe (1975) hat in seiner direkten Plausibilität lange weitergewirkt (vgl. Weiß, 1995; Koch, 1999), ohne dass der Beweis für Langzeitwirkungen erbracht war.

2.2 Das Entstehen des Systems der Frühförderung

Der Begriff „Frühförderung" beschreibt ein „... komplexes System verschiedenartiger Hilfen, die darauf gerichtet sind, frühkindlichen Entwicklungsstörungen und ihren Auswirkungen auf die Entwicklungsbedingungen in einem Zusammenwirken von Experten und Eltern präventiv, beratend und therapeutisch zu begegnen, und die kindliche Entwicklung zu begünstigen" (Speck, 1989, 13).

Das System der Frühförderung existiert in Deutschland seit mehr als 40 Jahren. Speck (1989) unterscheidet in der institutionellen Entwicklung der Frühförderung vier Phasen:

1. In der *Pionierphase* gab es noch keine fachlichen Zusammenschlüsse, vielmehr wurde in Einzelinitiativen vom jeweiligen Standpunkt aus erkundet, wie es möglich und sinnvoll ist, frühe Entwicklungshilfen zu leisten.
2. In der *Phase der Konstitution professioneller Dienste* wurde versucht, die in den Einzelinitiativen entdeckten Möglichkeiten der Frühtherapie als neues berufsgruppenbezogenes Arbeitsgebiet in die jeweilige Fachdisziplin zu integrieren.
3. In der *Phase der interprofessionellen Kooperationssuche* begann der Aufbau von Frühförderungseinrichtungen als flächen- und bedarfsdeckendes Netz. Zeitlich lässt sich dies auf 1973 datieren. In diesem Jahr erschienen auch die „Empfehlungen des Deutschen Bildungsrates zur pädagogischen Förderung behinderter und von Behinderung bedrohter Kinder und Jugendliche", die auch die Empfehlung zur Errichtung von „Zentren für pädagogische Frühförderung" neben „klinischen Einrichtungen für Früh-

diagnostik und Frühtherapie" enthielt. Die sich daraus entwickelnde Kontroverse zwischen pädagogischer und medizinischer Seite behinderte zunächst den Aufbau der an sich notwendigen Institutionen. Weitgehend überwunden werden konnte diese Kontroverse nur durch einen konsequent interdisziplinären Ansatz, der sowohl die gegenseitige Akzeptanz zwischen pädagogischen und klinisch-ärztlich organisierten Institutionen als auch die Berücksichtigung verschiedener Fachdisziplinen in das Arbeitskonzept der Frühförderstellen beinhaltet.

4. Als *Phase makrosystemischer Zentrierungsversuche* lässt sich nach Speck die weitere Entwicklung bis hin zum heutigen Stand bezeichnen. In dieser Phase geht es um die Eingliederung des „Kleinsystems Frühförderung" in größere soziale Systeme der Behindertenhilfe. Eine entscheidende Rolle spielt dabei die Finanzierung der Frühförderung, die durch eine von Bundesland zu Bundesland unterschiedliche Mischfinanzierung gekennzeichnet war und bis heute ist (Speck, 1989, 13).

Im Juni 2001 wurde im Sozialgesetzbuch IX – Rehabilitation und Teilhabe behinderter Menschen (zuletzt geändert im April 2004) – nach mehr als dreißigjährigem Bestehen – die Frühförderung als Komplexleistung aufgenommen (Haack, 2005).

Es werden aber immer mehr und mehr grundsätzlichere Anforderungen an eine Frühförderung gestellt. So sind nach von Ohnesorge (2001, 261–262) folgende Grundprinzipien zu beachten:

- *Interdisziplinarität*: Fachkräfte aus dem medizinischen, sozialpädiatrischen, psychologischen, heilpädagogischen, psychosozialen und sonderpädagogischen Bereich (SGB IX, 2001, 40) kooperieren in einem Team miteinander.
- *Ganzheitlichkeit*: Frühförderung zielt nicht nur auf die Verhaltensweisen des Kindes ab, sondern auf seine gesamte Entwicklung und bezieht sein Umfeld mit ein (Speck, 2001, 15).
- *Partnerschaft* zwischen den Eltern und Fachleuten: Orientierung am Ziel der weitestgehenden Integration und Normalisierung (Neuhäuser, 1989, 44).

Diese letzte Forderung der Partnerschaft hat sich erst relativ spät durchgesetzt, was sich am besten anhand der Elternberatung in der Frühförderung dokumentieren lässt.

2.3 Die Entwicklung unterschiedlicher Modelle in der Elternarbeit

In der Empfehlung des Deutschen Bildungsrates (1974) heißt es zu den Aufgaben der Frühförderung: „Eine zentrale Aufgabe ist in der Elternberatung zu sehen, deren Ziel es ist die Eltern bei Aufgaben der Frühförderung anzuleiten und ihnen zu helfen, die Probleme, die sich aus der Behinderung eines Kindes ergeben, konstruktiv zu bewältigen. Dabei soll den Eltern geholfen werden, die Behinderung als Realität anzusehen und sich der Aufgabe zu stellen, dem Kind zu einem Leben entsprechend den Möglichkeiten seiner Behinderung zu verhelfen. Dazu ist auch eine Sachinformation über Art und Ausmaß der Behinderung sowie eine Beratung in rechtlichen und sozialrechtlichen Fragen erforderlich" (ebd., 53).

An anderer Stelle heißt es dort weiter: „Wegen ihrer Bedeutung für frühe Lernprozesse muss der Familie besondere Aufmerksamkeit zugewandt werden, denn mehr noch als für das nichtbehinderte Kind gilt für das behinderte, dass alles, was in frühen Lernprozessen versäumt ist, später kaum mehr nachzuholen ist (...). Da die Eltern angesichts einer Behinderung im Allgemeinen vor einer außergewöhnlichen und erschwerten Aufgabe stehen, brauchen sie besondere Hilfe. Zielsetzungen von Elternberatung und -anleitung sind:

- die Ermöglichung einer sachlichen Einstellung zur Tatsache der Behinderung des Kindes und damit zur veränderten Lebenssituation
- die emotionale Annahme (Bejahung) des Kindes und die Überwindung von möglichen Schuld- und Angstgefühlen
- das Lösen von Problemen, die sich aus der Behinderung für die übrigen Familienmitglieder ergeben
- die Anregung und Förderung elementarer Lernprozesse
- die Förderung der sozialen Kontaktaufnahme
- die Unterstützung bei der Vermittlung von Maßnahmen der Sozialhilfe" (ebd., 103).

In den letzten Jahrzehnten lassen sich deutlich einige Veränderungen in der Auffassung von Elternarbeit in der Frühförderung erkennen. Diese sollen zunächst skizziert und in ihrer unterschiedlichen Problematik diskutiert werden. Dabei soll auch die Sicht der Eltern bezüglich der Aufgaben einer frühen Förderung immer wieder einfließen.

2.3.1 Das Laienmodell

Eine wichtige Voraussetzung für den Beginn einer professionellen Entwicklungsförderung war der Nachweis der Beeinflussbarkeit frühkindlicher Entwicklungsverzögerungen. Steinebach (1995) weist darauf hin, dass ein solcher Nachweis zu Zeiten einer Dominanz der reifungstheoretischen Entwicklungskonzepte zu Beginn der 1950er Jahre kaum gegeben war. „Zwar wurde die Bedeutung der frühen Kindheit für die weitere Entwicklung betont, es wurden jedoch keine Ansatzpunkte für eine Förderung ‚von außen' gezeigt" (ebd., 12). In dieser Zeit war die Frühförderung fest in der Hand des Kinderarztes. Speck (2001) formuliert diese Situation folgendermaßen:

„Am Anfang stand eine Idee. Aus ihr ein Komplex von Theorien:

- Die frühe Kindheit ist für die weitere Entwicklung grundlegend wichtig.
- Was ein Kind, aus welchem Grund auch immer, nicht ‚von alleine' lernt, muss durch frühe Lernhilfen gefördert oder kompensiert werden.
- Was als physische Beeinträchtigung die weitere Entwicklung eines Kindes behindern könnte, sollte möglichst frühzeitig erkannt und durch ärztliche Hilfen behandelt und begleitet werden" (ebd., 272).

Der Arzt stand im Zentrum der Frühdiagnostik und -therapie. Er war am besten informiert, andere Hilfen fungierten nur als Hilfsdienste. Auch heute noch gibt es übrigens assertive Kollegen in dieser Branche. Nach inzwischen einem halben Jahrhundert kommen Mirrett et al. (2004, 21) zu der folgenden Erkenntnis: „The pediatrician or family primary care physician is typically the best informed and, most trusted professional resource for parents during their child's first years of life ..."

Aus einer Elternbefragung von Engelbert (1999) wird beim Kinderarzt vor allem eine Einstellung vermisst, in der das behinderte Kind aus einer Familienperspektive und der Familiensituation heraus betrachtet wird. „Wenngleich die Kinderärzte als bedeutend informativer, engagierter, sachkundiger etc. erlebt werden als die Behörden, so kommt in der standardisierten Elternbefragung insgesamt doch die mangelnde Berucksichtigung der Familiensituation als das deutlichste Manko heraus. Immerhin 48% der befragten Eltern erleben die Pädiater als nicht offen für Familienprobleme" (ebd., 161).

Das Laienmodell entwickelte sich aus den beobachteten Fortschritten, die Kinder mit Behinderung durch funktionelle Übungsbehandlungen erzielten. Da die Eltern dieser Kinder in der Regel keinerlei Erfahrung im Umgang mit derartigen Behandlungen hatten, nahmen sie die Rolle von Laien an, die ganz abhängig waren von den behandelnden Experten. Der Experte wurde in diesem Modell zur primären Fachautorität, die „... aus einem wissenschaftlichen Anspruch auf ‚Objektivität' heraus die vorliegende Behinderung und ihr Umfeld ermittelt und interpretiert und ausschließend die erforderlichen Behandlungsmaßnahmen bestimmt" (Speck, 1989b, 14). Die Aufgabe der Eltern wurde darauf reduziert, bei Befragungen Informationsdaten beizutragen, die zur einseitigen Urteilsgewinnung des Experten dienen sollten. Die Eltern und ihr Kind wurden zu Objekten von Diagnostik und Behandlung (ebd., 14). Ende der 1960er Jahre fand die Frühförderung in der BRD in etwa 80 Prozent der Fälle im Behandlungsraum der Krankengymnastin statt, ohne dass die Eltern anwesend oder in irgendeiner Weise selbst krankengymnastisch geschult wurden (Warnke, 1991, 31). Das Laienmodell gilt heute aus fachlicher Sicht in keiner Disziplin mehr als adäquat, was nicht ausschließt, dass gewisse Charakteristiken dieses Modells noch heute von Elternseite aus als durchaus realistisch eingeschätzt werden.

2.3.2 Das Co-Therapeutenmodell

Mit der Zeit zeigte sich, dass eine Zusammenarbeit sowohl von Seiten der Eltern als auch der Fachleute nicht nur hilfreich, sondern unumgänglich war. Die funktionelle Übungsbehandlung zur spezifischen Entwicklungsförderung des Kindes mit Behinderung war ein großer Fortschritt. Sie hatte jedoch zur Folge, dass die Eltern sich uninformiert fühlten und letztlich alleingelassen wurden mit ihrer Aufgabe und der Verantwortung ihrem Kind gegenüber. Es zeigte sich immer meh, dass sich die auf diese Weise erreichten Fortschritte nicht ohne Weiteres in das natürliche Umfeld des Kindes generalisierten (Warnke, 1991, 31).

Diese Gründe führten zu einer wachsenden Unzufriedenheit der Eltern, aber es waren noch weitere Faktoren für die Ablösung des Laienmodells bedeutsam. Aufgrund verschiedener Erkenntnisse entwickelte sich ein wachsender Optimismus bezüglich der Fortschritte, die gerade durch frühe Förderung erreicht werden können. Diese Erkenntnisse waren einerseits entwicklungsneurologische Befunde über die Plastizität des (früh-)kindlichen Gehirns, andererseits Ergebnisse zur Bedeutung einer entwicklungsanregenden Umwelt, die unter anderem durch die Hospitalismusforschung gewonnen worden waren (Weiß, 1989, 19). Dieser Optimismus über die Lern- und Kompensationsfähigkeit des kindlichen Nervensystems in den ersten Lebensjahren führte zu der Überlegung, Eltern als „Co-Therapeuten" in die Arbeit der Frühförderung einzubeziehen. Affleck et al. (1982a,b) nannte dies den „parent training approach". Die Eltern ihrerseits waren auch interessiert, mehr über die Behinderung, deren Ursachen und Symptome, aber vor allem auch mehr über die therapeutischen Möglichkeiten zu erfahren und an dem therapeutischen Prozess aktiv teilzunehmen. Bei den Eltern weckte die Hoffnung, ihren entwicklungsgefährdeten Kindern durch die frühe Förderung bessere Chancen der individuellen Entwicklung und gesellschaftlichen Teilhabe zu eröffnen, ein erhebliches Potential bezüglich der Mitarbeit an der Förderung ihres Kindes (Speck, 1989b, 17). Diese Einstellungen wurden zusätzlich gestärkt durch Ergebnisse über die Bedeutung und Wirksamkeit der elterlichen Mitarbeit. Besonders zeigten dies Löwes Studien zur Effizienz kompensatorischer Erziehung sozial benachteiligter Kinder über das Eltern-Kind-System (Weiß, 1989, 19) und die Erfahrungen mit dem Deprivations-/Hospitalisierungssyndrom. Dabei wurde festgestellt, dass auch primär ungeschädigte Kinder durch mangelnde Zuwendung und adäquate Umweltreize erhebliche Beeinträchtigungen in ihrer kognitiven und psychisch-emotionalen Entwicklung zeigten.

Durch diese Erkenntnisse und Befunde zum Bindungsverhalten von Kindern wurde vor allem die Bedeutung einer konstanten Bezugsperson für Kinder deutlich und es entwickelte sich der Gedanke der Mitförderung in der Familie. Diesem Gedanken liegen zwei Überlegungen zugrunde: Die Familien liefern ein optimales Umfeld samt Bezugsperson in dem die Versorgung des Kindes gesichert ist, und die Familie kann durch die Übernahme therapeutischer Aufträge die Erfolgschancen der Förderung verbessern

(Schlack, 1991, 18). Wie bei der Physiotherapie wird hierbei angenommen, dass die Wirksamkeit und die Generalisierung durch die vielen Übungen zu Hause signifikant zunehmen.

Zusammenarbeit im Co-Therapeutenmodell bedeutet also, die Eltern fachmännisch anzuleiten und sie damit zu Mitwirkenden in der Therapie zu machen. Dazu wurden ihnen Programme mit Übungen und Lernzielen für das einzelne Kind vorgestellt, so dass die Förderung durch das häusliche Üben wesentlich intensiviert werden konnte (Speck, 1989b, 14). Im Gegensatz zum Laienmodell wird den Eltern eine entscheidende Rolle im Förderprozess zugestanden. Dennoch sind sie weiterhin vom Therapeuten abhängig, da dieser die Anweisungen zur Art und Weise der Förderung erteilt. Das Co-Therapeutenmodell beinhaltet also eine stark funktionalistische Sicht auf die Eltern (Weiß, 1989, 20). Die Rolle des Therapeuten hierbei ist, die Ergebnisse der Förderung durch die Eltern zu überprüfen, Erfolge oder Nichterfolge zu beurteilen, sich Übungsweisen vormachen lassen, um sie eventuell zu korrigieren, zu beraten und Übungsmethoden und Lernziele neu vorzustellen.

Die entwicklungspsychologische Grundauffassung, die hinter diesem Modell steht, ist durch eine Perspektive bestimmt, in der Entwicklungsfortschritte direkt auf Umwelteinflüsse, also die Förderung von außen, zurückgeführt werden („exogenistische Perspektive", Taupitz, 1985; Weiß, 1989, 21). So sah man in dieser Phase der Frühförderung eine lineare Wenn-dann-Beziehung zwischen dem Umfang der entwicklungsanregenden Förderung und dem zu beobachtenden Entwicklungsfortschritt beim Kind (Speck, 1989b, 19). Manche Kritiker meinen, dass mit einem solchen linear-kausalen Ansatz die Behinderung somit nahezu einer Krankheit gleichgesetzt wird, die durch regelmäßige und intensive Medikation (also die Übungsbehandlungen) behoben werden kann. Mit einer solchen Kritik macht man es sich aber zu leicht.

Die meisten Autoren und Anhänger des Co-Therapeutenmodells sind viel zu erfahren in der Arbeit mit Menschen mit geistiger Behinderung, um eine Behinderung auch nur ansatzweise mit einer Krankheit gleichzustellen. Die Zielformulierungen sind meistens sorgfältig gewählt und die Arbeitsweise ist kleinschrittig. Übrigens wird der „linear-kausale Ansatz" keineswegs durch die quantitative empirische Forschung im Bereich der Frühförderung falsifiziert – im Gegenteil. Die Forschungsresultate weisen eher aus, dass durch langandauernde und intensive Förderung auch bessere Resultate erzielt werden. Das Problem ist eher, dass bei der Zuschreibung von Ursache und Wirkung zu häufig von einem bivariaten Modell („Förderung" und „Entwicklung") ausgegangen wird, in dem andere Variablen keinen Platz haben. Effekte werden der Intervention zugeschrieben, nicht z. B. dem spontanen Spiel mit dem Bruder, dem Urlaub bei den Großeltern oder dem besseren Hören nach einer gelungenen Operation (multivariates Modell).

Mit dem Begriff des Co-Therapeutenmodells wird auch das Ziel der Förderung angesprochen. Bei Therapie wird schnell an die Beeinflussung der Ursachen einer Behinderung gedacht, obwohl dies, wie im Falle der medikamentösen Therapie, keineswegs so zu sein braucht. Wollte man versuchen, die geistige Behinderung zu therapieren, um den kognitiven Entwicklungsrückstand auf das Niveau regelentwickelter Kinder zu bringen, dann wären die Resultate tatsächlich enttäuschend. Diese Behinderung ist nicht wegzutherapieren, wohl aber kann man durch Frühförderung die Entwicklungsvoraussetzungen des Kindes besser gestalten. Die primären Behinderungen des Kindes, wie beim Down- oder Fragilen-X-Syndrom sind lebenslang und nur marginal in ihren Äußerungsformen beeinflussbar. Es gibt aber eine andere, für die Frühförderung von Kindern mit geistiger Behinderung potentiell sehr fruchtbare Seite. Viele Kinder mit einer geistigen Behinderung sind gerade wegen ihrer primären Behinderung nur eingeschränkt fähig, sich selbstständig im Spiel und durch Erfahrung (Entwicklungs-)Fähigkeiten und Fertigkeiten zu eigen zu machen. Sie benötigen adäquate Hilfen und Unterstützung, um potentielle (Entwicklungs-)Fähigkeiten zu erschließen. Der zu niedrige Entwicklungsstand von einigen Kindern, Jugendlichen und Erwachsenen mit geistiger Behinderung lässt sich oftmals nicht durch die primäre Behinderung erklären, sondern durch die systematische pädagogische Vernachlässigung der sekundären Folgen der primären Behinderung. Frühe Anregungen und Hilfestellungen, das frühe Einbinden des Kindes in Spiele, frühes gemeinsames Bilderlesen und andere Formen des entdeckenden Lernens eröffnen Kindern mit Behinderungen optimale Möglichkeiten, um sich zu entwickeln. Dies stellt somit die Basis und das Ziel der Frühförderung dar.

Lerntheoretisch war das Co-Therapeutenmodell stark vom Behaviorismus geprägt. Therapeuten/Frühförderer forderten die Eltern auf, zum Lernen extern gesetzte „Verstärkungen", vor allem das Belohnen durch Loben, einzusetzen. Auch das Lernen am Modell, das Vormachen der Aktivität durch die Bezugsperson, war eine vielfach angewandte Methode. Diese effektiven Formen des Lernens sind aber ausschließlich außengesteuert und fremdbestimmt. Kurz und kräftig formuliert Speck (2001, 274): „Was dabei zu kurz kam war die Beachtung der Selbstregulierung. Ohne sie geht nichts."

Zahlreiche Studien belegen, wie förderlich sich Verhaltensweisen auswirken können, wie Responsivität, emotionales Zugewandtsein und sprachliche Anregungen, und wie hemmend „Direktivität und Überstimulation, also Vorgehensweisen, die dem Kind wenig Raum für Eigeninitiativen lassen" (Schlack, 1991, 20). Für den Erfolg der Frühförderung sind also nicht nur Erfahrungen und Angebote von außen nach innen, sondern auch intrinsische Faktoren wie z. B. Neugierverhalten, Selbstvertrauen und Kontaktfähigkeit des Kindes notwendig.

Die funktionalistische Sicht sah für die Eltern die Rolle des Co-Therapeuten vor, der durch kontinuierliche Übungen die Effizienz der Förderung steigern sollte. Dies führte zu einem erheblichen Druck, der die Eltern bei geringen Fortschritten ihres Kindes als die Schuldigen darstellte und sie beständig in einen Rollenkonflikt zwischen ihrem Elternsein und der aufgetragenen Therapeutenrolle geraten ließ (Allen & Hudd, 1987; Baker et al., 1991). Es ist also nicht verwunderlich, dass das Modell vor allem auch durch Initiative der Eltern ins Wanken geriet.

2.3.3 Das Kooperationsmodel

Die Kritik am Co-Therapeutenmodell wurde konstruktiv im Kooperationsmodell umgesetzt (Speck, 1983). Im englischsprachigen Bereich wird dieses Modell auch öfters als „relationship focussed approach“ (Bromwich, 1976, 1978; Affleck et al., 1982a, 1982b; Odom et al., 1988) bezeichnet.

Mit der Zeit wurde deutlich, dass Eltern nicht die Rolle des Therapeuten übernehmen können und wollen, da dies sogar der Beziehung zu ihrem Kind schaden könnte. Deutlicher wurde auch, dass es viele Faktoren sind, die die Entwicklungsprozesse eines Kindes beeinflussen, und zwar wesentlich mehr Faktoren, „... als sie ein Außenstehender (Fachmann) übersehen kann“ (Speck, 1989b, 15). Daraus ergab sich die unmittelbare Notwendigkeit einer Zusammenarbeit zwischen Eltern und Fachleuten, die nicht durch Prädominanz auf der einen und Abhängigkeit auf der anderen Seite gekennzeichnet ist (ebd., 16), sondern durch

- die Berücksichtigung der elterlichen Kompetenzen. „Sie kennen ihr Kind am Besten und haben eine konkrete Vorstellung von den täglichen Schwierigkeiten, von der Realisierbarkeit therapeutischer Aufträge, von den inneren und äußeren Belastungen“ (Schlack, 1991, 19).
- die Anerkennung des Kindes als ausschlaggebendes Korrektiv in der frühen Förderung (Subjekt mit eigenständiger Bedeutung im Förderprozess).
- ein Bewusstsein für die Bedeutung familialer Prozesse und die Berücksichtigung dieser in der Förderung.

Diese Zusammenarbeit funktioniert nur durch einen „... interaktionalen, wechselwirkenden Annäherungsprozess von beiden Seiten. Hierbei ist es erforderlich, dass beide Seiten bereit sind, Kompetenzen der anderen Seite anzunehmen, sich gegenseitig anzuhören und zu versuchen, sich aufeinander einzustellen, um gemeinsam das für die individuelle Fördersituation passende Konzept zu finden“ (Speck, 1989b, 16).

Bei dieser nur gemeinsam lösbaren Aufgabe kommt es wesentlich auf die gegenseitige Achtung an. Zum einen die Achtung der Eltern als die primär Verantwortliche und diejenigen, die ihr Kind am Besten kennen und verstehen, zum anderen die Achtung der Fachleute als Experten auf ihrem Gebiet mit dem entsprechenden Fachwissen. Es kommt darauf an, aus dem jeweiligen „... Erfahrungsschatz diejenigen Details zur Synthese zu bringen, die dem einzelnen Kind in seiner einmaligen, unauswechselbaren Situation am dienlichsten zu sein versprechen“ (ebd., 17). Eltern sind nicht nur keine Laien, sondern auf bestimmten Gebieten sogar kompetenter als jeder Fachmann. Aus diesem Grund galt es ein Modell zu finden, in dem Eltern nicht nur in Abhängigkeit von Fachleuten angewiesen werden, sondern die beiderseitigen Erkenntnisse und Erfahrungen in einer Symbiose zum Wohle des Kindes zusammenfließen. Speck (1989b) spricht bei diesem Modell vom Partnerschafts- oder Kooperationsmodell.

Mit der Hinwendung zum Kooperationsmodell findet eindeutig eine Aufwertung der Familie, insbesondere der Kompetenzen der Eltern statt. Dies führt auf der einen Seite zu einer Entlastung von dem Druck, der mit den Erfolgserwartungen und dem beschriebenen Rollenkonflikt im Co-Therapeutenmodell einhergeht. Auf der anderen Seite zwingt dieses Modell die Eltern auch, mehr Verantwortung zu übernehmen. Die Relativierung der professionellen Kompetenzen bringt nun vermehrt die Eltern in die Situation, wesentliche Entscheidungen treffen zu müssen. Dies ist aber eine Realität, vor der Eltern schon immer standen, da Frühförderung und Beratung für die Familie freiwillige Maßnahmen sind und die Eltern gefragt sind, aus den jeweiligen Angeboten zu wählen.

Eine viel weitreichendere Problematik birgt jedoch die Beratung des Systems „Familie". Aufgabe der Fachleute scheint nun nicht mehr die Durchführung der Frühförderung zu sein, sondern die Beurteilung, Bewertung und Beeinflussung der Familiensituation im Hinblick auf das Wohl des Kindes. „Je besser die Bedeutung der Interaktion mit der Bezugsperson für die Entwicklung des Kindes bekannt ist, desto mehr fühlen sich Fachleute zu dem kritischen Urteil berechtigt, ob diese oder jene Mutter sich ihrem Kind gegenüber auch positiv und richtig verhält. Ihre Interaktion mit dem Kind ist sorgfältig zu beobachten, (behutsam natürlich) zu korrigieren, zu verbessern, zu optimieren" (Jonas, 1990, 20). Auf diese Art und Weise können Eltern unter viel tiefergreifenderen Druck geraten als zuvor und „... fehlerhafte Interventionen der Fachleute auf der emotionalen Ebene (...) erheblich schmerzhafter sein als auf der funktionellen Ebene" (Schlack, 1991, 21). Es ist auch entscheidend, zu erkennen, dass sozial-interaktioale Veränderungsprozesse nicht einfach nur durch Veränderungsvorschläge von außen wirksam in Gang zu setzen sind. Sonst gilt die Kritik von Speck nicht nur für die Frühförderung auf der Systemebene „Kind", sondern auch auf der Systemebene „Familie": „Was dabei zu kurz kam, war die Beachtung der Selbstregulierung. Ohne sie geht nichts" (Speck, 2001, 274).

Das Kooperationsmodell verlangt also von Seiten der Fachleute wie auch der Eltern eine viel zeitaufwendigere, komplexere und differenziertere Arbeit, die vielerlei Schwierigkeiten mit sich bringen kann. Die Fachleute von Frühförderstellen können durch das komplexe Aufgabengebiet überfordert sein. Interventionen auf der Systemebene „Familie" stellen wieder andere Anforderungen an die eigenen Kompetenzen, Fähigkeiten und die Ausbildung als Interventionen auf der Kindebene. Auch gibt es ethische Dilemmata, die durch die vielen Unsicherheiten kaum lösbar sind. Kompetenzen, die den Eltern in diesem Modell zugesprochen werden, führen unweigerlich immer wieder zu Ansichten und Beurteilungen, die von denen der Fachleute abweichen. Die Fachleute sind deshalb schnell geneigt, sie als falsch anzusehen. Beiden Seiten – Eltern und Fachleuten – fällt es oft schwer, mit einer solchen Nicht-Übereinstimmung der Einschätzungen zu leben. Ein wesentliches Problem ist es also, die unterschiedlichen Standpunkte als gleichwertig zu akzeptieren und im ständigen Gespräch und Austausch gemeinsam den besten Weg zu finden.

2.3.4 Familienzentrierte Frühförderung

Die familienzentrierte Frühförderung wird noch häufig aufgefasst als eine Förderung, bei der die Familie mit dem Kind im Zentrum der Aufmerksamkeit und des Handelns steht. In diesem Sinne unterscheidet sich diese Kennzeichnung der Frühförderung kaum von dem Co-Therapeuten- und Kooperationsmodell. In diesem Abschnitt, aber auch, um Akzente in diesem Buch zu setzen, werden wir den Begriff der „Familienzentriertheit" vor allem gebrauchen als Frühförderung unter der Regie der Eltern des behinderten Kindes. Dies entspricht mehr dem Konzept des „family centered planning" aus den USA.

Im Zentrum der familienzentrierten Planung stehen das Empowerment-Konzept und die Systemperspektive. Schon 1992 hat Weiß in Deutschland das *Empowerment-Konzept* auf den Bereich der Frühförderung übertragen und als eine sinnvolle Orientierung für die Elternarbeit vorgeschlagen. Der Wunsch der Eltern nach mehr Selbstbestimmung bei der Förderung ihres behinderten Kindes äußerte sich auch deutlich auf einer Tagung der Bundesvereinigung Lebenshilfe, die sich mit der Position der Eltern bei der Frühförderung beschäftigte: „Die Eltern tragen die Hauptverantwortlichkeit für Erziehung, Förderung und Betreuung ihres Kindes. Fachleute in der Frühförderung haben zu lernen und zu akzeptieren, dass die Beziehung der Eltern zu ihrem Kind eine so intensive und dauerhafte ist, wie sie zu keinem anderen Menschen bestehen kann. Eltern haben deshalb letztlich zu entscheiden, was im Rahmen der Frühförderung mit ihrem Kind geschehen soll" (Lebenshilfe, 1997, 10). Was dieses „bestimmen" und „selbst entscheiden" der Eltern in der Frühförderung praktisch bedeutet, wird durch Jetter (1999) skizziert: „Die Familie bestimmt, in welcher Weise sie die Einmischung in ihr Familienleben respektiert und mitgestaltet, und was sie dabei selbst zu leisten in der Lage ist. Die Familie bestimmt mit, welche Vorgehensweisen und Methoden für sie nachvollziehbar und erstrebenswert sind. Die Familie bestimmt, welche Materialien und Situationsgestaltungen passend sind im Rahmen ihrer Lebensorientierungen" (ebd., 78).

Mit der *Systemperspektive* ist vor allem der Respekt, die Anerkennung und Stärkung der Fähigkeiten und Möglichkeiten der Familie als Ganzes gemeint, um ihr behindertes Kind zu erziehen und zu fördern. Auf einer Tagung in Maastricht (Niederlande) formulierte Tamar Heller (1994) diese Perspektive treffend mit folgenden Unterpunkten:

„1. Gehe von dem aus, was die Familie kann und entwickle die positiven Seiten (und richte dich nicht ausschließlich auf die schwachen Punkte der Familie).
2. Fördere die Unabhängigkeit der Familie, um informierte Beschlüsse zu nehmen (anstatt der Familie zu erzählen was sie zu tun hat).
3. Entwickele starke Partnerschaften mit Familienmitgliedern (anstatt die professionellen Fachkräfte als alleinige Experten anzusehen).

4. Gebrauche bestehende Hilfen aus der direkten sozialen Umgebung der Familie (anstatt nur zu vertrauen auf Hilfeleistungen von Organisationen für Menschen mit geistiger Behinderung).
5. Sorge dafür, dass die Familie genügend Information bekommt und Fertigkeiten entwickelt, um selbst die Mittel zu erwerben, um dem Kind mit geistiger Behinderung zu helfen (anstatt die Mittel direkt zu geben).
6. Hilf der ganzen Familie (und nicht nur der Person mit der Behinderung) und
7. respektiere die verschiedenen Werte und Normen der Familie (anstatt die eigenen Werte als einziggültig der Familie aufzudrängen)."

Wenn wir die Frühförderung in ihrer Geschichte als Institution betrachten, dann sind wir also mit dem Kooperationsmodell keinesfalls am Ende einer Entwicklung angelangt. So wie die Wurzeln der Frühförderung in der Bürgerrechtsbewegung der 1960er und 1970er Jahre entstanden sind, hört die Emanzipation, nämlich der Wunsch, eine optimale und effektive Frühförderung des behinderten Kindes unter eigener Regie durchzuführen, nicht mit dem Kooperationsmodell auf. Eltern, die in der Erziehung und Förderung ihres Kindes unsicher sind, sind zufrieden damit, die verlängerte Hand der professionellen Kräfte in der Frühförderung zu sein und ihnen die Regie und Initiative zu überlassen (Laien- und Co-Therapeutenmodell). Andere Eltern sind zufrieden damit, als gleichberechtigte Partner der professionellen Mitarbeiter der Frühförderung dem Kind zu helfen (Kooperationsmodell). Es gibt aber auch Eltern, die in dieser Rolle nicht zufrieden sind und sich bei der Erziehung und Förderung ihres behinderten Kindes, wie auch bei der Bildungsaufgabe ihrer anderen Kinder, mehr Autonomie wünschen, die sie in ihrer Kooperation mit den Frühförderinstanzen nicht finden.

Mehr Autonomie in der Zusammenarbeit bedeutet nicht, dass man alles selber machen will, kann oder sollte. Viele Eltern wären sonst bei der Förderung ihres behinderten Kindes überfordert aufgrund zu geringer Zeit, mangelnder Informationen, geringer emotionaler Unterstützung oder weil sie auf dem breiten Markt der Frühhilfen nicht die geeigneten Anbieter finden. Diese Eltern möchten in der neuen Situation, nachdem die Diagnose „geistige Behinderung" ihres Kindes bekannt ist, hinzulernen und zur selbstständigen Erziehung und Förderung ihres Kindes angeleitet werden. Sie wollen bei vielen zukünftigen Fragen und Entscheidungen nicht abhängig sein von Beratung und Hilfen, sondern möchten selber die nötigen Hilfen mit und für ihr Kind organisieren und einrichten. Diese Eltern sind kritisch und assertiv, informieren sich, was es „Neues auf dem Markt" der Hilfen und Forschung für ihr Kind gibt, kommunizieren mit anderen Eltern in der gleichen Situation, vergleichen und möchten Antworten und andere Hilfen haben, wenn sie nicht mit der Qualität der bestehenden Leistungen zufrieden sind. Viele dieser beschriebenen Haltungen und Handlungen der Eltern sind natürlich auch in einem Kooperationsmodell möglich, solange sich die professionelle Frühförderung flexibel und offen an diese Forderungen anpassen kann und sich konsumentdienlich aufstellt.

In diesem Sinne ist es nicht nur möglich, um diese Unterscheidung von Speck als Phasenmodelle in der Geschichte der Frühförderung aufzufassen, sondern sie auch zu gebrauchen, um die Frühförderbeziehungen prototypisch nach der Position der Eltern und der Rolle der professionellen Kräfte zu unterscheiden. Obwohl das Laienmodell eher ein Auslaufmodell ist, sind alle vier Formen heutzutage noch in der Praxis der Frühförderung zu sehen. In einer familienzentrierten Frühförderung ändert sich vor allem die Rolle der professionellen Frühförderung

- von einer beratenden zu einer unterstützenden Organisation,
- von professionell bestimmten Hilfen zu durch Eltern bestimmte Hilfen,
- von nur immanent professionell definierten Qualitätskriterien zu auch durch die Eltern definierte Qualitätskriterien,
- von einer Anerkennung der gleichberechtigten Partnerschaft zur Anerkennung der letztendlichen Regie der Eltern (nach Information und Diskurs),
- von einer finanziellen Unabhängigkeit (bei einer Finanzierung in Natura) zur finanziellen Abhängigkeit (bei einer Finanzierung durch persönliche Budgets).

3 Die Entwicklung von Kindern mit Down-Syndrom

Meindert Haveman

3.1 Zum Begriff der Entwicklung und der Bedeutung von Entwicklungsverläufen

In der Behindertenpädagogik wird die Entwicklung nichtbehinderter Kinder häufig als Orientierungshintergrund und normatives Kriterium für die Diagnostik und Förderung behinderter Kinder benutzt. Um Entwicklungsverzögerungen feststellen und reduzieren zu können, ist es notwendig, die abweichende Entwicklung von Kindern vor dem Hintergrund normaler Entwicklungsverläufe zu beschreiben. In diesem Zusammenhang muss jedoch erst geklärt werden, was unter dem Begriff der Entwicklung zu verstehen ist. Der Begriff Entwicklung verweist auf eine Entfaltung von Fähigkeiten über die Zeit, hin zu einem bestimmten Ziel. Hettinger (1996) erläutert, dass der Begriff in der Psychologie und Behindertenpädagogik als Prozess der Veränderung aufgefasst wird, der in einer geordneten Abfolge von Phasen verläuft (Meilensteine, Entwicklungsschritte) und auf ein Entwicklungsziel gerichtet ist, das universell gültig ist.

Die wohl einflussreichste Theorie der Individualentwicklung ist die Theorie Piagets, der die Entwicklung der Intelligenz als Abfolge einzelner Stufen beschrieben hat (vgl. Piaget & Inhelder, 1986). Entwicklungsstufen lassen sich unter verschiedenen Aspekten beschreiben, die gleichermaßen für alle Bereiche der kindlichen Entwicklung gelten – Entwicklung ist ein lebenslanger Prozess, der sowohl Aufbau- wie Abbauvorgänge einschließt (vgl. Neuhäuser, 2001). Die Entwicklung erfolgt durch die Bewältigung von Entwicklungsaufgaben. Das sind auf einen bestimmten Entwicklungsabschnitt bezogene Anforderungen, die das betroffene Kind im Sinne eines Lernprozesses bewältigen muss und die einen Teil seiner multidimensionalen Entwicklung ausmachen. Vielschichtig ist die Entwicklung, weil die Bewältigung von Entwicklungsaufgaben sowohl von genetischen und psychotraumatischen Vorgaben (Merkmalen des Körpers, Gehirnverletzungen) als auch von interaktionistischen (Erziehung, Übung, Förderung) und sozio-ökologischen Variablen (materielle und kulturelle Umgebung) abhängt. Daher können die vielen individuellen Varianten der menschlichen Entwicklung nur teilweise durch die Stufenmodelle erklärt werden.

Die Entwicklung von Kindern mit Down-Syndrom ist in diesem Sinne gekennzeichnet durch eine große Heterogenität. Unabhängig davon, welche genetische Form zugrunde liegt (die freie Trisomie, Translokation oder Mosaik), wird die Entwicklung durch das individuelle Potential und das jeweils vorgefundene soziale Umfeld des Kindes geprägt. Des Weiteren ist die individuelle Entwicklung auch abhängig von der Ausprägung syndromspezifischer Probleme und der Vielzahl zusätzlicher gesundheitlicher Beeinträchtigungen. Gesundheitsprobleme und Krankenhausaufenthalte verzögern gerade bei jungen Kindern mit Down-Syndrom die Entwicklung in den verschiedensten Bereichen (vgl. Wilken, 2000, 37). Vielfach müssen die Eltern nach einer längeren Krankheitsperiode während der Frühförderung wieder bestimmte Anregungen, Übungen und Hilfen geben, die das Kind davor nicht benötigte. Diese Faktoren, aber auch syndrombedingte Besonderheiten, führen bei Kindern mit Down-Syndrom zu einem Entwicklungsrückstand.

Vergleicht man die geistige Entwicklung von Kindern mit Down-Syndrom mit der von nichtbehinderten Kindern, wird deutlich, dass die Entwicklung von Kindern mit Down-Syndrom in den ersten drei Lebensjahren im Durchschnitt mit dem „... etwa halben Entwicklungstempo nichtbehinderter Kinder ..." verläuft (Rauh, 1997, 219). Es findet eine kontinuierliche Zunahme von Fähigkeiten in allen Entwicklungsbereichen statt, allerdings langsamer als bei nichtbehinderten Kindern. Des Weiteren ist auffallend, dass die Streubreite für das Erreichen bestimmter Entwicklungsschritte innerhalb der Entwicklung von Kindern mit Down-Syndrom sehr viel größer ist als die bei nichtbehinderten Kindern. Die größere Variationsbreite kann in allen Entwicklungsbereichen beobachtet werden. Da die Entwicklungsprozesse der motorischen, sprachlichen und kognitiven Fähigkeiten nicht gleich, sondern zueinander schlecht abgestimmt und wenig integriert verlaufen, kommt es zu einer allgemeinen Entwicklungsverzögerung. So konnte in Untersuchungen festgestellt werden, dass sich die Kinder mit Down-Syndrom auch „... im Zusammenhang der verschiedenen Entwicklungsbereiche, etwa der geistigen und motorischen Entwicklung" unterscheiden (Rauh, 2002, 8). „Wenn bei dem einen Kind beide Bereiche fast parallel laufen, zeigen sie bei anderen ganz unterschiedliche Verflechtungen" (ebd., 8).

Für die Interpretation dieser Ergebnisse gibt es in der Fachliteratur keinen einheitlichen Standpunkt. Einige Wissenschaftler gehen davon aus, dass die Entwicklungsprozesse bei Kindern mit Down-Syndrom wie bei nichtbehinderten Kindern verlaufen, nur zeitlich verzögert. Andere meinen, bei Kindern mit Down-Syndrom gebe es viele Aspekte, wegen derer die Entwicklung „anders" verlaufe. Natürlich ist es möglich, dass die Entwicklungen in einem Bereich (z. B. der Motorik) eher unterschiedlich, in einem anderen Bereich (z. B. der Kommunikation) eher verzögert sind. Wir werden versuchen, diesen Aspekt etwas ausführlicher bei der motorischen- und kommunikativen Entwicklung zu klären.

Was die verzögerte geistige Entwicklung betrifft, haben Kinder mit Down-Syndrom im Alter von zwei Jahren im Durchschnitt ein geistiges Entwicklungsniveau, das dem nichtbehinderter Kinder im Alter von zwölf bis 14 Monaten entspricht. In den folgenden Jahren vermindert sich das Entwicklungstempo im Vergleich mit anderen Kindern auf etwa ein Drittel. Eine wichtige Erklärung für dieses Phänomen ist, dass in dieser Phase sprachliche Kompetenzen ganz wesentlich die geistigen Leistungen prägen und repräsentieren, und Kinder mit Down-Syndrom in dieser Hinsicht eine zusätzliche Beeinträchtigung haben. In einer kalifornischen Stichprobe befanden sich Kinder mit Down-Syndrom im Alter von zehn Jahren (Sigman & Ruskin, 1999) auf einem durchschnittlichen geistigen Entwicklungsniveau von Vierjährigen und auf einem Sprachentwicklungsniveau von Dreieinhalbjährigen. In einer australischen Studie von Crombie und Gunn (1998) befanden sich Jugendliche mit Down-Syndrom im Alter von 14 Jahren auf einem geistigen Entwicklungsniveau, das einem durchschnittlichen Entwicklungsalter von etwa fünf Jahren entsprach. Wiederum andere Wissenschaftler vertreten die Meinung, dass sich der Entwicklungsprozess aufgrund anderer psychischer Lernprozesse und biologischer Nachteile grundlegend von dem nichtbehinderter Kinder unterscheidet (vgl. Wishart, 2000, 27).

Im weiteren Verlauf dieses Kapitels wird die Entwicklung der einzelnen Entwicklungsbereiche bei Kindern mit Down-Syndrom dargestellt. Es wird darauf hingewiesen, dass die Bereiche in Interdependenz zueinander funktionieren und dass sich individuelle Entwicklungsverläufe von prototypischen unterscheiden können.

3.2 Die grob- und feinmotorische Entwicklung bei Kindern mit Down-Syndrom

Unter der motorischen Entwicklung wird die Herausbildung, der Ausbau und die Differenzierung von körperlichen Fähigkeiten, Bewegungsformen und Bewegungsfertigkeiten verstanden (Scheid, 1986, 1). Dabei sind die grobmotorischen Fertigkeiten Bewegungen oder die Kombination von Bewegungen der großen Muskelpartien des Körpers. Die Entwicklung der Grobmotorik bedeutet, dass die großen Muskeln, unter anderem in den Beinen, den Armen und der Bauchdecke beherrscht werden (Stray-Gundersen, 2000, 153).

Zu den grobmotorischen Fertigkeiten gehören: das Durchdrücken der Arme in Bauchlage, das Sitzen ohne fremde Hilfe, das Krabbeln, das erste Gehen usw. Diese Entwicklungsstufen werden auch als Meilensteine bezeichnet. Durch die größeren Muskelgruppen können Kraft und Stabilität erreicht werden, was für die Entwicklung der kleineren Muskeln wichtig ist. Außerdem geben sie Stabilität gegenüber der Schwerkraft. Die kleineren Muskeln dagegen sind zuständig für die „Qualität" der kindlichen Fertigkeiten (Deutsches Down-Syndrom InfoCenter, 2001a, 5). Es geht dabei um die fein strukturierten Muskeln der Finger, Hände, Zehen, Lippen und Zunge sowie der Augen.

Kinder mit Down-Syndrom haben, soweit derzeit bekannt, keine zerebralmotorischen Bewegungsstörungen. Es gibt aber andere Merkmale, die in den meisten Fällen für eine verzögerte Entwicklung der Grob- und Feinmotorik bei Kindern mit Down-Syndrom verantwortlich sind. Dies bedeutet, dass sie für ihre Entwicklung in Spielsituationen und bei Übungen mehr Anregung und Hilfe als nichtbehinderte Kinder benötigen.

3.2.1 Merkmale, die die motorische Entwicklung bei Kindern mit Down-Syndrom beeinflussen

Kinder mit Down-Syndrom sind durch einige wesentliche Merkmale in ihrer grob- und feinmotorischen Entwicklung beeinträchtigt. Diese Merkmale findet man bei fast allen Kindern mit Down-Syndrom – lediglich in ihrer Ausprägung sind Unterschiede feststellbar. Zu diesen Besonderheiten gehören physische, medizinische und kognitive Auffälligkeiten.

Hypotonie

Hypotonie (niedriger Muskeltonus) bezeichnet eine verminderte Spannung der Muskulatur. Die Muskeln bei Kindern mit Down-Syndrom fühlen sich lockerer und schlaffer an als bei nichtbehinderten Kindern. Wie stark diese Schwäche ausgeprägt ist, variiert bei den einzelnen Kindern.

Bei einem Neugeborenen mit Down-Syndrom bewirkt die Hypotonie, dass sich das Baby weniger bewegt und eine ungewöhnliche Haltung einnehmen kann. Auf dem Rücken liegend spreizt es die Beine weit auseinander und seine Füße sind nach außen gedreht. Aber nicht nur Haltung und Bewegung im Allgemeinen werden durch die Hypotonie beeinflusst, sondern auch die motorische Entwicklung. Insbesondere das Kopfanheben, das Sitzen und auch das Sehen beherrschen nichtbehinderte Kinder wesentlich früher (Stray-Gundersen, 2000, 164). Die gesamte Muskulatur wird durch die Hypotonie beeinflusst, was den grobmotorischen und den feinmotorischen Bereich beeinträchtigt. Kinder mit einem niedrigen Muskeltonus können nur schlecht nach Spielzeug greifen. Der niedrige Tonus der Schulter- und oberen Rückenmuskulatur verhindert das Ausstrecken des Armes und das Ergreifen eines Gegenstandes (Burni, 2001, 28). Später haben Kinder mit Down-Syndrom Probleme einen Stift zu halten oder mit den Fingern einen Gegenstand zu schieben – der niedrige Unterarm- und Handmuskulaturtonus bedingt, dass die Muskeln der Finger die Gelenke nicht stabilisieren können (ebd., 28).

Eine wichtige erste longitudinale Studie wurde in diesem Kontext durch Cowie (1970) durchgeführt. 97 Kinder mit Down-Syndrom wurden darin vier Mal während ihrer ersten zehn Lebensmonate untersucht. Diese zehn Monate wurden in vier Altersabschnitten unterteilt: 1. 13 Tage und jünger, 2. zwei bis 16 Wochen, 3. 16 bis 33 Wochen und 4. 33 bis 46 Wochen. Vor allem die niedrigere Muskelspannung wurde in dieser Studie näher untersucht. Die Autorin hat zu diesem Zweck eine einfache ordinale Skala von 1 bis 4 entworfen (1 normaler Tonus, 2 mäßig hypoton, 3 stark hypoton und 4 extrem hypoton). Die Bewertung basierte auf vier Aspekten der körperlichen

Untersuchung, nämlich Widerstand gegen passives Bewegen der Glieder, Flexibilität der Gelenke, Palpation und Observation dreier Haltungen des Kindes (Bauchlage, Rückenlage und gestütztes Sitzen). Die Ergebnisse zur Muskelspannung der Kinder waren überraschend konsistent. Bei keinem Kind mit Down-Syndrom konnte eine normale Muskelspannung festgestellt werden. Was die Entwicklung der Muskelspannung betrifft, zeigten die Ergebnisse einen deutlichen Trend: in den Perioden 1 und 2 war die Muskelspannung stark oder extrem hypoton, in den Perioden 3 und 4 dagegen meist mäßig hypoton.

Die Hypotonie verbessert sich mit dem Alter. Trotzdem haben die Kinder bei vielen grob- und feinmotorischen Bewegungen Probleme. So können z. B. viele von ihnen nicht krabbeln, da es für sie einfacher ist, sich auf Rücken oder Po vorwärts zu bewegen. Dies hat zur Folge, dass die Armmuskulatur nicht genügend gekräftigt wird, was sich im späteren Leben negativ auswirken kann (Burni, 2001, 28). Auch bei Erwachsenen mit Down-Syndrom wird vielfach noch eine mäßige bis leichte Form der Hypotonie festgestellt (Morris et al., 1982; Smith, 1988).

Überflexibilität der Gelenke und Hände bzw. Sehnen

Eine Überflexibilität der Gelenke und Hände bzw. Sehnen tritt verstärkt im Kleinkindalter auf. Man spricht auch von einer Hyperextension. Diese Beweglichkeit kann schon von Geburt an beobachtet werden, denn Säuglinge mit Down-Syndrom können zum Beispiel den Kopf auf die Schulter legen, und auch Beine und Hüften sind extrem dehnbar. Diese Überflexibilität steht in engem Zusammenhang mit der Hypotonie (Stray-Gundersen, 2000, 165).

Die beiden Bereiche Grob- und Feinmotorik werden durch diese Überdehnbarkeit gleichermaßen beeinträchtigt. Wegen der starken Dehnbarkeit der Gliedmaßen, vor allem des Daumens, ist ein Kind mit Down-Syndrom kaum in der Lage, kleine Gegenstände zu halten oder zu bewegen (Burni, 2001, 28). In der Grobmotorik äußert sich die Überflexibilität in einer Instabilität der Glieder, die dazu führt, dass es Kindern mit Down-Syndrom schwerer fällt, Krabbeln, Sitzen und Stehen zu lernen (Stray-Gundersen, 2000, 165).

Kürzere Gliedmaßen

Bei Kindern mit Down-Syndrom sind die Beine und Arme im Verhältnis zum Rumpf oft kürzer. Daraus resultieren z. B. Schwierigkeiten beim selbstständigen Anziehen und Zubinden der Schuhe. Da sich die Kinder mehr strecken müssen, muss der Gleichgewichtssinn schon stark geschult sein (Burni, 2001, 29).

Charakteristika der Hand

Bei Kindern mit Down-Syndrom können einige Besonderheiten der Hand beobachtet werden, die sich meistens negativ auf die Entwicklung der Grob- und Feinmotorik auswirken.

- Kleinere Hände und kürzere Finger: Wegen der kleinen Hände haben Kinder mit Down-Syndrom oft Probleme beim Halten eines großen Glases oder beim Fangen eines Balles.
- Handgelenke: Beim Menschen finden sich im Handgelenk in der Regel schon bei der Geburt sieben vollständig entwickelte Knochen. Bei Kindern mit Down-Syndrom sind diese sieben Knochen bei der Geburt oft noch nicht vollständig entwickelt und bilden sich erst später aus. Ihr Fehlen beeinflusst den Bereich der Feinmotorik, da es den Kindern das Stabilisieren der Hand bei bestimmten Greifmustern erschwert.

Medizinische Besonderheiten

Medizinische Besonderheiten, die die motorische Entwicklung beeinträchtigen können, sind z. B. Infektionen, die bei Kindern mit Down-Syndrom aufgrund kleinerer Nasen- und Ohrengänge vermehrt auftreten. Ihnen bleibt dadurch weniger Energie für körperliche Aktivitäten.

Eventuelle Augenprobleme können sich negativ auf die Feinmotorik (Auge-Hand-Koordination), aber auch auf die Grobmotorik (Angst vor dem Fallen) auswirken. Die Sehschärfe ist bei vielen Kindern mit Down-Syndrom beeinträchtigt, so dass eine regelmäßige Kontrolle erforderlich ist.

Angeborene Herzfehler bei 20 bis 40 Prozent der Kinder mit Down-Syndrom haben ebenfalls Auswirkungen auf die motorischen Fähigkeiten und zwar vor allem auf die Ausdauerfähigkeit, die bereits durch den niedrigen Muskeltonus herabgesetzt ist. Die mangelnde Ausdauerfähigkeit und die vielen Infektionen erschweren motorische Aktivitäten.

Das Sprechen ist Kindern mit Down-Syndrom vielfach beeinträchtigt durch physiologische Besonderheiten im Mundbereich, die schon ab der Geburt bestehen.

Das Hören von Lauten, was eine wichtige Grundvoraussetzung für das Sprachverständnis sein kann, ist bei vielen Kindern mit Down-Syndrom beeinträchtigt. 40 bis 85 Prozent der Menschen mit Down-Syndrom haben Schwierigkeiten mit dem Hören (Dahle & McCollister, 1986; Davies, 1996; Roizen, 1997; Van Schrojenstein Lantman et al., 1997). Zehn bis 15 Prozent der Kinder sind von einem ernsten Gehörverlust betroffen (Davies, 1996; Marcell & Cohen, 1992; Marcell et al., 1995). Die Ursachen des Gehörverlustes sind sehr unterschiedlich (kongenital, Ohrenschmalz, Mittelohrentzündung, sensorisch-neuraler Gehörverlust usw.) und daher auch unterschiedlich therapierbar oder durch den Einsatz von Hilfsmitteln zu kompensieren. In einigen Studien fanden Forscher keine Beziehung zwischen dem Gehörverlust und Ergebnissen von Sprachtests (Jarrold & Baddeley, 1997; Marcell, 1995 et al.; Miller, 1988). In anderen Studien wurde festgestellt, dass der Gehörverlust bei Kindern mit Down-Syndrom für vier bis acht Prozent die Resultate für das Verständnis der Grammatik verringerte (Chapman et al., 1991, 2000).

Interagieren von kognitiver und motorischer Entwicklung

Die kognitive Entwicklung und die Entwicklung der Motorik stehen in einem engen Zusammenhang und beeinflussen sich gegenseitig, verlaufen allerdings nicht parallel. Die Beeinflussung der Feinmotorik durch die kognitive Entwicklung bewirkt z. B., dass Kinder mit Down-Syndrom zwar schon früh in der Lage sind nach Bauklötzchen zu greifen, aber noch nicht „richtig" mit ihnen spielen, sondern sie eventuell in den Mund stecken oder wegwerfen. Sie sind von der geistigen Entwicklung her noch nicht in der Lage, einen Turm oder Ähnliches zu bauen, da ein solches Gebilde in ihrer Vorstellung und der möglichen Reproduktion noch nicht vorkommt.

Die motorische Entwicklung verläuft in den ersten zwei bis drei Lebensjahren langsamer als die geistige Entwicklung, holt sie aber nach dem dritten Lebensjahr in der Regel ein oder überholt sie sogar (Rauh, 1997; Carr, 1978). In einer australischen Studie zeigten Kinder bis zum Jugendalter Fortschritte in der Motorik (Jobling & Gunn, 1995; Jobling, 1998).

3.2.2 Entwicklungsstufen der Grobmotorik

Kinder mit Down-Syndrom sind genauso wie andere Kinder mit den fünf Sinnen Sehen, Hören, Schmecken, Fühlen und Riechen ausgestattet. In komplizierten Varianten der Interdependenz und des Zusammenspiels beeinflussen die verschiedenen Wahrnehmungsbereiche die motorische Entwicklung. Ob die Entwicklungsreihenfolge dieselbe ist wie bei jedem anderen Kind, darüber wird in der Fachliteratur noch diskutiert.

Der Begriff „Reihenfolge" ist übrigens nicht immer wörtlich zu nehmen, da viele individuelle Entwicklungen bei Kindern mit Down-Syndrom teilweise oder völlig parallel, oder sogar umgekehrt verlaufen können. Da Mittelwerte wegen der großen individuellen Streubreite wenig Aussagekraft haben, sind in dieser Übersicht keine sog. „Meilensteine" oder „Grenzsteine" angegeben, die aussagen, in welchem Altersbereich mehr als neunzig Prozent der Kinder eine bestimmte Fähigkeit (z. B. freies Laufen) erreicht haben.

Rücken- und Bauchlage

In der Rückenlage zeigen Babys und Kleinkinder mit Down-Syndrom eine eher bewegungslose, flache Haltung. Der Kopf wird auch nach einigen Wochen und Monaten nicht angehoben. Arme und Beine sind weit gespreizt und können sich nicht aus eigener Kraft vom Untergrund lösen. In der Bauchlage zeigt das Kind wenig Beweglichkeit. Das Baby kann den Kopf nicht heben, das Kleinkind kaum nach einigen Monaten.

Halten des Kopfes

Die Kopfhaltung ist eine wichtige Voraussetzung für nachfolgende Entwicklungsschritte, wie z. B. für das Umdrehen von der Rücken- in die Bauchlage oder auch umgekehrt (Tolksdorf, 1994, 63). Auch Babys mit Down-Syndrom gelingt es, ihren Kopf für kurze Zeit hochzuhalten, aufgrund der Hypotonie haben sie aber Schwierigkeiten, ihn über längere Zeit in dieser Position zu halten oder zu drehen. Dies wirkt sich negativ auf ihre gesamte Entwicklung aus (Zausmer, 1995, 95). Die Ausgangslage des Kindes beeinflusst die Kopfkontrolle folgendermaßen: In der Bauchlage gelingt das Kopfanheben sehr schnell, in der Rückenlage schwerer, und ziemlich schwierig ist es für das Kind den Kopf aufrecht zu halten, wenn es auf dem Arm getragen wird.

Abstützen

Das Abstützen ist nach dem Anheben des Kopfes der nächste kleine Entwicklungsschritt in der Grobmotorik. Zu Anfang sind dabei die Ellbogen gebeugt, weil sich das Kind noch auf den Unterarmen abstützt. Nach kurzer Zeit hebt es dann den Oberkörper an. Für Kinder mit Down-Syndrom ist dieser Entwicklungsschritt nicht einfach, haben sie doch aufgrund ihrer Muskelschwäche im Bereich von Schulter, Arm und Rücken große Probleme beim Abstützen (Zausmer, 1995, 96; Tolksdorf, 1994, 63).

Umdrehen

Diese Entwicklungsphase erlangen die meisten Kinder mit Down-Syndrom deutlich später als Kinder, die keine Beeinträchtigung haben. Die Entwicklung der Grobmotorik stockt in dieser Phase oft (Zausmer, 1995, 96). Ein erfolgreiches Umdrehen ist erst dann möglich, wenn die Ellbogen beim Abstützen ganz gestreckt werden können (Tolksdorf, 1994, 63). Lauteslager (2000, 23) beobachtete, dass das Umdrehen oft ohne Rumpfrotation erfolgt.

Beim Umdrehen muss auch zwischen den beiden „Richtungen“ unterschieden werden, denn das Umdrehen von der Rücken- in die Bauchlage fällt den meisten Kindern leichter als das Umdrehen vom Bauch auf den Rücken. Das Drehen in diese Richtung setzt eine gute Kopfhaltung voraus und das Kind muss in der Lage sein, sich auf einem Arm hoch zu drücken. Auch in dieser Phase verzögert vor allem die Hypotonie die Entwicklung des Kindes mit Down-Syndrom (Zausmer, 1995, 96-97).

Da das Kind in der Lage sein muss, sein Körpergewicht mit einem Arm zu halten, wird auch die Feinmotorik beim Umdrehen geschult (wenn es den Schritt des Umdrehens bereits gelernt hat). Außerdem trainiert die ständige Gewichtsverlagerung die Balance (Burni, 2001, 46).

Sitzen

Beim ersten Sitzen schwankt der Kopf noch hin und her, bis er schließlich nach hinten fällt. Bei Kindern mit Down-Syndrom beobachtet man dieses Phänomen über einen längeren Zeitraum. Bedingt durch die Muskelschwäche und die allgemeine Entwicklungsverzögerung sind diese Kinder erst später in der Lage, den Kopf in sitzender Position aufrecht zu halten. Rumpfrotationen kommen eher selten vor. Die Kinder sollten aber nicht mit der Hilfe von Stützen oder Lehnen zum Sitzen gebracht werden. Vielmehr sollte ihre Rücken- und Nackenmuskulatur trainiert und gefordert werden. Das anfängliche seitliche Abstützen zur Balancehaltung beim Sitzen, wie es nichtbehinderte Kinder praktizieren, ist für Kinder mit Down-Syndrom aufgrund der Muskelschwäche und der kürzeren Gliedmaßen (Arme) schwieriger. Ihre Arme haben meistens noch nicht genügend Kraft, um den Rumpf zu halten, und auch das Problem der Kopfhaltung spielt eine Rolle. Wird aber das Sitzen durch Armunterstützung stabilisiert, dann bleibt diese Abhängigkeit lang erhalten, bevor es dem Kind gelingt, ohne Unterstützung zu sitzen (Lauteslager, 2000, 25). Das sehr weite Spreizen der Beine beim Sitzen unterstützt die Balance und ist eine besonders typische Haltung für Kinder mit Down-Syndrom (Zausmer, 1995, 97; Burni, 2001, 46; Tolksdorf, 1994, 64).

Das Sitzen von Kindern mit Down-Syndrom zeigt oft vor allem statische Merkmale, obwohl es eigentlich eine Haltung ist, die das Spiel ermöglicht und eine Brücke bildet zu anderen Haltungsformen. Die Tatsache, dass die Hände oft zum Abstützen und Stabilisieren verwendet werden, beeinträchtigt das Kind beim Spielen.

Auch bei älteren Kindern (z. B. vier Jahre) sieht man unregelmäßige Bewegungsabläufe in der Entwicklung. So kommen einige Kinder vom Sitzstand in die Bauchlage, indem sie die Beine weit spreizen, den Rumpf und die Hüften auf den Boden legen und die Beine nach hinten drehen. Lauteslager (2000, 27) nennt diese Bewegung „über einen Spagat zur Bauchlage".

Vom Liegen zum Sitzen

Dieser Entwicklungsschritt verläuft bei den meisten Kindern mit Down-Syndrom anders als bei nichtbehinderten Kindern, die sich zur Seite drehen, mit den Armen hochstemmen und dann sitzen. Kinder mit Down-Syndrom dagegen drehen sich auf den Bauch und spreizen dann die Beine so weit, dass sie sich nur noch leicht mit den Armen hochdrücken müssen. Das Problem dabei ist, dass die Gelenke sehr weit gespreizt werden müssen, was die Bänder stark dehnt (Zausmer, 1995, 100).

Bei Kindern mit Down-Syndrom ist vor allem auch die Entwicklung der Rumpfrotation verzögert und sollte daher schon früh gefördert werden (Vermeer, 1993). Dies kann frühmotorische Fertigkeiten wie das Rollen und Kriechen schneller ermöglichen, aber Positionsveränderungen (z. B. vom Sitzen zum Stehen kommen) werden durch solche Übungen der Rumpfrotation stimuliert. In einem späteren Stadium ist die Bewegung der Rumpfrotation vor allem wichtig für komplexere motorische Aktivitäten wie Fangen, Werfen oder Tanzen (Block, 1991).

Robben und Krabbeln

„Robben“ steht für eine rutschende Fortbewegung auf dem Bauch, „Krabbeln“ für die Fortbewegung auf Händen und Knien.

Für die Entwicklung der Muskeln in Armen und Schultern ist das Schaukeln in der Krabbelposition eine geeignete Übung. Das Robben fällt Kindern mit Down-Syndrom einfacher als das Krabbeln. Beim Krabbeln wirken die Hypotonie und die Überflexibilität der Bänder und Sehnen stärker beeinträchtigend als beim Robben. Beim Krabbeln gleiten oft die Beine zur Seite weg. Auch bereitet es dem Kind Schwierigkeiten, sich selbst in die Position der „Brücke“ zu bringen, ruhend auf den gestreckten Armen und angewinkelten Beinen. Viele Kleinkinder mit Down-Syndrom robben deshalb länger als nichtbehinderte Kinder, die relativ schnell vom Robben zum Krabbeln übergehen – und sie robben zunächst meist rückwärts, weil ihnen dies leichter fällt als vorwärts. Manche Kinder mit Down-Syndrom bewegen sich nur rutschend auf dem Po fort (Burni, 2001, 50; Zausmer, 1995, 101; Tolksdorf, 1994, 65).

Das Aufwärtskrabbeln (z. B. die Treppe hinauf) schult gleichzeitig das Balancegefühl und die Bewegung. Manche Kinder, darunter auch Kinder mit Down-Syndrom, krabbeln sogar lieber eine Treppe oder eine schräge Ebene hoch, anstatt sich auf der Ebene zu bewegen (Zausmer, 1995, 102).

Knien und Kniestand

Aufgrund ihrer Muskelschwäche in Armen, Beinen und Rumpf fällt Kindern mit Down-Syndrom das Knien sehr schwer. Vor allem für den Übergang vom Sitzen zum Knien (Kniestand) benötigen sie viel Kraft, da sie sich an Gegenständen hochziehen müssen. Das Knien erfordert ein stärkeres Balancegefühl als das Sitzen, was dieses zusätzlich erschwert (Zausmer, 1995, 102; Tolksdorf, 1994, 65–66).

Stehen

Das Stehen wird später erlernt als bei nichtbehinderten Kindern. Kinder mit Down-Syndrom halten sich länger an Gegenständen fest und nutzen auch länger Hände und Arme, um zum Stehen zu gelangen. Die Kinder stützen dabei die Hände auf den Boden, stellen die Füße dahinter und stehen dann erst auf. Dies ist auch noch bei älteren Kindern zu beobachten (Lauteslager, 2000, 28). Die Verzögerung ist durch die Hypotonie bedingt, aber auch mangelnde Eigeninitiative und Ängstlichkeit verzögern die Entwicklung von Kindern mit Down-Syndrom.

Die Kinder stehen – so wie sie auch sitzen – mit sehr gespreizten Beinen und oft mit nach außen gedrehten Füßen. Diese Stellung bringt mehr Stabilität und erhöht das Balancegefühl. Außerdem lernt das Kind hierbei zum ersten Mal, dass das Körpergewicht auf den Beinen ruht und nicht auf Rücken, Bauch oder den Armen (Tolksdorf, 1994, 66; Zausmer, 1987, 73–74).

Laufen

Das Laufen wird genauso wie die vorangegangenen Entwicklungsschritte erst später erlernt als bei Kindern ohne Einschränkungen. Für Kinder mit Down-Syndrom ist es aufgrund der schon genannten Probleme schwerer, sich im Gleichgewicht zu halten, muss doch beim Laufen das Gleichgewicht durch ein Bein gehalten werden (Tolksdorf, 1994, 66). Zur Kompensation von Gleichgewichtsproblemen werden die Arme eingesetzt, die Beine sind beim Laufen, ähnlich wie beim Stehen, weit gespreizt, die Knie sind nach außen gedrückt und die Füße stehen flach auf dem Boden (Zausmer, 1995, 104).

Schnelles Laufen

Kinder mit Down-Syndrom haben Probleme beim Erlernen des schnellen Laufens, da sie die notwendige Geschwindigkeit nicht erreichen und außerdem Schwierigkeiten damit haben, sich aufrecht zu halten (Gleichgewichtsprobleme). Die schon erwähnten Probleme der Ausdauer und des Atmens beeinträchtigen auch das schnelle Laufen. Beim schnellen Laufen befinden sich die Arme meistens in Schulterhöhe und die Füße heben sich kaum vom Boden ab (ebd., 105).

Klettern, Springen und Hüpfen

Treppensteigen ist eine gute Übung für den Gleichgewichtssinn und zudem ein gutes Krafttraining. Es sollte deshalb schon früh geübt werden. Springen und Hüpfen bereiten Kindern mit Down-Syndrom noch mehr Schwierigkeiten als das schnelle Laufen, weil sie bei diesen Bewegungen über ein gutes Balancegefühl und ausreichende Antriebskraft verfügen müssen (ebd., 107).

3.2.3 Entwicklungsstufen der Feinmotorik

Zunächst entwickeln sich die ersten Stufen der Grobmotorik, anschließend beobachtet man erste Fertigkeiten der Feinmotorik. Eventuelle Herzfehler oder andere körperliche Behinderungen können die grobmotorische Entwicklung bei Kindern mit Down-Syndrom verzögern. Die Entwicklung der Feinmotorik ist davon aber nicht automatisch betroffen. Anders als bei nichtbehinderten Kindern entwickelt sich die Grobmotorik deshalb bei Kindern mit Down-Syndrom nicht unbedingt vor der Feinmotorik.

Entwicklung des Greifens

Bei der Entwicklung des Greifens werden keine großen Unterschiede zwischen nichtbehinderten Kindern und Kindern mit Down-Syndrom beobachtet. Der Greifreflex ist bei ihnen genauso vorhanden und verschwindet auch nach einiger Zeit wieder. Bevor ein Baby lernt zielsicher zu greifen, hebt es in der Rückenlage Arme und Beine. Dieser Entwicklungsschritt zählt eigentlich zu den Stufen der Grobmotorik, ist aber eine Vorstufe und Grundlage für die Auge-Hand-Koordination, die den wesentlichen Teil der Feinmotorik ausmacht. Insbesondere für ein muskelschwaches Kind ist diese Fähigkeit zuerst noch sehr schwer zu beherrschen und erfordert viel Anleitung und Übung.

Das Abstützen in der Bauchlage ist für die Entwicklung der Feinmotorik wichtig, speziell für die Entwicklung des Greifens. Beim Abstützen wird die Schultermuskulatur darauf vorbereitet, gezielter zu greifen (Burni, 2001, 43).

Kinder mit Down-Syndrom greifen länger mit dem Klammergriff als andere Kinder. Sie drücken noch bis zu einem Alter von dreieinhalb Jahren den Gegenstand gegen die Handfläche, um ihn aufzuheben. Später greifen sie meistens mit Daumen und Mittelfinger. Da sie den Daumen nicht so gut beugen können wie nichtbehinderte Kinder, können sie ihn leichter dem Mittelfinger gegenüberstellen als dem kürzeren Zeigefinger. Den Pinzettengriff (= Zangengriff) erlernen sie erst später, wenn sich die Daumenkontrolle verbessert hat (ebd., 89).

Festhalten und Loslassen

Das Festhalten und Loslassen muss mit Kindern mit Down-Syndrom besonders geübt werden. Vor allem beim Loslassen brauchen sie anfänglich oft Hilfen. Dies liegt daran, dass sie erst lernen müssen, ihre Finger zu öffnen (Zausmer, 1995, 110; Tolksdorf, 1994, 69).

Festhalten und Loslassen entwickeln sich fast gleichzeitig mit dem Sitzen lernen. Sobald ein Kind sitzen kann, hat es die Hände frei, um Gegenstände zu greifen und mit ihnen zu spielen, sie zum Mund zu führen und wieder fallen zu lassen (Burni, 2001, 46).

Mit beiden Händen agieren und die Finger einzeln einsetzen

Kinder mit Down-Syndrom lernen nicht von alleine, wie Kinder ohne Beeinträchtigung, beide Hände gleichzeitig zu benutzen und einen Gegenstand von einer Hand in die andere zu reichen. Sie benötigen viel Übung, um das Agieren mit beiden Händen zu erlernen.

Auch der Einsatz einzelner Finger muss gezielt geübt werden. Nichtbehinderte Kinder benötigen für diesen Schritt in der Feinmotorik keine Anregungen. Die Übungen für diesen Entwicklungsschritt sollten vor allem auf die Benutzung des Zeigefingers abgestimmt werden, da er später der beweglichste Finger ist (Zausmer, 1995, 109–110).

Werfen

Das Werfen entwickelt sich meistens erst unbewusst, denn oft lassen die Kinder Gegenstände beim Hin- und Herschwingen einfach so los. Voraussetzung für das Werfen ist das Festhalten und Loslassen. Die Kinder üben dabei grobe und feine Armbewegungen, und auch die Auge-Hand-Koordination wird geschult. Zudem lernen sie erste Ansätze von räumlichen Beziehungen kennen sowie Ursache und Wirkung. Der Weg zu komplizierten Ballspielen geht auch über diese ersten Wurfübungen. Die Phase des Wegwerfens dauert meistens deutlich länger als bei anderen Kindern (Burni, 2001, 90).

3.2.4 Verzögerte oder „andere" motorische Entwicklung bei Kindern mit Down-Syndrom?

Die geringe Muskelspannung scheint bei vielen Kindern mit Down-Syndrom die Ursache von Problemen zu sein, die sie beim Halten einer Körperhaltung oder Einnehmen einer neuen haben, also beim variieren von Körperhaltungen. Parker et al. (1986) meinen, dass das abweichende Laufbild von Kindern mit Down-Syndrom letztendlich eine Konsequenz der Instabilität der Gelenke der Beine ist. In seiner Dissertation kommt auch Lauteslager (2000, 30–31) zu dem Schluss, dass es an der elementaren Schwierigkeit der Gelenkstabilisation liegt, weshalb sich die Motorik von Kindern mit Down-Syndrom abweichend entwickelt.

Co-Kontraktionen um die Gelenke, aber auch zum Beispiel um die Wirbelsäule, geben seiner Meinung nach zu wenig Stabilität, um dissoziiertes Bewegen zu ermöglichen und zu entwickeln. Das Kind mit Down-Syndrom möchte sich aber bewegen und nutzt seine motorischen Möglichkeiten optimal. Er gebraucht Arme und Beine, um Stabilitätsprobleme so gut es geht zu kompensieren, und entwickelt dadurch eine sehr statische, wenig variierte Form des Bewegens. Die Entwicklung der Rumpfmotorik bleibt zurück (Rotation und Gleichgewicht) und möglicherweise wird auch die Handmotorik nachteilig beeinflusst.

Sowohl die abweichende Entwicklungsfolge der motorischen Fähigkeiten (Dyer et al., 1990; Haley, 1987) als auch die Entwicklung der für das Down-Syndrom typischen Haltungs- und Bewegungsmuster (Lydic & Steele, 1979; Lauteslager, 1991; Akerström & Sanner, 1993) sind starke Argumente, um bei Kindern mir Down-Syndrom nicht von einer verzögerten motorischen Entwicklung zu sprechen, sondern von einer „anderen" motorischen Entwicklung. Diese unterscheidet sich nämlich nicht nur von der kognitiv mehr regelentwickelter Kinder, sondern auch der von Kindern mit anderen Ursachen der geistigen Behinderung.

3.3 Die Entwicklung der expressiven und rezeptiven Kommunikation bei Kindern mit Down-Syndrom

Jede menschliche Kultur besitzt ihr eigenes verbales (lat. Verbum = Wort) Zeichensystem, das im Allgemeinen als Sprache bezeichnet wird. In der Linguistik gilt die Kommunikation mit Lautsprache, Schriftsprache und Gebärdensprache als verbale oder expressive Kommunikation. Mit dem Begriff der rezeptiven Kommunikation wird das Sprachverstehen bezeichnet. Rezeptiv bedeutet aufnehmen, empfangen, empfänglich (vgl. Franke, 2001). Sprachverstehen oder Sprachverständnis kann dabei als die Fähigkeit beschrieben werden, den Sinn und die Bedeutung einer Äußerung allein aufgrund der Wortbedeutung und der grammatischen Regel zu erkennen (Amorosa & Noterdaeme, 2003).

Führt man sich die Anzahl der unterschiedlichen Voraussetzungen vor Augen, welche vom Kind erfüllt sein müssen, um Sprache zu erwerben, so ist unschwer zu erkennen, dass bei Kindern mit geistiger Behinderung die Sprachentwicklung als erheblich erschwert angesehen werden muss. Die inneren Vorstellungen oder Symbolfunktionen sind von großer Bedeutung für das ganzheitliche Denken, das Beziehungsverhalten und insbesondere für die Sprachentwicklung. Piaget hat als einer der Ersten darauf hingewiesen, dass sich in den ersten Lebensjahren zuerst das Denken entwickelt und erst anschließend die Sprache (Piaget, 1972). Ein Kind versteht kognitiv in jedem Alter mehr, als es sprachlich auszudrücken vermag. Im zweiten Lebensjahr entwickelt das Kind ein Verständnis für räumliche Dimensionen. Zuerst begreift es, dass ein Gegenstand in einem anderen sein kann. Zwischen zwölf und 18 Monaten lernt das Kind, dass diese räumliche Beziehung mit dem Wort „in“ bezeichnet wird. Wiederum Wochen bis Monate später gebraucht es das Wort „in“ selbst.

Das folgende nach Kane zitierte Beispiel soll die Komplexität einer für uns zunächst trivial erscheinenden sprachlichen Äußerung verdeutlichen. Ein 15 Monate altes Kind kommt, vom Spielen mit anderen Kindern erhitzt, in die Küche. Es zieht die Mutter an der Hand zum Kühlschrank, zeigt auf ihn und sagt bittend „Saft“. Nach Kane (1992) muss das Kind für die Äußerung dieses Einwortsatzes über folgende Fähigkeiten verfügen: „Das Kind muss wissen, dass der Saft im Eisschrank ist, obwohl es ihn im Moment nicht sieht (Objektpermanenz – Bereich der Kognition). Es muss wissen, dass es die Mutter dazu ‚benutzen‘ kann, die Türe des Eisschranks (die es selbst nicht öffnen kann) zu öffnen und den Saft herauszuholen (‚Mittel zu einem bestimmten Zweck‘ – Bereich der Kognition). Es muss das Wort ‚Saft‘ hören können, wenn dies von anderen gesprochen wird (Hören – Bereich der Wahrnehmung). Es muss die Mund-, Lippen- und Zungenbewegung sowie Atmung so koordinieren, dass das Wort ‚Saft‘ entsteht (Motorik des Sprechapparates). Es muss die Fähigkeit erworben haben, Gehörtes relativ genau nachzuahmen, selbst wenn viel Zeit zwischen Modell (...) und der Nachahmung (...) liegt (verzögerte Imitation – Bereich der Kognition). Es muss verstehen, dass Worte Symbole sind, die für Dinge in der Umwelt stehen und diese stellvertretend bezeichnen (Symbolverständnis – Bereich der Kognition). Es muss ‚Saft' als Begriff für die gut schmeckende Flüssigkeit kennen (Wortverständnis). Es muss die Sicherheit haben, dass die Mutter bereit ist, auf seine Bedürfnisse einzugehen und ihm zu helfen (emotionale Beziehung). Es muss wissen, dass es der Mutter durch spezifische Verhaltensweisen etwas mitteilen kann (Kommunikation)" (Kane, 1992, 317).

Mit dem Beginn der Sprachentwicklung scheint die geistige Entwicklung bei Kindern mit Down-Syndrom auf zwei unterschiedlichen Ebenen zu verlaufen. Die meisten Kleinkinder mit Down-Syndrom können mit anschaulichen und konkreten Aufgaben, am liebsten mit Formpuzzles oder Bauklötzen oder verkleinerten Alltagsgegenständen, recht gut problemlösend umgehen, während sie mit bildhaften und sprachlichen Symbolisierungen oder gar mit einfachen Ordnungsbegriffen, wie „gleich" und „anders", einfachen quantitativen Begriffen, wie größer, kleiner, mehr, weniger, oder mit Kurzzeit-Merkaufgaben von Bildern oder Wörtern größere Schwierigkeiten haben (Rauh, 1999).

Die Sprachentwicklung bei Kindern mit Down-Syndrom ist im Vergleich mit der von nichtbehinderten Kindern also mehr oder weniger zurückgeblieben (retardiert). Im Alter von fünf bis sechs Jahren, also kurz vor Beginn der Schulpflicht, sprachen die meisten Kinder mit Down-Syndrom in der Berliner Untersuchung von Rauh (1999) gerade erst in Zwei- oder Dreiwortkombinationen, einige äußerten sich sogar immer noch in Einwortsätzen. Wie schon bei der Motorik beschrieben, besteht jedoch in der Schnelligkeit und letztendlich dem Erreichen bestimmter Stufen eine große Heterogenität bei den Kindern. Dies wird vor allem bei einem Vergleich der Streubreite bezogen auf die Erreichung der verschiedenen Satzformen der Kinder mit Down-Syndrom im Vergleich zu nichtbehinderten Kindern deutlich. So beträgt die Streuung bei nichtbehinderten Kindern bezüglich des Sprechens erster Wörter etwa acht Monate, bei Kindern mit Down-Syndrom rund 22 Monate. Die erste sprachliche Mitteilung kleiner Sätze erfolgt bei nichtbehinderten Kindern zwischen 14 und 32 Monaten und bei Kindern mit Down-Syndrom zwischen 18 und 96 Monaten, hier beträgt die Streubreite also gut sechseinhalb Jahre (vgl. Wilken, 1992, 80).

Es gibt jedoch auch in Bezug auf die Sprachentwicklung eine Reihe syndromspezifischer Besonderheiten. Dies gilt vor allem vor dem Hintergrund, dass die „... unterschiedlichen Formen der Beeinträchtigung der Sprache (...) in umfassendem Sinn als ein zentrales Problem beim Down-Syndrom" angesehen werden (ebd., 82). Gerade die expressive Sprache ist bei Kindern mit Down-Syndrom deutlich disproportional gering im Vergleich zu ihren kognitiven Möglichkeiten als auch ihrem Wortverständnis (Abbeduto et al., 2001; Chapman et al., 1998; Dykens et al., 1994; Laws & Bishop, 2003). Die Tatsache, dass die Verzögerungen im sprachlichen Bereich nicht mit der allgemeinen Entwicklungsverzögerung auf einem Niveau liegen, kann man als syndromspezifisch bezeichnen. Die sprachliche Entwicklung, vor allem bezogen auf das Sprechen, scheint im Gegensatz zu den anderen Entwicklungsbereichen extremer verzögert zu sein, wie schon Wilken (1992, 82) konstatiert. Diesbezüglich unterscheiden sich Kinder mit Down-Syndrom auch von Kindern mit einer anderen Form einer geistigen Behinderung (Sarimski, 2000, 85).

Die Sprachretardierung wird vor allem ab der zweiten Hälfte des zweiten Lebensjahres deutlich, da in der „Normalentwicklung" der Wortschatz während dieser Zeit rapide ansteigt und zunehmend Wortkombinationen zu beobachten sind. So führt Wendeler eine Untersuchung auf, in der gezeigt wurde, dass Kinder mit Down-Syndrom bei einem durchschnittlichen Entwicklungsniveau von 17 Monaten im Vergleich zu nichtbehinderten Kindern mit gleichem kognitiven Entwicklungsstand in Bezug auf ihre sprachliche Ausdrucksfähigkeit hinter derer der nichtbehinderten Kinder lagen (Wendeler, 1996, 116). „Das Sprachverständnis hingegen entspricht den kognitiven Fähigkeiten der Kinder" (Wilken, 2000, 68).

Die Ursache für die stärkere Retardierung der Sprechfähigkeit mit 18 Monaten – im Gegensatz zu der niveaugleichen Entwicklungsverzögerung der anderen Bereiche – kann nicht nur in den motorischen und physiologischen Beeinträchtigungen im Mundbereich gesehen werden. Vielmehr ist sie zu begründen durch disproportional geringere nonverbale kognitive Fähigkeiten oder durch geringere Fähigkeiten im Sprachverständnis (Abbeduto et al., 2001; Caselli et al., 1998; Chapman et al., 1998; Laws & Bishop, 2003; Miller, 1999; Singer et al., 1997). Allgemein betrachtet durchlaufen Kinder mit Down-Syndrom die gleiche Phasenabfolge innerhalb der Sprachentwicklung wie nichtbehinderte Kinder, sie zeigen jedoch „typische Abweichungen in den verschiedenen Bereichen des Spracherwerbs" (Wilken, 2000, 67).

3.3.1 Verzögerte oder unterschiedliche Kommunikationsentwicklung bei Kindern mit Down-Syndrom

Die Annahme, es gäbe eine universelle menschliche Fähigkeit, Sprachen zu erlernen (Chomsky, 1965, 1975, 1988; Fodor, 1983; Pinker, 1996), führt zu der Hypothese, dass alle Kinder Sprache auf die grundlegend gleiche Weise erlernen. Es können nach dieser Sichtweise Variationen durch den Einfluss „peripherer" Faktoren auftreten, wie z. B. Hörbehinderungen, aber die Art des Entwicklungsprozesses wird dadurch nicht in grundlegender Weise geändert. Bei einer geistigen Behinderung ist nach dieser Sichtweise die Sprachentwicklung verzögert, aber nicht unterschiedlich im Vergleich zu Kindern, die sich mental gesehen auf derselben Stufe der Entwicklung befinden (Rosenberg & Abbeduto, 1993; Abbeduto & Boudreau, 2004).

Im Allgemeinen wird diese Hypothese bislang durch Forschungsergebnisse gestützt. Auch bei Kindern und Jugendlichen mit Down-Syndrom ist, wenn wir die Reihenfolge der Entwicklungsschritte und die syntaktischen Regeln für die Produktion von Sprache betrachten, eher eine verzögerte als eine unterschiedliche Sprachentwicklung dokumentiert. Über diese Aussage besteht einigermaßen Konsens, was die Produkte der Sprachentwicklung betrifft, nämlich in der Reihenfolge der Kommunikationshandlungen (Abbeduto & Boudreau, 2004). Weniger Übereinstimmung besteht jedoch, was den Prozess des Spracherlernens betrifft. In dieser Hinsicht gibt es tatsächlich mögliche Unterschiede zwischen Kindern und Jugendlichen mit Down-Syndrom und regelentwickelten Kindern und Jugendlichen (Karmiloff-Smith et al., 2002). Diese Forschung nach dem Prozess des Lernens ist kompliziert und findet noch wenig bei Menschen mit geistiger Behinderung statt. Für eine grundlegend unterschiedliche Art des Erlernens der Sprache durch Menschen mit Down-Syndrom gibt es jedoch wenig Beweise.

Eine syndromspezifische Art des Lernens ist bei Menschen mit geistiger Behinderung nicht ganz auszuschließen. So zeigen Kinder und Jugendliche mit Williams-Syndrom atypische Sequenzen in ihrer Entwicklung, aber auch atypische Zusammenhänge zwischen der Sprache und anderen psychischen Kompetenzen, weshalb angenommen werden kann, dass sie auf eine andere Weise versuchen, sich die Sprache zu eigen zu machen (Mervis et al., 2003). Für die Sprachförderung würde dies bedeuten, dass syndromspezifisch verschiedene Interventionsmaßnahmen getroffen werden müssen, um wirksam die Sprache zu erlernen.

Im Folgenden werden wir auf einige zentrale Aspekte in Bezug auf die Sprachentwicklung bei Kindern mit Down-Syndrom eingehen.

3.3.2 Präverbale Kommunikation

Bei Kindern mit Down-Syndrom ist die präverbale Kommunikationsentwicklung weniger verzögert als die Entwicklung der lautsprachlichen Fähigkeiten. Trotzdem können auch in diesem Bereich einige syndromtypische Auffälligkeiten beobachtet werden. So reagieren Babys mit Down-Syndrom oftmals eher wenig auf die Kommunikationsversuche ihrer Mütter „... und ihr Antwortverhalten ist häufig so verzögert, dass normale Interaktionen erschwert sind oder asynchron verlaufen“ (Wilken, 2000, 68).

Die Hypotonie des orofazialen Bereichs, welche sich zum Teil auch in Form von abweichenden Zungenbewegungen zeigt und mit Schwierigkeiten der Wahrnehmung einhergeht, kann zu einer verminderten Lallproduktion führen. Die Babys und Kleinkinder lallen weniger und kürzer. Diese Auffälligkeit und das häufig verzögerte Antwortverhalten können als Ursache für die oftmals zu beobachtenden Schwierigkeiten im frühen Bereich der Interaktion bzw. Kommunikation zwischen Eltern und Kind angesehen werden. So können diese Besonderheiten beispielsweise dazu führen, dass Äußerungen von Mutter und Kind nicht reziprok, sondern gleichzeitig auftreten. Dies kann wiederum dazu führen, dass dem Kind wichtige Erkenntnisse im Bereich der nonverbalen wie auch der verbalen Kommunikation zunächst vorenthalten bleiben, wie etwa die Erfahrung der Beeinflussung seiner Umwelt.

Normales Hören ist eine ganz wichtige Voraussetzung für das Sprechenlernen der Kinder. Dies gilt insbesondere für die ersten drei Lebensjahre: Denn wenn in diesem Zeitraum ein Kind nicht angemessen hören kann, findet keine entsprechende Anregung der Sprachentwicklung statt. Je länger und intensiver das Hören beeinträchtigt ist, desto weniger erfolgreich wird die Sprachentwicklung sein. Neuere Studien weisen darauf hin, dass bei Menschen mit Down-Syndrom bereits in den ersten drei Lebensjahren Hörstörungen mit einer Häufigkeit von 50 bis 75 Prozent auftreten (Storm, Hennig & Rehberg, 2001). Die meisten Hörprobleme sind dabei sogenannte Schalleitungsstörungen, z. B. durch Paukenerguss und Mittelohrentzündung, die häufig korrigiert werden können.

Des Weiteren ist auffallend, dass Kinder mit Down-Syndrom Schwierigkeiten dabei haben, den triangulären Blickkontakt anzuwenden. Sie verfügen zwar in der Regel über die Fähigkeit der Blickkontaktaufnahme und sind durchaus auch an der Welt der Gegenstände interessiert, haben jedoch Probleme, beides miteinander zu verbinden. Nach Wilken wird dadurch möglicherweise auch die differenzierte Entwicklung der Objektpermanenz verzögert (Wilken, 2000, 68).

Die Äußerung erster Wörter ist bei Kindern mit Down-Syndrom sehr viel später zu beobachten als bei nichtbehinderten Kindern. Die allgemeine Hypotonie, die sich negativ auf die motorische Entwicklung auswirkt, ist auch mitverantwortlich für die verlangsamte Sprachentwicklung. In Untersuchungen konnte ein deutlicher Zusammenhang zwischen der retardierten motorischen Entwicklung und den Verzögerungen der Sprachentwicklung aufgezeigt werden (Wilken, 2000, 68). Als weitere Ursache der verzögerten Sprachentwicklung werden die bei Kindern mit Down-Syndrom oftmals anzutreffenden Beeinträchtigungen im Bereich der auditiven Wahrnehmung angesehen (Wendeler, 1996, 110).

3.3.3 Sprachverständnis und Sprechvermögen

Wie bereits erwähnt, scheint das Sprachverständnis von Kindern mit Down-Syndrom nicht so stark beeinträchtigt zu sein wie das Sprechvermögen. So schildert Wendeler eine Untersuchung in der gezeigt werden konnte, dass das Sprachverständnisalter von Kindern mit Down-Syndrom in der Regel relativ nahe beim Intelligenzalter liegt. Bezogen auf das Sprechalter konnte jedoch nachgewiesen werden, dass „... die Fähigkeit, sich sprachlich auszudrücken (...) unterhalb des Niveaus der sonstigen Fähigkeiten" liegt (Wendeler, 1996, 119). Die Fähigkeiten im Bereich der rezeptiven Sprache lagen deutlich über denen der expressiven Sprache (ebd., 119). Auch dieses Merkmal ist als syndromtypisch zu bezeichnen, da es in der Regel bei anderen Kindern mit geistiger Behinderung nicht zu beobachten ist (vgl. Wilken, 2000, 71).

Hinzu kommt die oftmals beschriebene Beobachtung, dass Kinder mit Down-Syndrom zum Teil ausgesprochen gut in der Lage sind, Gestik und Mimik im Gespräch wirkungsvoll einzusetzen und so ihre lautsprachlichen

Schwierigkeiten zu einem gewissen Maße kompensieren (Wendeler, 1996, 122). In einer Untersuchung fiel es Kindern mit Down-Syndrom leichter, den Einsatz bildlich dargestellter Gegenstände durch Gesten zu beschreiben, als mittels ihrer verbalen Ausdrucksfähigkeit (ebd., 122). Bezüglich ihrer manuellen Ausdrucksfähigkeit lagen sie auf einem Niveau mit Kindern anderer geistiger Behinderungen. Bezogen auf die Differenz zwischen manueller und verbaler Ausdrucksfähigkeit unterschieden sich die Kinder mit Down-Syndrom jedoch deutlich von den anderen Vergleichsgruppen (ebd., 123).

Die relativ gute Fähigkeit, sich über Gestik und Mimik nonverbal mitzuteilen, schlägt sich auch in den pragmatischen Kompetenzen der Menschen mit Down-Syndrom nieder. So wurde in einer Vergleichsstudie zwischen Erwachsenen mit Down-Syndrom und Erwachsenen mit anderen geistigen Behinderungen deutlich, dass die Menschen mit Down-Syndrom trotz formaler Schwierigkeiten bei sprachlichen Äußerungen ebenso gut wie die Vergleichsgruppe in der Lage sind, „... ein Wechselgespräch zu führen, in dem sie auf die Äußerung des Partners und auf dessen Fragen richtig eingehen“ (ebd., 122). Wenngleich die Vergleichsgruppe signifikant bessere Fähigkeiten in Bezug auf die formalen Aspekte der sprachlichen Äußerungen, wie „durchschnittliche Satzlänge“, „Anteil vollständiger Sätze“, „Häufigkeit korrekter Beugungen für Geschlecht und Anzahl“ und „korrekte Verbalformen“ besaß (ebd., 122). Wilken erwähnt ebenfalls die relativ guten pragmatischen Fähigkeiten bei Kindern mit Down-Syndrom, welche selbst bei denen anzutreffen sind, deren Sprechvermögen deutlich eingeschränkt ist (vgl. Wilken, 2000, 81).

Im Bereich der rezeptiven Sprache haben die Kinder mit Down-Syndrom nach Wendeler vor allem Schwierigkeiten bei der Verarbeitung sukzessiver Informationen und können besser mit simultan dargebotenen Informationen umgehen (vgl. Wendeler, 1996, 123). So zeigten Kinder mit Down-Syndrom in einer Untersuchung weniger Schwierigkeiten bezüglich ihres Sprachverständnisses bei Aufgaben, bei denen „... alle Elemente, die beachtet werden mussten, gleichzeitig im Wahrnehmungsfeld waren als bei Aufgaben bei denen die Elemente schrittweise dargeboten wurden, so dass es für das Verständnis nötig war, das Gegenwärtige auf das soeben Vergangene zu beziehen ...“ (Wendeler, 1996, 124).

Diese und andere Ergebnisse verstärken die Vermutung, dass Kinder und Jugendliche mit Down-Syndrom Lücken im verbalen Kurzzeitgedächtnis, vor allem aber im verbalen Reihefolgen-Gedächtnis haben. Ein wesentliches Merkmal von Menschen mit Down-Syndrom ist, dass sie Probleme zeigen, wenn sie bei Tests des verbalen Kurzzeitgedächtnisses aufgefordert werden, Zahlen, Figuren oder Wörter in der richtigen Reihenfolge zu wiederholen (Jarrold & Baddeley, 1997; Jarrold, Baddeley & Phillips, 2002; Pennington et al., 2003; Brock & Jarrold, 2005).

Eine relative Schwäche im Vergleich mit anderen Kindern ist das Begreifen der Grammatik (Abbeduto et al., 2001; Laws & Bishop, 2003; Vicari et al., 2000). Dies macht sich bemerkbar beim Anbieten von längeren Sätzen in gesprochener oder geschriebener Sprache.

3.3.4 Artikulation

Die Verständlichkeit der sprachlichen Äußerungen von Kindern mit Down-Syndrom ist aufgrund von Artikulationsschwierigkeiten oftmals stark eingeschränkt. So zeigte sich in einer Vergleichsstudie zwischen Kindern mit unterschiedlichen Formen geistiger Behinderung, dass bei Kindern mit Down-Syndrom die Abweichungen und Inkonsistenzen, bezogen auf die Artikulation von Wörtern, am größten waren (ebd., 111). Das heißt, bei den Kindern mit Down-Syndrom waren die uneinheitliche Auslassung von Wortsegmenten und das Ersetzen von Konsonanten besonders auffällig.

Eine Untersuchung von Wendeler zeigt, dass Kinder mit Down-Syndrom beim Reproduzieren von Wörtern ohne Verzögerung deutlich weniger Probleme mit der Artikulation haben als bei der Wiedergabe mit zeitlicher Verzögerung. Aus diesem Grund kann davon ausgegangen werden, dass „... die Artikulationsschwierigkeiten (...) nicht auf eine Unfähigkeit zurückzuführen (sind), sprachliche Informationen im Kurzzeitgedächtnis zu speichern (...)“ (ebd., 113). Kinder mit Down-Syndrom scheinen daher im Bereich der Kognition, bezogen auf die Speicherung bestimmter mundmotorischer Bewegungsabläufe, die bei einer verzögerten Reproduktion zum Einsatz kommen, Schwierigkeiten zu haben (ebd., 113). Dies würde auch die Beobachtung erklären, dass vor allem Laute sowie bestimmte einzelne Wörter deutlich und richtig artikuliert werden können, ihre Verbindung innerhalb eines Satzes aber meist unverständlich bleibt (vgl. Wilken, 2000, 79). Es ist davon auszugehen, dass das Kind mit Down-Syndrom aufgrund seiner geringen Verständlichkeit beim Einsatz längerer Sätze oftmals zum Gebrauch kürzerer Sätze übergeht (ebd., 71).

Neben den oftmals anzutreffenden Artikulationsstörungen weisen die Sprachäußerungen von Kindern mit Down-Syndrom häufig disgrammatische Formen und syntaktische Fehler auf. In der Regel können einfache, kurze Sätze bezogen auf Grammatik und Syntax richtig gebildet werden; dies ist jedoch selten bei komplexeren Sätze zu beobachten (vgl. ebd., 81). Außerdem kommen bei Kindern mit Down-Syndrom im Vergleich zu Kindern mit einer anderen Form einer geistigen Behinderung vermehrt Redeflussstörungen vor, überwiegend in Form von Balbuties (ebd., 82). Das häufige Auftreten von Balbuties wird zum einen auf Beeinträchtigungen des Gehirns zurückgeführt, zum anderen wird jedoch davon ausgegangen, dass sich die organischen Ursachen erst durch psychische Faktoren manifestieren. „Im Auftreten der Symptome und im Verhalten ist zwar eine gewisse Nähe zum physiologischen Stottern jüngerer Kinder zu erkennen, aber Störungsbewusstsein und Sprechscheu ist durchaus festzustellen“ (ebd., 81). Kinder mit Down-Syndrom beginnen allerdings oftmals erst zwischen dem achten und zehnten Lebensjahr zu stottern.

Zu berücksichtigen ist in diesem Zusammenhang auch, dass Kinder mit Down-Syndrom aufgrund der Artikulationsschwierigkeiten von klein auf die Erfahrung machen, dass die Mitmenschen ihre Mitteilungen oftmals nicht verstehen. Eventuell erleben sie auch, dass ihnen, beispielsweise durch die mundmotorischen Beeinträchtigungen, in Bezug auf ihre sprachlichen Äußerungen Grenzen gesetzt sind (Wendeler, 1996, 115). Wenn sie nun noch regelmäßig von ihrem Gegenüber ermahnt werden, „... unverständlich gebliebene Äußerungen noch einmal zu wiederholen", kann das Zusammenspiel dieser verschiedenen Faktoren zur Entstehung von Sprechangst und Redeflussstörungen führen (ebd., 115).

3.3.5 Sprachkompetenz

Die erreichbare Sprachkompetenz bei Kindern mit geistiger Behinderung ist sehr unterschiedlich. Dies gilt auch für Kinder mit Down-Syndrom. Um einen Überblick über die verschiedenen Sprachfähigkeiten der Kinder mit Down-Syndrom geben zu können, teilt Wilken den Personenkreis diesbezüglich in drei Gruppen auf.

In der *ersten Gruppe* befinden sich allgemein Kinder mit einer schweren geistigen Behinderung. So können fast alle Kinder mit Rett-Syndrom zu dieser Gruppe gezählt werden, wenn sie nach sechs Monaten schwer retardiert sind. Kinder mit Down-Syndrom tauchen innerhalb dieser Gruppe nur äußerst selten auf und zwar „... nur dann, wenn gravierende zusätzliche Schäden vorliegen" (Wilken, 2000, 69). Die Kinder dieser Gruppe können bei entsprechend sensiblem Verhalten der Eltern zwar basale Kommunikationsfähigkeiten erwerben, sich beispielsweise mit kleinen Gesten mitteilen, es bestehen in der Regel aber große Schwierigkeiten bezogen auf das kontextunabhängige Sprachverständnis und die Fähigkeit, sich dem Umfeld gezielt mitzuteilen. Wenn darüber hinaus ernste Bewegungsstörungen bestehen, können sich diese Kinder vielfach nicht über ihren Körper verständigen. Spannung und Entspannung geben wenig Aufschluss über Wachheit und Interesse. Stattdessen findet man bei schwer mehrfach behinderten Kindern oft unübliche Verhaltensweisen wie Gurgeln, Blinzeln und Zusammenzucken als Reaktion und es fällt den Erwachsenen schwer, deren Mitteilungscharakter zu erkennen und entsprechend darauf zu reagieren (Downing, Siegel & Causey, 1988; Kane, 1992). Diese erste Gruppe umfasst nach Wilken ungefähr 30 Prozent der Kinder mit geistiger Behinderung, die in der Regel nur geringe lautsprachliche Mitteilungskompetenzen erwerben (ebd., 69).

In der *zweiten Gruppe*, die Wilken beschreibt, befinden sich Kinder mit Down-Syndrom, die eine mittlere bis leichte Form der geistigen Behinderung aufweisen. Diese Kinder sind nicht nur zeitlich in ihrer sprachlichen Entwicklung verzögert, sondern zeigen auch „... qualitative Abweichungen (...), die den Erwerb phonologischer Fähigkeiten und semantischer und pragmatischer Bedeutungen betreffen" (ebd., 70). Es fällt ihnen relativ leicht, die Bezeichnung für Gegenstände zu erwerben, die für sie bedeutsam sind, aber sie haben Schwierigkeiten, Verben und Adjektive in ihren aktiven Wortschatz einzubauen. Die bei ihnen oftmals zu beobachtenden Fehler, bezogen auf disgrammatische Formen und Syntax, entsprechen denen „... nichtbehinderter Kinder eines entsprechenden Entwicklungsalters" (ebd., 70). Die Differenz zwischen rezeptiven und expressiven sprachlichen Fähigkeiten ist bei ihnen im Gegensatz zu anderen Kindern mit geistiger Behinderung besonders groß. In Bezug auf pragmatische Kompetenzen zeigen sie oftmals Schwierigkeiten im Umgang mit Fragen. „Oft wird (...) nach der durchaus richtigen Beantwortung einer Frage assoziativ immer weiter geredet und der Gesprächsfaden geht verloren“ (ebd., 71). Aufgrund der bereits beschriebenen Artikulationsstörungen bevorzugen diese Kinder oftmals die sprachliche Mitteilung über Ein- und Zwei-Wort-Äußerungen (ebd., 71).

Der *dritten Gruppe* gehören die Kinder mit Down-Syndrom an, die eine leichte Form der geistigen Behinderung oder aber eine Lernbehinderung aufweisen. Bei diesen Kindern entwickelt sich nach Wilken aufgrund anderer „... Möglichkeiten der Sozialisation und der schulischen Förderung (...) eine relativ gute bis annähernd normale Sprache und Sprechfähigkeit“ (Wilken, 2000, 71). Es können jedoch auch bei Personen dieser Gruppe Schwierigkeiten in Bezug auf das Verständnis komplexer sprachlicher Mitteilungen und in der Fähigkeit „... Berichte, Erlebnisse und Gefühle verständlich wiederzugeben“ beobachtet werden (ebd., 71). Insgesamt betrachtet entsprechen ihre sprachlichen Äußerungen bezogen auf Wortwahl und Inhalt ihren kognitiven Kompetenzen und werden daher zum Teil als „nicht altersentsprechende kindlich-naive Form“ fehlinterpretiert. Auch bei den Personen dieser sprachlich kompetenten Gruppe tauchen in einigen Fällen Artikulationsstörungen und grammatisch/syntaktische Fehlbildungen auf (ebd., 72).

Nicht nur der Schweregrad der Behinderung, auch Alter und Entwicklungsstadium des Kindes sind wichtige Ausgangspunkte für die Kommunikations- und Sprachförderung von Kindern mit Down-Syndrom. Warren und seine Kollegen (Warren & Yoder, 1997; Brady & Warren, 2003) raten z. B., verschiedene Interventionsstrategien in der Sprachförderung zu verschiedenen Zeitpunkten in der Kindesentwicklung einzusetzen. Keine einzelne Methode oder die Form des Lehrens (z. B. das Milieu Teaching) ist ihrer Meinung nach geeignet, für das breite Spektrum von Fähig- und Fertigkeiten, das sich beim Kind von den Anfängen der prälingualen Kommunikation bis zu dem sehr differenzierten Sprechen und Lesen entwickelt. Obwohl Milieu Teaching eine effektive Methode für Kinder mit relativ guten morphologischen und syntaktischen Fähigkeiten ist, eignet sie sich wenig für Kinder, die höchstens Ein-Wort-Sätze sprechen. Letzteren wird wahrscheinlich durch den Einsatz von Strategien wie Imitationslernen (Nachsprechen), Wiederholen, Belohnen und Stellen von direkten Fragen (z. B. Was ist dies?) in ihrer Sprachentwicklung mehr geholfen sein. („In milieu teaching, children are thought to learn language as a result of verbal and nonverbal prompts to produce language targets in the context of ongoing interactions and activities that are of interest to them, with adult feedback as necessary“; Kaiser & Hester, 1994, in: Abbeduto & Boudreau, 2004).

4 Das Frühförderprogramm „Kleine Schritte"

Cora Halder

4.1 Einleitung

Das in der heutigen Form vorliegende Frühförderprogramm „Kleine Schritte" stützt sich auf die an der Macquarie Universität in Sydney, Australien, innerhalb eines speziellen Projekts entwickelten Lehrinhalte und -methoden. Es ist ein Programm, das Eltern und Fachkräften Hilfestellung beim Unterrichten von Kleinkindern mit verzögerter Entwicklung gibt und beruht auf umfangreichen Lehrerfahrungen, dem Wissensstand über die Art und Weise wie Kinder lernen und nicht zuletzt auf sorgfältig durchgeführten Studien in der Praxis. „Kleine Schritte" ist in erster Linie für die Eltern gedacht, die oft geschickte und sensible, „geborene" Lehrer sind. Vorkenntnisse über die Kindesentwicklung und Lehrmethoden sind keine Voraussetzung, der Text ist allgemein verständlich geschrieben, auf Fachjargon wird weitestgehend verzichtet.

4.2 Die Autorinnen

Moira Pieterse war Dozentin für Pädagogik an der Macquarie Universität und leitete das Down-Syndrom-Projekt seit seinem Beginn im Jahre 1974. Es war eines ihrer Hauptanliegen, das Konzept der Frühförderung sowohl in Australien als auch im Ausland weiter bekannt zu machen. Sie initiierte das Projekt „Kleine Schritte" und überwachte den Projektverlauf. Nach Erreichen des Pensionsalters im Jahre 1993 beendete sie ihre Lehrtätigkeit an der Universität, begleitete jedoch weiterhin mit großem Engagement das Projekt.

Robin Treloar unterrichtete innerhalb des Down-Syndrom-Projekts seit 1979. Ab 1981 war sie die leitende Lehrkraft. Von Anfang an am Projekt „Kleine Schritte" beteiligt, war sie für das Schreiben und Bearbeiten des Textes und die Zusammenstellung des Manuskripts verantwortlich. Sie war auch auf den Gebieten tertiäre Ausbildung und Weiterbildung tätig und arbeitet als freie Beraterin für Schulen, Vorschulen und Familien.

Diana Uther und Erica Brar stellten den Inhalt für Buch 4 (Grobmotorik) zusammen. Beide sind erfahrene Physiotherapeuten im Umgang mit behinderten Kindern und haben intensiv mit dem Macquarie-Programm gearbeitet.

Sue Cairns war von 1975 bis 1980 die leitende Lehrkraft innerhalb des Down-Syndrom-Projekts. In Hongkong etablierte sie ein Frühförderprogramm auf der Grundlage des Macquarie-Programms. Sie war in der tertiären Ausbildung und Weiterbildung tätig und arbeitete in freier Praxis. Zusammen mit Moira Pieterse ist sie die Verfasserin von „T.E.L.L. A Communication Program" und sie hatte eine beratende Funktion beim Projekt „Kleine Schritte".

4.3 Historie

Zum Verständnis, wie und weshalb das Macquarie-Programm entwickelt wurde, kann ein Blick zurück in die Geschichte der Frühförderung beitragen. Bis in die siebziger Jahre des letzten Jahrhunderts hinein konnte kaum jemand in Australien mit dem Begriff „Frühförderprogramm" etwas anfangen. Die meisten Kinder mit Entwicklungsrückstand erhielten bis zu ihrem Schuleintritt keine systematische Förderung von entsprechend ausgebildeten Fachleuten. Neue Theorien darüber, wie sich ein Kind entwickelt, betonten die Wichtigkeit von Lernerfahrungen in den ersten Lebensjahren. Wenn diese Erfahrungen so wichtig für Kinder ohne Behinderung sind, warum dann nicht auch für Kinder mit einer Intelligenzeinschränkung? Diese Erkenntnisse legten den Schluss nahe, dass auch ein Kind mit Entwicklungsrückstand durch eine sorgfältige Förderung einen großen Teil der Fähigkeiten lernen kann, die jedes andere Kind lernt.

Einige der vielversprechendsten Erkenntnisse lieferte das in Seattle (Bundesstaat Washington, USA) durchgeführte Down-Syndrom-Projekt. Zu denen, die sich für diese Berichte interessierten, gehörte auch eine kleine Gruppe von Mitarbeitern der School of Education der Macquarie Universität. Es wurden Geldmittel für die Durchführung des Seattle-Programms an der Macquarie Universität beschafft, und im Jahre 1974 konnte das Down-Syndrom-Projekt an der Macquarie Universität in die Wege geleitet werden. Das Macquarie-Programm war das erste Frühförderprogramm in Australien. Für die Mitarbeiter des Projekts war es also nicht nur wichtig zu untersuchen, ob eine Frühförderung Erfolge zeigt, sondern das Frühförderprogramm musste auch an die australischen Bedingungen angepasst werden. Interessierte Personen konnten sich anhand der veröffentlichten Publikationen über die Methoden und Ergebnisse des Programms informieren oder sie direkt in der eingerichteten Modellklasse beobachten.

4.4 Die Vorgehensweise des Macquarie-Instituts

In Sydney beginnen die Kinder mit dem Programm im Alter von sechs bis acht Wochen, zusammen mit ihren Familien. Einmal in der Woche findet eine Sitzung mit dem Pädagogen und dem Physiotherapeuten statt, die mit den Eltern die Fortschritte besprechen, die das Kind in der vorangegangenen Woche gemacht hat, einschätzen, ob das Kind bereit ist, etwas Neues zu lernen und die Eltern in den Methoden unterweisen. Um zusätzlichen Zeitaufwand zu vermeiden, schlagen sie Möglichkeiten vor, wie diese in den alltäglichen Ablauf eingebunden werden können.

Von Beginn an deckt das individuelle Programm eines Kindes viele Bereiche der kindlichen Entwicklung ab: z. B. die Koordinierung von Hand und Auge, das Verstehen der Sprache, das Üben der großen Muskelpartien, das Ausdrücken von Gefühlen und Bedürfnissen, die Fähigkeit zu spielen und mit anderen zu kommunizieren. Im Alter von etwa 18 Monaten kommt das Kind im Macquarie-Institut dreimal pro Woche für jeweils zwei Stunden in die Kleinkindgruppe oder frühe Vorschule. In dieser Zeit arbeitet es für zehn bis 15 Minuten mit dem Pädagogen an seinem individuellen Programm. Die meiste Zeit jedoch verbringt es mit spielerischen Übungen, die es ihm ermöglichen, seine Fertigkeiten in die Praxis umzusetzen. Bei Gruppenaktivitäten, wie Geschichten vorlesen, gemeinsamem Musizieren usw., lernt es, sich in die Gruppe einzufügen – eine wichtige Vorbereitung für die spätere Integration in die Regelvorschule. Der regelmäßige Informationsaustausch mit den Eltern stellt sicher, dass in der Schule und zu Hause auf die gleichen Ziele hingearbeitet wird.

Im Verlauf seines vierten Lebensjahres kommt das Kind, das am Macquarie-Programm teilnimmt, in die fortgeschrittene Vorschulklasse. Die Teilnahme erfolgt ebenfalls dreimal pro Woche, ist aber jetzt schon von längerer Dauer. Im Vordergrund steht das Arbeiten und Spielen in der Gruppe. Wenn das Kind soweit ist, wird es in die Bereiche Lesen, Zählen und Schreiben eingeführt. Auch jetzt verbringt das Kind noch die meiste Zeit mit den normalen Vorschulaktivitäten; wie Malen, mit dem Baukasten spielen, sich verkleiden, im Freien spielen usw. In diesem Stadium nimmt das Kind mindestens einmal pro Woche auch am Unterricht des regulären Kindergartens teil. Die Pädagogen des Macquarie-Programms besuchen den Kindergarten, um sich mit den dortigen Erziehern auszutauschen und um zu sehen, wie das Kind die im Macquarie-Programm erlernten Fertigkeiten anwendet.

Obwohl die verschiedenen Fachkräfte eine wichtige Rolle bei der Erziehung des Kindes spielen, so bleiben doch die Eltern dessen wichtigste Lehrer. Sie verbringen mehr Zeit mit dem Kind als jeder andere und sie kennen ihr Kind am Besten.

Inzwischen werden überall in Australien Frühförderprogramme durchgeführt, von denen viele die an der Macquarie Universität entwickelten Lehrmethoden und Unterrichtsmaterialien anwenden. Auch in verschiedenen asiatischen sowie europäischen Ländern wurde das Macquarie-Programm mittlerweile übersetzt, in die Praxis eingeführt und umgesetzt. Es sind die erzielten Ergebnisse in vielen Ländern, die diesem Konzept der Frühförderung zum Erfolg verhalfen. Als 1991 die erste Ausgabe des Macquarie Frühförderprogramms in deutscher Sprache herausgegeben wurde, wussten die „Pioniere“ – nämlich Eltern, die das Programm entdeckten und eine Übersetzung organisierten – noch nicht, wohin der Weg führen würde. Sie waren begeistert von dem Programm, setzten es sofort bei der Förderung ihrer eigenen Kinder ein und waren überzeugt davon, dass eine solche strukturierte Förderhilfe auch bei den Eltern von Kindern mit einem Entwicklungsrückstand großes Interesse finden würde. Frau Dr. Barbara Oberwalleney veranlasste damals die erste Übersetzung und sorgte dafür, dass das Macquarie-Programm in Deutschland auf Seminaren und Tagungen sowie durch Veröffentlichungen bekannt gemacht wurde.

Zahlreiche Familien setzten das Programm bei der Förderung ihrer Kinder ein. Aber nicht nur in den Familien wurden die Macquarie-Hefte bekannt, auch viele Fachleute aus den Frühförderstellen griffen immer häufiger danach. Einige benutzten sie gelegentlich als „Fundus“ für Spielideen, andere schauten regelmäßig hinein, um sich zu orientieren, und wieder andere arbeiteten sich konsequent durch das Programm, erstellten Listen mit den individuellen Zielen für ihre Kinder und führten gewissenhaft Buch über die erzielten Fortschritte. Zehn Jahre später, 2001, erwarb das Deutsche Down-Syndrom InfoCenter die Rechte an der überarbeiteten und wesentlich elternfreundlicheren Version des Programms „Small Steps“. Dieses wurde übersetzt und unter den Namen „Kleine Schritte“ herausgegeben.

4.5 Grundlegende Merkmale des Programms „Kleine Schritte“

Im Folgenden werden einige wesentliche Merkmale des Macquarie-Programms und somit auch des Programms „Kleine Schritte“ vorgestellt.

Wesentliches Ziel des Programms ist es, Kindern mit Entwicklungsverzögerungen zu helfen, ein möglichst normales Leben zu führen. Je mehr diese Kinder lernen, desto besser können sie am normalen Familienleben und an gesellschaftlichen Aktivitäten teilnehmen. „Kleine Schritte“ ist eher ein *Curriculum der Erziehung* als ein therapeutisches Programm. Dem Kind werden die Fertigkeiten beigebracht, die es aufgrund seines Entwicklungsstandes in der Lage ist zu erlernen; es werden nicht die zugrunde liegenden Ursachen der Behinderung behandelt. Da in den englischsprachigen Ländern alle gezielten und systematisch aufgebauten Interventionen „program“ genannt werden, soll „Kleine Schritte“ in diesem und den nachfolgenden Kapiteln Programm und nicht Curriculum genannt werden. Ziel der Pädagogen des Macquarie-Programms ist es, Kindern Fertigkeiten beizubringen, indem sie den Eltern eine Anleitung geben zur Förderung ihres Kindes im täglichen Leben zu Hause und in der Familie.

Es werden die Fertigkeiten der normalen kindlichen Entwicklung gelehrt: Das Programm lehrt die Fertigkeiten, die Kinder normalerweise während ihrer Entwicklung erlernen, Fertigkeiten, die ihnen bei ihrer Weiterentwicklung helfen. Alle Übungen des Programms könnten auch mit normal entwickelten Kindern durchgeführt werden, nur ist bei diesen Kindern ein solch überlegter Unterricht nicht erforderlich.

Es wird in *kleinen Schritten* unterrichtet: Daher auch der Name des Programms „small steps" oder „Kleine Schritte". Kinder mit Entwicklungsverzögerungen lernen wie andere Kinder, nur langsamer. Wird eine Aufgabe, die für ein Kind mit einer Behinderung eine große Hürde darstellt, in kleine Schritte aufgeteilt, so kann sie auch dieses Kind meistern.

Die Frühförderung findet nach *sorgfältiger Einschätzung* der vorhandenen Fähigkeiten des Kindes statt: Kinder mit einer Behinderung lernen am besten, wenn man ihnen die richtige Aufgabe zum richtigen Zeitpunkt anbietet. Bevor mit einer gezielten Förderung begonnen wird, sollte herausgefunden werden, auf welchem Entwicklungsstand sich das Kind befindet und was es als Nächstes zu lernen in der Lage ist.

Das Kind arbeitet auf langfristige und kurzfristige Ziele hin: Die Ziele sind die Fertigkeiten, die das Kind erlernen soll. Die Lernziele helfen Lehrern und Eltern, die Aufgabe, die bewältigt werden sollen, nicht aus den Augen zu verlieren.

Jedes Kind hat sein *individuelles Programm*: Dieses Programm besteht aus den Zielen, die das Kind erreichen soll. Der Inhalt des Programms hängt vom Entwicklungsstand des Kindes und den familiären Möglichkeiten ab. Die Programme sind so aufgebaut, dass sie für die Familie durchführbar sind und dem Kind Erfolgserlebnisse bereiten. Die meisten der in „Kleine Schritte" unterrichteten Fertigkeiten sind dem Lehrplan des Macquarie-Programms entnommen. Die Lehrmethoden können jedoch für alle Fertigkeiten, die ein Kind lernen soll, angewendet werden. Die Unterrichtstechniken sind leicht zu erlernen und erfordern keine speziellen Vorkenntnisse. Sie basieren auf jahrelangen sorgfältigen Studien mit dem Ziel, praktische und effektive Lehrmethoden zu finden, die sowohl zu Hause als auch in der Schulklasse angewendet werden können. Oft können diese Techniken ohne zusätzlichen Zeitaufwand in das alltägliche Leben mit dem Kind eingebunden werden.

„Kleine Schritte" ist ein Frühförderprogramm für *Kinder mit Entwicklungsverzögerungen bis zu einem Alter von ca. fünf Jahren*: Frühförderung bedeutet, mit der Förderung von behinderten Kindern so früh wie möglich zu beginnen, damit ihre Anlagen und Möglichkeiten voll entwickelt werden können.

Das Programm „Kleine Schritte" ist für die Eltern von Kindern mit Entwicklungsverzögerungen gedacht und liefert praktische Richtlinien für die Erziehung des Kindes in seinem häuslichen Umfeld. Obwohl das Programm im Rahmen des Down-Syndrom-Projekts der Macquarie Universität entwickelt wurde, ist es nicht nur ein Programm für Kinder mit Down-Syndrom, sondern kann auch bei Kindern mit anderen Ursachen einer Entwicklungsverzögerung eingesetzt werden. Die Eltern werden als die wichtigsten Lehrer des Kindes gesehen, aber auch Pädagogen, Therapeuten und Studenten können mit diesem Programm arbeiten. Es ist ein umfassendes Konzept sowohl im Hinblick auf den Unterrichtsstoff als auch auf die Lehrmethoden. Die Grundprinzipien zur Unterrichtung behinderter Kinder werden durch Hunderte von praktischen Vorschlägen ergänzt, die sich auf die direkte praktische Erfahrung vieler Jahre stützen und berücksichtigen, was die Eltern als nützlich und sinnvoll erkannt haben.

„Kleine Schritte“ kann flexibel eingesetzt werden, als Nachschlagewerk für den erfahrenen Pädagogen oder als vollständige Do-it-yourself-Anleitung für den Neuling.

4.6 Grundannahmen

- Alle Kinder können lernen. Ein Kind mit eingeschränkter Intelligenz lernt langsamer als andere Kinder, aber es kann lernen. Behinderte Kinder sollen die gleichen Fertigkeiten erlernen, die alle Kinder lernen, und sie benötigen Fertigkeiten, die ihnen helfen, mit anderen zu kommunizieren, zu spielen, ihnen ermöglichen, ein Maximum an Selbstständigkeit zu erreichen und ein Teil der Gemeinschaft zu werden.
- Die Eltern sind die wichtigsten Lehrer des Kindes.
- Die ersten Jahre sind entscheidend für das Lernen. Mit einer gezielten Förderung sollte deshalb sofort nach der Diagnose begonnen werden – daher auch die Bezeichnung Frühförderung.
- Gut durchdachte Einschätzungs- und Lehrmethoden ermöglichen eine effiziente Förderung.
- Jedes Kind und jede Familie ist anders. Ein erfolgreiches Programm muss sowohl den Bedürfnissen des Kindes als auch den Bedürfnissen der Eltern gerecht werden.

„Kleine Schritte“ *fordert und fördert keine idealen Eltern.* Dieses Programm unterweist nicht darin, wie man sich als „gute Eltern“ verhalten soll, und es ist auch kein Lösungsbuch für die vielfältigen Probleme, die Eltern eines behinderten Kindes begegnen. Die Informationen, die man hier vorfindet, können und sollten durch andere Literatur und möglichst auch durch den persönlichen Kontakt zu Menschen, die das Kind gut kennen, ergänzt werden. „Kleine Schritte“ soll eine praktische Hilfe sein, die Eltern so verwenden können, wie es ihnen sinnvoll erscheint. Bei der Erarbeitung des Programms haben die Autorinnen sich immer von dem Wissen leiten lassen, dass das Wichtigste, das man einem Kind im täglichen Leben in der Familie geben kann, Liebe, Akzeptanz und die Sorge für sein körperliches und emotionales Wohlbefinden ist.

4.7 Aufbau des Programms

Das Programm „Kleine Schritte“ bietet grundlegende Informationen zu den Themen Einschätzung des Kindes, Entwicklung eines Programms und Unterrichtsmethoden, so dass auch diejenigen gut mit dem Programm zurechtkommen, die keinerlei pädagogische Erfahrung besitzen. Das Programm bietet außerdem detaillierter Angaben zu bestimmten Lernzielen.

„Kleine Schritte“ ist in zwei Teile gegliedert. Der erste Teil umfasst die Hefte 1, 2 und 3, in denen die wichtigsten Merkmale und Methoden des Frühförderprogramms erläutert werden. Der zweite Teil besteht aus den Heften 4, 5, 6, 7 und 8. Die ersten vier Hefte des zweiten Teils enthalten den eigentlichen Unterrichtsstoff, wobei jedes Buch einen bestimmten Entwicklungsbereich behandelt. Heft 8 ist eine Übersicht der aufeinanderfolgenden Entwicklungsschritte (ÜAE) und enthält Prüflisten für die Einschätzung des Kindes.

Tab. 4.1: Aufbau des Programms ,,Kleine Schritte''

Heft 1 **Einführung in das Programm ,,Kleine Schritte''**	Das Buch enthält Hintergrundinformationen zum Frühförderprogramm und erklärt, wie das Programm ,,Kleine Schritte'' angewendet werden kann.
Heft 2 **Das Programm für Ihr Kind**	In diesem Heft wird beschrieben, wie ein auf die individuellen Bedürfnisse eines Kindes zugeschnittenes Programm erstellt wird und wie es durchgeführt werden kann. Das Heft besteht aus den sechs Kapiteln • Einschätzung des Kindes; welche Fertigkeiten besitzt das Kind und was kann es als Nächstes lernen? • Lernziele auswählen; welche Fertigkeiten soll das Kind lernen? • Unterrichtstechniken • Änderungen im Programm: warum, wann und wie • Spielen, Einprägen, Erweitern • Verhaltensprobleme: Was kann man tun?
Heft 3 **Expressive Sprache (Sprachausdruck)**	Die Fähigkeit, mit anderen zu kommunizieren, ist für jedes Kind von entscheidender Bedeutung. Das Heft enthält die Kapitel • Sprechen lernen • Sprachförderung des präverbalen Kindes • Sprachförderung des verbalen Kindes
Heft 4 **Grobmotorik**	Das Üben der großen Muskelpartien. Sie ermöglichen dem Kind das Sitzen, Kriechen, Laufen, Klettern, Fangen, Fahrrad fahren, usw.

Heft 5 **Feinmotorik**	Das Zusammenspiel der Hand- und Augenmuskeln. Dies ermöglicht dem Kind nach einem Spielzeug zu greifen, in einem Buch zu blättern, ein Bild zu malen, ein Puzzle zu legen, usw. Es wird beschrieben, wie das Kind die Hand-Auge-Koordinierung einsetzt, um Probleme zu lösen, Dinge zu vergleichen und zu sortieren, Farbe, Form und Größe zu unterscheiden.
Heft 6 **Rezeptive Sprache (Sprachverständnis)**	Das Kind erkennt die Bedeutung von Wörtern und Wortgruppen, lernt, andere zu verstehen und sich selbst verständlich zu machen.
Heft 7 **Persönliche und soziale Fähigkeiten**	Entwicklung persönlicher Fertigkeiten, wie selbstständiges Benutzen der Toilette, selbstständiges Essen und Ankleiden, und sozialer Fähigkeiten, wie das Einfügen in die Gruppe, Spielen, usw.
Heft 8 **Übersicht der aufeinanderfolgenden Entwicklungsschritte (ÜAE)**	Die Übersicht berücksichtigt alle Teile des Programms ,,Kleine Schritte''. Sie besteht aus einer Reihe von Prüflisten, die dabei helfen, den Entwicklungsstand eines Kindes einzuschätzen und die Lernziele festzulegen.

Die Hefte 4, 5, 6 und 7 enthalten Informationen darüber, wie die in der „Übersicht der aufeinanderfolgenden Entwicklungsschritte“ (Heft 8) aufgeführten Fertigkeiten eingeschätzt und unterrichtet werden können.

Diese Übersicht (die ÜAE) besteht aus vier Prüflisten, die für die Einschätzung eines Kindes und die Festlegung seiner Lernziele benötigt werden. Sie entsprechen den vier Entwicklungsbereichen:

- Grobmotorik
- Feinmotorik
- Rezeptive Sprache
- Persönliche und soziale Fähigkeiten

Der fünfte Entwicklungsbereich, „Sprachliche Fähigkeiten“, wird in Heft 3 behandelt.

4.8 Fertigkeiten der Entwicklungsbereiche (Abfolgen)

Die Fertigkeiten eines jeden Entwicklungsbereiches sind in Untergruppen von zueinander in Beziehung stehenden Fertigkeiten gegliedert. Diese Untergruppen werden „Abfolgen“ genannt. Sie sollen Eltern, Erzieher und Pädagogen helfen, die Zusammenhänge zwischen verschiedenen Fertigkeiten zu erkennen, die Lernziele festzulegen und die Stärken und Schwächen des jeweiligen Kindes für jeden Entwicklungsbereich einzuschätzen. Mit diesen Informationen sind sie in der Lage, ein ausgeglichenes, abwechslungsreiches Programm zu gestalten, welches das Interesse des Kindes weckt, auf seinen Stärken aufbaut und seine Schwächen ausgleicht. Einige Fertigkeiten hätten sowohl in dieser als auch in einer anderen Abfolge untergebracht werden können. Die Autorinnen des Programms haben die Einteilung so vorgenommen, wie es ihnen am sinnvollsten schien. Wenn man in manchen Fällen anderer Meinung ist, ist das durchaus in Ordnung, zeigt dies doch, dass „Kleine Schritte" flexibel und kreativ angewendet werden kann und soll.

Tab. 4.2: Die Abfolgen von „Kleine Schritte" (und ihre Schlüsselbuchstaben)

Grobmotorik	• Vor dem Laufen (GM.A) • Balancieren, Laufen und Rennen (GM.B) • Treppen steigen und Klettern (GM.C) • Fertigkeiten mit dem Ball (GM.D) • Hüpfen und Springen (GM.E) • Dreirad fahren (GM.F)
Feinmotorik	• Schauen (FM.A) • Greifen (FM.B) • Objektpermanenz (Verfolgen von Gegenständen) (FM.C) • Setzen, Stellen, Legen (FM.D) • Handhabung von Gegenständen (FM.E) • Zeichnen (FM.F) • Umgang mit Büchern (FM.G) • Probleme lösen und Puzzles (FM.H) • Zuordnen und Sortieren: Gegenstände und Bilder (FM.I) • Zuordnen, Sortieren und Auswählen: Vorbereitung für die Schule (FM.J)
Rezeptive Sprache (Sprachverständnis)	• Aufmerksames Verhalten (RS.A) • Reaktion auf Gesten und einfache Aufträge (RS.B) • Wählen zwischen Alternativen: Gegenstände und Abbildungen (RS.C) • Ausführen von Aufträgen (Aktionswörter) (RS.D) • Ausführen von Aufträgen (Eigenschaften) (RS.E) • Ausführen von Aufträgen (Ortsbestimmungen) (RS.F) • Reaktion auf grammatische Formen (RS.G)
Persönliche und soziale Fähigkeiten	• Sozialisierung und Spiel (PS.A) • Essen und Trinken (PS.B) • An- und Ausziehen (PS.C) • Sauberkeitstraining (PS.D) • Waschen und Körperpflege (PS.E)

4.8.1 Anwendung der Abfolgen

Es gibt Abfolgen mit wenigen und Abfolgen mit vielen Fertigkeiten. Einige sind bereits für Babys geeignet, andere sind älteren Kindern vorbehalten.

Abhängig von Alter und Entwicklungsstand des Kindes und der Zeit, die für eine gezielte Förderung zur Verfügung steht, arbeitet man vielleicht jedes Mal nur an ein oder zwei Abfolgen aus jedem Bereich, oder an mehreren Abfolgen aus jedem Bereich, die entweder hintereinander oder abwechselnd durchgeführt werden. Derjenige, der mit „Kleine Schritte“ arbeitet kann selbst entscheiden, wie er vorgeht.

4.8.2 Aufbau der Abfolgen

Zu Beginn jeder Abfolge gibt es einige allgemeine Hinweise. Wenn man sich mit einer bestimmten Aufgabe in einer Abfolge zum ersten Mal beschäftigt, ist es empfehlenswert, diese allgemeinen Hinweise durchzulesen, denn in ihnen wird beschrieben, warum diese Gruppe von Fertigkeiten wichtig ist, welche Unterrichtsmethoden es gibt oder welche Materialien für alle Aufgaben dieser Gruppe benötigt werden.

Im Anschluss an die allgemeinen Hinweise folgt eine Aufstellung aller Fertigkeiten in dieser Abfolge, die dabei helfen soll zu erkennen, wie eine bestimmte Aufgabe mit den anderen Aufgaben dieser Abfolge in Beziehung steht. Jede Aufgabe wird dann unter ihrem Identifizierungsschlüssel detailliert erläutert. Dieser Schlüssel besteht aus drei Teilen, z. B. RS.B.21. Die beiden ersten Buchstaben bezeichnen den Entwicklungsbereich, zu dem diese Aufgabe gehört (in diesem Fall den Bereich „Rezeptive Sprache“). Der dritte Buchstabe bezeichnet die Abfolge, zu der diese Aufgabe gehört (in diesem Fall „Reaktion auf Gesten und einfache Aufträge“). Die Nummer steht für die fortlaufende Nummer dieser Aufgabe in der entsprechenden ÜAE-Prüfliste. RS.B.21 bezeichnet also die Aufgabe „Reicht einen Gegenstand, wenn es darum gebeten wird“ aus der Abfolge B, die unter der Nummer 21 in der Prüfliste „Rezeptive Sprache“ zu finden ist.

Die Erläuterungen zu jeder Aufgabe enthalten Informationen zu einigen oder allen folgenden Punkten:

- Warum ist diese Fertigkeit wichtig?
- Wie hängt diese Fertigkeit mit den anderen Fertigkeiten zusammen?
- Einschätzung der Fertigkeit (das notwendige Material, die Einschätzungsmethode, die Bedingungen).
- Wie kann man dem Kind die Fertigkeit beibringen (spezielle Unterrichtsmethoden).
- Spielen und häusliche Aktivitäten. Das Kind kann oft allein durch Spielen die angestrebten Fertigkeiten erlernen.
- Erinnern und Erweitern. Das Kind wendet die erlernten Fertigkeiten an und erweitert sie.

Bei vielen Aufgaben wird nicht zwischen gezieltem Einüben und spielerischer Ausübung unterschieden, oder das Erinnern und Erweitern ergibt sich automatisch, wenn man in der Abfolge weitergeht. Es wurde versucht, jede Abfolge so darzustellen, dass die wichtigsten Informationen sofort ins Auge fallen. Übrigens ist es nicht erforderlich, das Lehrmaterial von vorne bis hinten durchzuarbeiten. Das Programm soll als eine Quelle für neue Ideen angesehen und als Nachschlagewerk genutzt werden, aus dem man sich die Informationen heraussucht, die man gegenwärtig für das Spiel und die Arbeit mit einem Kind benötigt.

Die Autorinnen empfehlen dieses Lehrmaterial als eine Art Starthilfe anzusehen, als eine Grundlage für die eigenen Ideen und Vorstellungen. Die beschriebenen Aufgaben sind immer nur Vorschläge. Die Eltern entscheiden selbst, was sie tatsächlich umsetzen, denn sie kennen ihr Kind am besten und wissen, was funktionieren kann und was nicht.

4.9 Die Einschätzung des Kindes

Bevor ein geeignetes Förderprogramm erstellt werden kann, müssen die Fähigkeiten des Kindes eingeschätzt werden. Anhand dieser Einschätzungsergebnisse kann man dann die notwendigen Lernziele für das Kind festlegen.

Die Einschätzung beruht auf dem Prinzip, durch gezieltes Beobachten bestimmte Informationen zu erhalten. Aus praktischen Gründen beruhen alle Einschätzungsverfahren auf einer Auswahl von Punkten, die als repräsentativ für die beobachteten Fertigkeiten bzw. Fähigkeiten angesehen werden. Bei vielen Einschätzungsverfahren spielen der Zeitrahmen oder die korrekte Durchführung einer Aufgabe einer Rolle, andere dagegen erlauben eine etwas zwanglosere Vorgehensweise. Um einen effektiven Förderplan erstellen zu können, ist die Einschätzung des Kindes durch Beobachten Voraussetzung.

Im Rahmen des Macquarie-Programms wird ein Einschätzungsverfahren benutzt, das durch folgende Merkmale gekennzeichnet ist:

- Es beruht auf der Erkenntnis, dass alle Kinder ihre Fertigkeiten mehr oder weniger auf die gleiche Art und Weise und in der gleichen Reihenfolge erlernen. Kinder mit einer Behinderung benötigen dazu nur meistens etwas mehr Zeit.
- Es berücksichtigt die wichtigsten Fertigkeiten, die Kinder normalerweise erlernen, und zwar in der Reihenfolge, in der diese normalerweise erlernt werden. Wenn aus praktischen Gründen nicht alle Fertigkeiten berücksichtigt werden können, wird eine Auswahl repräsentativer Fertigkeiten zur Verfügung gestellt.
- Es liefert genaue Auskunft darüber, was ein Kind kann und was nicht.
- Es gibt Aufschluss darüber, welche Fertigkeit als nächste gelehrt werden kann (der nächste kleine Schritt).

Mit Hilfe der von den Mitarbeitern des Macquarie-Projekts zusammengestellten „Übersicht der aufeinanderfolgenden Entwicklungsschritte" (ÜAE) ist es möglich, auch Kleinkinder unter diesen Gesichtspunkten einzuschätzen. Hier einige Vorteile der ÜAE:

- Es hilft dabei, die Fortschritte des Kindes zu verfolgen.
- Es hilft dabei, die richtigen Prioritäten zu setzen.
- Es hilft dabei, zum richtigen Zeitpunkt die richtigen Änderungen im Programm vorzunehmen.

Eltern sind manchmal der Meinung, dass ein Einschätzungsverfahren für ihr Kind nicht notwendig ist, weil sie ja schließlich wissen, was das Kind alles kann, und sie somit beurteilen können, was es als Nächstes lernen muss. Natürlich ist ihr Wissen aus dem täglichen Umgang mit ihrem Kind für die Einschätzung von großer Bedeutung, man sollte sich jedoch nicht nur auf solche „alltäglichen“ Beobachtungen verlassen. Es besteht dabei nämlich die Gefahr, dass das Kind in seinen Fähigkeiten überschätzt oder unterschätzt wird. Werden die Fähigkeiten des Kindes überschätzt, wird das Programm, das für das Kind erstellt wird, zwangsläufig zu schwierig ausfallen und die notwendigen Erfolgserlebnisse für das Kind werden ausbleiben. Auch wenn man feststellt, dass ein Kind eine bestimmte Fertigkeit bereits durchführt, ist es wichtig herauszufinden, ob es diese Fertigkeit gut und beständig anwenden kann und somit bereit ist, eine neue zu erlernen. Werden die Fähigkeiten des Kindes unterschätzt, wird das dementsprechend ausgerichtete Programm wenig Interesse bei dem Kind wecken, da es ihm nicht genügend Herausforderungen bietet.

Ein Programm mit einer guten Aussicht auf Erfolg ist nicht gleichbedeutend mit einem leichten Programm. Ein Programm mit einer guten Aussicht auf Erfolg ist ein Programm, das auf einer genauen Einschätzung der Fähigkeiten des Kindes beruht. Die ÜAE soll Lehrer und Eltern dabei unterstützen, sich ein genaues Bild über die Fähigkeiten des Kindes zu machen und zu beurteilen, welche Fertigkeiten als nächste gelehrt werden können. „Kleine Schritte“ Buch 2 beschreibt diese Vorgangsweise sehr detailliert.

4.10 Lernziele

Das Programm „Kleine Schritte“ befasst sich mit den Fertigkeiten, die ein durchschnittlich begabtes Kind in seinen ersten Lebensjahren erlernt. In aller Regel lernt es diese von seinen Eltern. Die Eltern wissen aufgrund ihrer Erfahrung und den Erkenntnissen, die heutzutage allen Eltern zur Verfügung stehen, was ihr Kind in den ersten Jahren seines Lebens lernen muss, und sie sind die „geborenen“ Lehrer für ihr Kind. Für Eltern ist die Erziehung ihrer Kinder die natürlichste Sache der Welt; sie „unterrichten“ ihre Kinder im alltäglichen Leben, Kenntnisse und Fertigkeiten werden dabei oft unbewusst vermittelt.

Für ein Kind jedoch, das aufgrund einer Behinderung in seiner Lernfähigkeit beeinträchtigt ist, kann ein wohlüberlegtes und planvolles Vorgehen beim Unterrichten neuer Fertigkeiten sehr nützlich sein. Fertigkeiten, die ein nichtbehindertes Kind ohne Probleme erlernt, können Kinder mit Entwicklungsverzögerungen oft nur in kleineren Lernschritten bewältigen. Die Eltern eines behinderten Kindes müssen sich deshalb der einzelnen Etappen der kindlichen Entwicklung und der Reihenfolge, in der neue Fertigkeiten erlernt werden, besonders bewusst sein.

Die Grundlage für das Förderprogramm des Kindes bilden die ÜAE-Prüflisten, anhand derer der Entwicklungsstand des Kindes eingeschätzt wird. Die meisten der in den ÜAE-Prüflisten berücksichtigten Übungen beziehen sich auf alltägliche Fertigkeiten, die Eltern ihren Kindern automatisch beibringen. Die speziellen Fertigkeiten, die das Kind in nächster Zukunft erlernen soll, werden als die *kurzfristigen Lernziele* des Förderprogramms bezeichnet.

Kurzfristige Lernziele helfen dabei,
- die Aufgabe, die bewältigt werden soll, nicht aus den Augen zu verlieren, so dass Sitzungen entsprechend geplant und sich spontan ergebende Möglichkeiten genutzt werden können.
- zu erkennen, wann das Kind eine Fertigkeit gemeistert hat, so dass die nächste Aufgabe in Angriff genommen werden kann.

Drei Hauptfaktoren sind beim Festlegen der kurzfristigen Lernziele zu berücksichtigen:

1. Die langfristigen Ziele mit der Frage: Was soll das Kind auf lange Sicht erreichen?
2. Die Ergebnisse aus der Einschätzung des Kindes.
3. Die persönlichen Umstände mit den Fragen: Wie viel Zeit steht den Eltern zur Verfügung? Was sind die familiären Möglichkeiten?

Das Festlegen *langfristiger Ziele* ist eine sehr persönliche Angelegenheit. Manche Eltern setzen sich nur wenige langfristige Ziele, was in vielen Fällen sicher eine vernünftige Entscheidung ist. Zu hoch gesteckte Ziele, die das Kind nicht erreichen kann, führen zu Enttäuschungen; zu einfache Ziele, die das Kind unterfordern, können seine weitere Entwicklung behindern. Langfristige Lernziele spielen dennoch eine wichtige Rolle, denn sie geben den Eltern die Richtung für die weitere Entwicklung ihres Kindes vor und spornen sie an, das Potential ihres Kindes voll auszuschöpfen.

Um zu vermeiden, dass die gesetzten langfristigen Ziele das Kind überfordern oder unterfordern, sollten diese von Zeit zu Zeit neu überdacht und gegebenenfalls dem aktuellen Entwicklungsstand des Kindes angepasst werden. Die kurzfristigen Ziele sollten so ausgewählt werden, dass sie mit den langfristigen Zielen vereinbar sind. Aufgrund der Einschätzung des Kindes weiß man, welche Fertigkeiten das Kind als nächstes erlernen kann. Die kurzfristigen Lernziele für den Bereich „Expressive Sprache" werden mit Hilfe der Prüflisten in Heft 3 festgelegt. Die kurzfristigen Lernziele für die anderen Entwicklungsbereiche (Grobmotorik, Feinmotorik, rezeptive Sprache, persönliche und soziale Fähigkeiten) werden mit Hilfe der ÜAE-Prüflisten in Heft 8 bestimmt. Für jede Abfolge wird die erste Aufgabe bestimmt, die das Kind noch nicht gemeistert hat.

Wie viele Fertigkeiten in das Förderprogramm aufgenommen werden, hängt natürlich in erster Linie davon ab, wie viel Zeit den Eltern neben ihren anderen Verpflichtungen zur Verfügung steht. Allgemein gilt: Lieber weniger Fertigkeiten unterrichten, dabei aber sorgfältig und gründlich vorgehen, als sich zu viel auf einmal vorzunehmen.

4.11 Zwischenschritte

Nachdem das Kind eingeschätzt ist, die möglichen kurzfristigen Lernziele bestimmt sind und entschieden ist, mit welchen Aufgaben begonnen wird, sollte noch ein weiterer Aspekt berücksichtigt werden. Nämlich bei jedem Lernziel die Frage: Hat das Kind gute Aussichten, das Lernziel in einem absehbaren Zeitraum zu erreichen, oder sind eventuell Zwischenschritte erforderlich?

Alle Kinder haben Schwächen und Stärken und kommen in einigen Bereichen langsamer voran als in anderen. Es kann vorkommen, dass eine bestimmte Aufgabe für das Kind einfach zu komplex ist, um im Ganzen bewältigt zu werden. Dies gilt insbesondere auch für Kinder mit einer stärkeren Behinderung. In diesem Fall ist es notwendig, die Aufgabe in kleinere Zwischenschritte zu zerlegen und das Kind Schritt für Schritt zum Ziel zu führen. Für einige Fertigkeiten werden bereits entsprechende Zwischenschritte vorgegeben. Ist dies nicht der Fall, dann kann man diese selbst mit Hilfe einer Aufgabenanalyse festlegen. In Heft 2 wird, das Vorgehen bei einer solchen Aufgabenanalyse beschrieben.

4.12 Unterrichtstechniken

Die Unterrichtstechniken, die im Programm „Kleine Schritte“ empfohlen und von den Förderern und Eltern benutzt werden, basieren auf Lehrprinzipien, die seit vielen Jahren erfolgreich bei der Unterrichtung von Kindern mit Entwicklungsverzögerungen angewandt werden. Unterrichtstechniken sind Verfahren, bei denen das Umfeld eines Kindes so organisiert wird, dass es eher bereit ist, bestimmte Dinge zu lernen und sich auf eine bestimmte Art zu verhalten. Der Begriff „Umfeld“ ist hierbei sehr weit gefasst; das Umfeld schließt sowohl das ein, was wir vor, während und nach einem bestimmten Ereignis oder einer bestimmten Tätigkeit sagen und tun als auch die physischen Dinge in der Umgebung des Kindes. Der Unterrichtsprozess wird dabei in drei Schritte aufgeteilt:

1. Auffordern und Demonstrieren: Klare Anweisungen sind wichtig, die Aufgabe soll gegebenenfalls vorgeführt werden.
2. Hilfestellung geben: Dem Kind soll nur so viel Hilfe wie nötig gegeben werden (z. B. zusätzliche Hinweise und/oder physische Unterstützung, Unterrichtsmaterialien den Bedürfnissen des Kindes anpassen oder nur den Teil der Aufgabe ausführen, zu dem es in der Lage ist).
3. Verstärkung: Das Verhalten des Kindes soll durch geeignete Methoden der Verstärkung bestätigt werden (Lob, Berührung, besondere Belohnungen, Wertsymbole, Nahrungsmittel).

Die Vorgehensweise wird im Programm genau beschrieben, es wird gezeigt wie die drei Schritte des Unterrichtsprozesses geplant und, wenn nötig, geändert werden können, um das Lernen zu erleichtern.

4.13 Protokollierung

Das Programm schlägt verschiedene Methoden vor, um die Entwicklungsfortschritte des Kindes zu protokollieren. Diese Daten sollen helfen zu erkennen, ob, wann und welche Änderungen im Programm des Kindes notwendig werden. Die beschriebenen Methoden der Datenprotokollierung sind Vorschläge, die an die individuellen Bedürfnisse angepasst werden können. Es ist unmöglich, alle Aktivitäten eines Kindes detailliert festzuhalten; dies ist auch nicht notwendig. Um die Fortschritte zu dokumentieren, reichen regelmäßig durchgeführte Stichproben völlig aus. Besondere Tests sind nicht erforderlich. Bei den Stichproben wird notiert, was man bei den Übungen oder während der Spielzeiten mit dem Kind beobachtet. Wie oft diese Stichproben durchgeführt werden sollen und wie die Fortschritte einfach, aber dennoch informativ dokumentiert werden können, wird im Programm detailliert beschrieben und hängt ab von den jeweils persönlichen Umständen und Bedürfnissen.

Wenn anhand der protokollierten Daten festgestellt wird, dass ein Kind ein bestimmtes Lernziel nicht erreicht oder häufig Misserfolge hat, sollten Änderungen im Programm vorgenommen werden. Dabei sollen immer die drei grundlegenden Schritte des Unterrichtsprozesses berücksichtigt werden:

1. Auffordern und Demonstrieren
2. Hilfestellung geben
3. Verstärkung

Manchmal kann es notwendig sein, die Vorgehensweisen bei allen drei Schritten zu ändern (zusätzliche Hinweise, mehr körperliche und verbale Unterstützung, eine andere Methode der Verstärkung), aber in der Regel ist es ausreichend, Änderungen an nur einem dieser Schritte vorzunehmen. Es kann auch notwendig sein, die Aufgabe selbst zu ändern, sie schwieriger oder leichter zu gestalten, oder die Unterrichtsmaterialien zu ändern oder anzupassen, um die Durchführung einer Aufgabe zu erleichtern oder sie interessanter und abwechslungsreicher zu gestalten.

4.14 Das Spiel

Kinder spielen, weil sie Spaß daran haben und auch, um zu lernen. Je kleiner ein Kind ist, desto untrennbarer sind diese beiden Aspekte miteinander verbunden. Für kleine Kinder ist das Spielen kein separater Teil ihres Lebens. Viele, wenn nicht sogar die meisten Fertigkeiten des Programms können als „spielerische Fertigkeiten“ betrachtet werden. Die unterrichteten Fertigkeiten eröffnen dem Kind mehr Möglichkeiten beim Spiel, so dass es beim Spielen weitere Fertigkeiten erlernen kann. Ein in sich geschlossener Prozess, in dem ein Aspekt den anderen ergänzt.

Spielen bedeutet aber nicht nur Lernen, sondern auch Spaß haben. Wenn das Kind beim Spielen ständig aufgefordert wird, etwas Neues zu probieren, wird ihm die Möglichkeit genommen, seine neu erlernten Fertigkeiten spontan und in entspannter Atmosphäre anzuwenden. Das Kind benötigt Zeiten, in denen es sich mit seinen eigenen Dingen beschäftigen kann, ganz ohne Leistungsdruck. Spielzeiten bieten sowohl dem Kind als auch Eltern und Lehrer viele Vorteile:

- Beim Spielen kann das Kind seine erlernten Fertigkeiten üben.
- Spielen hilft dem Kind, erlernte Fertigkeiten im Gedächtnis zu behalten.
- Beim Spielen lernt das Kind neue Möglichkeiten, seine Fertigkeiten anzuwenden (in einer anderen Umgebung, mit anderen Materialien).
- Beim Spielen lernt das Kind mit anderen zu interagieren (zuhören, sprechen, Dinge mit anderen teilen).
- Spielzeiten bieten die Gelegenheit, das Kind zu beobachten: Wendet es die erlernten Fertigkeiten an? Ist zusätzliche Unterstützung notwendig?
- Spielzeiten bieten Gelegenheiten, dem Kind neue Fertigkeiten beizubringen, und eine angenehme Arbeitsumgebung.
- Spielzeiten geben dem Kind die Möglichkeit, seine Umgebung kennen zu lernen und zu erkunden.

Dem Einprägen und Erweitern der Fertigkeiten über das Spiel wird im Programm eine große Bedeutung beigemessen. Bei vielen Übungen finden sich deshalb Tipps, wie man diese durch das Spielen und bei häuslichen Aktivitäten weiter fördern kann.

4.15 Nachwort

Auch für den Umgang mit dem Programm empfiehlt es sich, mit kleinen Schritten voranzugehen. Es gibt viel „Lesefutter“, das jedoch nicht alles auf einmal bewältigt werden muss. „Kleine Schritte“ wird Eltern, Lehrer und das Kind einige Jahre lang begleiten. Es bleibt genügend Zeit, um immer wieder mal den theoretischen Teil (Heft 1 und 2) durchzublättern und dort gezielt nach bestimmten Themen zu suchen. Nach und nach werden die verschiedenen Bereiche abgeklopft und damit begonnen, die nächsten Ziele für das Kind festzulegen. Die Eltern werden feststellen und sich darüber freuen, dass ihr Kind langsam aber stetig Fortschritte macht – mal mehr, mal weniger, mal in dem einen Bereich, mal in einem anderen. Indem man mit dem Programm arbeitet, nimmt man diese Fortschritte besser wahr und wird merken, dass es so etwas wie einen absoluten Stillstand eigentlich nicht gibt. Eltern und Pädagogen werden so sensibler für die Entwicklung des Kindes und erleben diese bewusster. Angeregt durch die vielen Spiel- und Lernideen aus dem Programm wird die Kreativität angeregt, z. B. wenn zusätzliche Spiele auszudenken sind oder – bei zu großen Schritten – Zwischenschritte einzubauen.

Wichtiges Ziel der Autorinnen des Maquarie-Programms war es unter anderem, Kinder mit einer Entwicklungsverzögerung besser auf den Einstieg in die Schule vorzubereiten. In Australien bedeutete das schon in den 1980er Jahren, den Einstieg in die Regelschule. Durch das gezielte Üben vorschulischer Fertigkeiten wollte man sie möglichst gut vorbereiten, so dass sie dem Lehrplan, gerade in den beiden ersten Jahren, folgen konnten. Deshalb wurde das Frühförderprogramm „Kleine Schritte“ um drei weitere Hefte ergänzt: Heft 9 „Frühes Lesen“, Heft 10 „Zeichnen und Vorbereiten auf das Schreiben“ und Heft 11 „Zählen und Zahlen“. Diese Teile erschienen nach Beginn des Forschungsprojekts „Kleine Schritte“ und wurden daher in ihm nicht angewandt. Hinsichtlich der Beschreibung und Darstellung dieser Hefte sei auf die Publikationen im Jahr 2002 verwiesen. Alle Hefte können beim Deutschen Down-Syndrom InfoCenter bestellt werden.

Dieses Programm soll eine Hilfe sein und will keinesfalls die Eltern unter Druck setzen, wie manchmal von Fachleuten befürchtet. „Kleine Schritte“ ist auch nicht der einzige Weg, einem Kind so gut wie möglich zur Selbstständigkeit zu verhelfen. Es kann aber ergänzend zu dem, was Frühförderstellen bieten, benutzt werden oder gemeinsam von Frühförderpädagogen und Eltern, und es kann Anregungen geben und sich wie ein roter Faden durch die Entwicklung des Kindes ziehen. Es kann auch zum täglichen Begleiter werden und so in den Alltag integriert sein, dass es von dort nicht mehr wegzudenken ist.

5 Eigene Erfahrungen mit dem Programm „Kleine Schritte" – Eine Elternperspektive

Cora Halder

Als meine Tochter mit Down-Syndrom 1985 zur Welt kam, lernte ich schon in der ersten Woche, noch während des Krankenhausaufenthaltes, die Physiotherapeutin kennen, die uns von nun an begleiten würde. Sie klärte uns auf über die Hypotonie des Babys, zeigte uns, wie man das Baby am besten halten und tragen kann und wir vereinbarten einen ersten Turntermin.

5.1 Frühe Förderung mittels strukturierter Hausaufgabenkarten

Kaum waren wir zuhause, fingen wir, angeleitet von Gael, mit der Krankengymnastik an. Gael besuchte uns einmal wöchentlich, übte mit Andrea und zeigte uns, welche Handgriffe und Übungen wichtig waren. Jedes Mal brachte sie eine Karte mit, auf der die Übungen für die kommende Woche standen. Hausaufgaben also! Das war mein erster Kontakt mit dem Macquarie-Programm; nur wusste ich das damals noch nicht. Gael gehörte einem Early Intervention Team an. Bald besuchte uns auch regelmäßig eine Pädagogin und ab und zu bekamen wir wertvolle Tipps von einer Logopädin. Sie alle arbeiteten mit dem gleichen Kartensystem und brachten Karten mit, auf denen unsere Hausaufgaben standen; sprich die Dinge, die wir bis zum nächsten Termin mit unserer Tochter üben sollten. Manche Karten konnten schon in der nächsten Woche wieder abgegeben werden, weil wir das Ziel bereits erreicht hatten. Andere Karten blieben länger; eben so lang, bis Andrea die betreffende Fertigkeit beherrschte. Mir gefiel dieses System. Es war übersichtlich, gut strukturiert, nie zu viel und wir merkten, dass Andrea schnell Fortschritte machte. Mit jeder neuen Karte kamen wir ein kleines Schrittchen weiter. Wir lernten früh, genau zu beobachten und gezielt Dinge mit unserer kleinen Tochter zu machen, die sie in ihrer Entwicklung vorwärts brachten.

Alle vier Monate gab es einen Evaluierungstermin. Im Early Intervention Center wurde unsere Tochter „getestet"; sprich, es wurde mit ihr gespielt, geturnt, gelacht, gesprochen und gesungen. Es wurde genau beobachtet, wie sie mitmachte. Die Ergebnisse wurden in eine Liste eingetragen. (Noch immer wusste ich nichts von einem Programm.) Ausgestattet mit einem Entwicklungsbericht, der die grob- und feinmotorischen Fähigkeiten, die Wahrnehmung, die Sprache sowie das Sprachverständnis beschrieb, und mit den nächsten Hausaufgabenkarten gingen wir heim.

5.2 Frühförderung „aus dem Bauch heraus"

Als Andrea etwas über ein Jahr alt war, kamen wir zurück nach Deutschland. Bald hatten wir uns hier bei einer Frühförderungsstelle und bei einer Krankengymnastin angemeldet. Es sollte keine wertvolle Zeit verloren gehen. Groß waren die Enttäuschung und der Schock, als wir merkten, dass hier Frühförderung ganz anders ablief. Zwar bekamen wir regelmäßig Besuch von einer Vertreterin der Frühförderungsstelle, aber die Arbeitsweise unterschied sich sehr von der, die wir bis dahin gewöhnt waren. Die Pädagogin kam mit einem Korb voller Spielsachen, nahm mal dieses, mal jenes heraus, machte dies und das, aber nach unserem Geschmack wahllos, ohne Struktur, ohne ersichtlichen Sinn. Auf jeden Fall konnte ich keinen roten Faden entdecken und fühlte mich plötzlich sehr allein gelassen. Es gab auch keine Hausaufgaben, nur die Bemerkung, dass das Kind sich ja gut entwickelt habe und wir so weitermachen sollten. Das war mir zu wenig! Die Krankengymnastik jedoch funktionierte optimal. Hier bekamen wir professionelle Hilfe, gute Anleitung und konnten laufend Fortschritte feststellen.

Ich versuchte, was die pädagogische Förderung betraf, mir selbst passende Übungen auszudenken und gutes Spielmaterial zu kaufen oder herzustellen, hatte jedoch das Gefühl, den Faden verloren zu haben.

5.3 Wir entdecken das Programm „Kleine Schritte"

Als ich fast zwei Jahre später durch den niederländischen Down-Syndrom-Verein auf ein australisches Frühförderprogramm aufmerksam gemacht wurde, das die Holländer gerade übersetzt hatten und nun in den Niederlanden verbreiteten, freute ich mich enorm. Eines der ersten Exemplare schickten sie mir nach Deutschland und ich war sofort begeistert. Genau so etwas brauchte ich, um mit meiner Tochter gezielt zu üben. Hunderte von Übungen, fein säuberlich eingeteilt in verschiedene Bereiche. Groß war meine Überraschung und Freude, als ich entdeckte, dass es genau dieses Programm gewesen sein musste, mit dem ich in Neuseeland das erste Jahr mittels unserer Hausaufgabenkarten gearbeitet hatte. Es war natürlich naheliegend, dass man in

Neuseeland dieses australische Frühförderprogramm benutzte. Jetzt konnte ich weitermachen; wir hatten den Faden wieder gefunden.

Einschätzen, Pläne machen, Aufgaben verteilen, Ziele erreichen. Zunächst musste ich herausfinden, wie Andreas Entwicklungsstand in den verschiedenen Bereichen genau war. Da ich zum Glück regelmäßig mit ihr nach München ins Kinderzentrum gefahren war, gab es eine Reihe von Entwicklungsberichte, und auch ich selbst beobachtete meine Tochter immer genau und machte mir Notizen über ihren Entwicklungsverlauf. Dies alles half bei der Einschätzung. Was ich nicht so wusste, probierte ich einfach aus. Dann stellte ich einen Monatsplan auf mit Übungen, die wir in den nächsten vier Wochen mit ihr machen würden, und mit den Zielen, die wir in dieser Zeitspanne erreichen wollten. Zunächst erlebte ich eine herbe Enttäuschung, weil ich nach einem Monat feststellte, dass nur ganz wenige Ziele erreicht waren. Bei den allermeisten Übungen war Andrea noch weit vom Ziel entfernt. Eine leichte Panik machte sich breit. Was hatte ich falsch gemacht? Weshalb war mein Plan gescheitert? Zum Glück fand ich dies bald heraus. Es war ganz einfach. Ich hatte eindeutig viel zu viele Ziele in einer viel zu kurzen Zeit erreichen wollen. Natürlich auch, weil ich keine Ahnung hatte, was so in einem Monat eigentlich möglich ist. Die Lösung war, nur wenige Ziele aufzunehmen, aus jedem Bereich höchstens zwei oder drei Übungen, und siehe da, plötzlich erreichten wir diese Ziele in der geplanten Zeit. Wobei wir es auch nicht immer so genau nahmen; aus dem Monat wurden auch mal fünf oder sechs Wochen.

So lief das Ganze plötzlich. Es war zwar jedes Mal Arbeit für ein oder zwei Abende, die nächsten Schritte zusammenzustellen, aber dann waren die Ziele klar; ich hatte überlegt, welche Spielsachen man dazu bräuchte und diese in greifbarer Nähe gelagert. Es wurde auch gleich überlegt, ob nicht Oma oder Opa etwas übernehmen könnten. Oma war z. B. klasse im Kniereiter spielen und bei Kinderliedern, Opa zog es eher mit dem Buggy in den Wald. Er sammelte dann mit Andrea Tannenzapfen, Blätter etc. Die zwei Jahre ältere Schwester konnte natürlich beim Spielen prima mit einbezogen werden. Meine Lieblingsgebiete waren das frühe Lesen, Lottos, Puzzles machen etc. Als in der Psychomotorik-Gruppe gerade Balancieren geübt wurde, war das praktisch, weil das auch ein Ziel auf unserer Liste war und gleich dort mitgefördert werden konnte.

Die Liste mit den Zielen hing an der Pinnwand und ab und zu schauten wir mal darauf, damit wieder klar war, was gerade wichtig war. Nach einem Monat kontrollierten wir, wie weit wir gekommen waren und was Andrea alles geschafft hatte. Da freuten wir uns jedes Mal festzustellen, dass wir verschiedene Ziele erreicht hatten und wieder einige kleine Schritte vorwärts gekommen waren. Nicht alle Ziele wurden innerhalb der von uns festgesetzten Zeit erreicht. Manches wurde monatelang stets auf die nächste Liste übertragen. Das waren besonders knifflige Dinge, die Andrea schwer fielen. Schneiden mit einer Schere war zum Beispiel schwierig oder Hüpfen und auch das Stehen auf einem Bein. So bekamen wir ein sehr gutes Gefühl für ihre „Schwachstellen“, aber auch für ihre Stärken. Die Kunst bestand darin, sowohl die Stärken weiter zu fördern als auch die schwierigeren Aufgaben immer wieder anzugehen; diese nicht einfach zu vernachlässigen. Durch motivierendes, abwechslungsreiches Material und durch die eigene, erwartungsvolle Begeisterung, gekoppelt mit dem Vertrauen, dass es dem Kind schließlich gelingen würde, erreichten wir nach und nach auch diese Ziele.

Wir wurden ziemlich geschickt im Umgang mit dem Programm, verstanden es immer besser, die Übungen in den Alltag einzubauen. Die meisten Dinge erforderten gar keinen extra Aufwand. Sie wurden im Spiel, beim Spazierengehen, im Alltag integriert. Wir wurden immer kreativer, lernten Spielsituationen für die Entwicklungsschritte auszunützen, an denen wir gerade arbeiteten. Die strukturierteren Spiel-Lernsituationen, wenn wir Lotto oder Memory übten, boten gleichzeitig eine gute Möglichkeit, Arbeitshaltung, Ausdauer und Konzentration zu fördern; Dinge, die später in der Schule wichtig werden würden.

Abgesehen von dem positiven Einfluss, den das Programm „Kleine Schritte" auf die Entwicklung des Kindes hat, bietet es auch viele Vorteile für die ganze Familie:

1. Die Möglichkeit, selbstständig mit einem Frühförderprogramm zu arbeiten, verleiht der Familie eine gewisse Autonomie. Auch ohne die Hilfe von Fachleuten kann mit dem Kind gezielt weiter gearbeitet werden. Frühförderstunden fallen tatsächlich häufig aus, wegen Krankheit, Urlaub oder Personalmangel usw. Eine Stunde Förderung wöchentlich seitens einer Pädagogin ist natürlich viel zu wenig. Wenn dann auch gerade das Kind müde ist, sich nicht wohl fühlt etc., geht so eine Stunde ungenutzt vorbei. Außerdem gibt es Familien, die, bedingt durch ihre Wohnsituation, nur selten oder gar nicht von Pädagogen besucht werden. In all diesen Situationen ist es eine große Erleichterung für die Eltern, zu wissen, dass sie selbstständig mit Hilfe des Programms ihr Kind weiter fördern können.
2. Durch die intensive Beschäftigung mit dem Programm werden die Eltern zu Experten. Sie lernen besser zu beobachten, verstehen, wie Entwicklungsschritte aufeinander folgen, lernen Zwischenschritte einzubauen, werden sicherer im Umgang mit ihrem Kind und entwickeln sich zu kompetenten Gesprächspartnern für Fachleute.
3. Während einerseits das Kind schon früh viele Fertigkeiten erlernt, die seine Integration in die Nachbarschaft und in den Kindergarten erleichtern, werden andererseits die Eltern durch die Arbeit mit dem Programm in vielen Dingen, die ihr Kind betreffen, sicherer. Sie werden selbstbewusster, können die Interessen ihres Kindes besser vertreten und können leichter über die Behinderung des Kindes sprechen; was dann für die Integration der ganzen Familie in ihrem Umfeld förderlich ist. Das Wohlbefinden der Familie wird so günstig beeinflusst.
4. Das Vertrauen der Eltern in sich selbst wird gestärkt, wenn sie sehen, wie durch ihre Unterstützung das Kind Fortschritte macht. So bekommen sie auch immer mehr Vertrauen in die Fähigkeiten des Kindes.

5. Eltern, die schon in den ersten Jahren gelernt haben, ihr Kind mittels eines Programms zu fördern, werden auch später keine Angst davor haben, mit anderen Lernprogrammen (z. B. Frostig, Feuerstein) zu arbeiten. Sie haben die Scheu gegenüber solchen Maßnahmen verloren, sind offener geworden und können leichter einschätzen, ob ein bestimmtes Programm für ihr Kind geeignet ist und wie hoch der Zeitaufwand sein wird.
6. Diese Eltern sind für die Entwicklung ihres Kindes sensibilisiert. Es ist ihnen bewusst, wie lange es manchmal dauern kann, bis das Kind eine Fertigkeit wirklich beherrscht. Sie wissen auch, dass es keinen absoluten Stillstand in der Entwicklung des Kindes gibt und dass es in irgendeinem Bereich immer vorangeht; deshalb sind diese Eltern auch nicht so schnell frustriert. Sie sind zuversichtlicher und ruhiger. Eltern, die nicht mit einem strukturierten Programm arbeiten, haben häufig den Eindruck, dass seit Monaten nichts mehr vorwärtsgeht und sind deswegen beunruhigt, werden schlicht mutlos.

5.4 Schlusswort

Die intensive Beschäftigung mit dem Förderprogramm hat mir persönlich viel Freude bereitet und mich sensibler für die Entwicklungsschritte meiner Tochter Andrea gemacht. Aber auch Andrea hat das Spielen und das Üben Spaß gemacht. Es ist für ein Kind natürlich immer schön, wenn die Eltern sich mit ihm beschäftigen, mit ihm spielen. Dass es sich dabei um ein „Programm" handelte, davon merkte meine Tochter nichts. Einige Jahre lang arbeiteten wir mit dem Programm und wie groß war die Freude, die Genugtuung, zu entdecken, dass wir in jedem Bereich bei den letzten Aufgaben angekommen waren. Da wurde mir klar, wie viel wir doch bei all diesem Spielen „gearbeitet" hatten; wie viel meine Tochter gelernt hatte während dieser Zeit. Und ich auch! Später habe ich mir oft gewünscht, es gäbe ein ähnliches Programm für Teenager. Ich hätte mich sofort darauf gestürzt. Sogar jetzt wäre ich noch dankbar für eine Anleitung bei der Förderung junger Erwachsener!

6 Das Forschungsprojekt „Kleine Schritte" der Universität Dortmund

Meindert Haveman, Dorothee Lappe und Rahel Wevelsiep

6.1 Ziel des Projekts „Kleine Schritte"

Im Jahr 2002 wurde das Frühförderprogramm „Kleine Schritte" im Rahmen eines Forschungsprojekts der Universität Dortmund in Zusammenarbeit mit dem Deutschen Down-Syndrom InfoCenter evaluiert. Das Forschungsprojekt verfolgt das Ziel, das Frühförderprogramm „Kleine Schritte" in Deutschland auf seine Wirksamkeit und Umsetzbarkeit hin zu überprüfen. Für diese Studie wurden Familien gesucht, die mit dem Programm „Kleine Schritte" eine Förderung ihres entwicklungsverzögerten Kindes beginnen wollten. Um die Arbeit mit dem Programm evaluieren zu können, war eine Bereitschaft der Eltern zu einer regelmäßigen Rückmeldung über die Förderung notwendig.

In den ersten drei Monaten der Förderung wurden die Familien durch einen Familienbegleiter betreut. Die Familienbegleiter – Studierende der Universität Dortmund – besuchten die Familien wöchentlich zu Hause und führten sie in das Programm ein. Um Entwicklungsfortschritte bei den Kindern messen zu können, wurde vor der Förderung, nach drei- und zwölfmonatiger Förderung eine Einschätzung des Entwicklungsstandes vorgenommen. Bei den ersten beiden Einschätzungen standen die Familienbegleiter den Eltern helfend zur Seite. Die Einschätzung der Kinder wurde sowohl von den Eltern als auch von den Studenten schriftlich festgehalten und dem Forschungsprojekt zur Auswertung zur Verfügung gestellt.

Neben der Evaluierung der Entwicklungsfortschritte der Kinder sollte auch die Auswirkung des Programms auf die Familie ermittelt werden. Hierbei ging es vor allem um die subjektive Belastung der Eltern und um die kognitive Kompetenz der Eltern in Bezug auf die Förderung ihrer Kinder. Diese Daten sollten mit der Hilfe eines mehrseitigen standardisierten Fragebogens ermittelt werden. Zur Ermittlung der Auswirkungen des Programms „Kleine Schritte" wurden neben den Familien, die mit dem Programm arbeiteten, auch Familien gesucht, die keine Förderung ihrer Kinder mit Hilfe des Programms vornehmen konnten, aber trotzdem bereit waren an dem Projekt teilzunehmen. Diese Familien sollten als Referenzgruppe ebenfalls regelmäßig die Fragebögen beantworten.

Der Kontakt zu den Eltern und die Informationsvermittlung erfolgten im Rahmen von Elternabenden, durch Elternbriefe und Telefonkontakte. Erste Ergebnisse des Projekts wurden im September 2004 bei einer Fachtagung an der Universität Dortmund vorgestellt und diskutiert.

6.2 Teilnehmer

Zielgruppe

Die Zielgruppe für dieses Projekt waren Eltern mit Kindern im Alter von drei bis 54 Monaten und einer größeren kognitiven Entwicklungsverzögerung, die wahrscheinlich auf eine geistige Behinderung zurückzuführen ist. Für die Interventionsgruppe (Förderung mit dem Programm „Kleine Schritte“) wurden Kinder mit ihren Eltern aus dem Gebiet Dortmund und Umgebung gesucht. Da diese Familien wöchentlich von Studenten der Universität Dortmund zu Hause besucht werden sollten, kamen für die Interventionsgruppe nur Familien in Frage, die in einem Radius von ca. 25 Kilometern um die Stadt Dortmund wohnten.

Teilnehmergewinnung

Informiert und geworben für dieses Projekt wurde in der Zeitschrift des Deutschen Down-Syndrom InfoCenters. Zudem wurden in Frühförderstellen Plakate aufgehängt sowie Broschüren ausgelegt und bei regionalen Abendveranstaltungen von Elternvereinen verteilt. Auf der Grundlage dieser Informationsquellen spielte schließlich auch die Mund-zu-Mund-Propaganda der Eltern untereinander eine große Rolle.

Interventionsgruppe und Referenzgruppe

Die Interventionsgruppe setzte sich aus allen Familien zusammen, die eine Förderung mit dem Programm „Kleine Schritte“ begannen. Voraussetzung war, dass die Familie im näheren Umfeld von Dortmund wohnte, so dass sie durch einen Familienbegleiter betreut werden konnte. Insgesamt 44 Kinder in 43 Familien konnten für die Interventionsgruppe gewonnen werden. In einer Familie nahmen also zwei Geschwisterkinder (beide mit Down-Syndrom) an dieser Studie teil.

Zur Referenzgruppe zählten alle Familien, die an der Dortmunder Studie mitwirkten, ihr Kind aber nicht mit dem Programm „Kleine Schritte“ förderten. Es handelte sich hierbei um Eltern und ihre Kinder, die sich zu diesem Projekt angemeldet hatten, aber außerhalb der Region wohnten. Von 38 Eltern, die gefragt worden waren, ob sie an dem Projekt als Referenzgruppe teilnehmen möchten, waren 32 Eltern (84 Prozent) dazu bereit.

Informationswege

Für die Familien der Interventionsgruppe fand im Herbst 2002 ein erster Informationsabend statt. Dabei wurden die Eltern über das Programm „Kleine Schritte“ sowie über die begleitende Forschung informiert. Sie erhielten jeweils eine Version des Frühförderprogramms „Kleine Schritte“ vom Deutschen Down-Syndrom InfoCenter und jede Familie wurde mit einem Familienbegleiter bekannt gemacht. Es bestand die Gelegenheit, sich in verschiedenen Räumen der Fakultät etwas näher kennen zu lernen und erste Absprachen zu treffen. Über einen Zeitraum von drei Monaten wurden die Familien nun wöchentlich von einem Familienbegleiter zu Hause besucht und unterstützt.

Im Januar 2003 wurde ein weiteres Elterntreffen an der Universität Dortmund organisiert. Dieses Treffen ermöglichte einen Erfahrungsaustausch der Eltern untereinander. Die Eltern hatten bei beiden Treffen Gelegenheit, Möglichkeiten und Schwierigkeiten des Programms mit Cora Halder, der Leiterin des Deutschen Down-Syndrom InfoCenters und Herausgeberin des Programms „Kleine Schritte", zu diskutieren.

6.3 Aufgaben der teilnehmenden Familien

Folgende Aufgaben kamen den Familien im Rahmen des Projekts „Kleine Schritte" zu:

1. Einschätzung des Entwicklungsstandes des Kindes (Interventionsgruppe)
2. Förderung mit dem Programm „Kleine Schritte" (Interventionsgruppe)
3. Protokollierung der Förderung (Interventionsgruppe)
4. Beantwortung des Elternfragebogens zu drei Zeitpunkten (Interventions- und Referenzgruppe)

6.3.1 Einschätzung des Entwicklungsstandes des Kindes

Die Arbeit mit dem Programm beginnt mit der Einschätzung der Kinder in den fünf unterschiedenen Förderbereichen. Die erste Einschätzung des Kindes fand im Oktober 2002 vor Beginn der Förderung statt. Eine weitere Einschätzung folgte nach der dreimonatigen Förderung und Begleitung durch den Familienbegleiter. Die letzte Einschätzung im Rahmen des Projekts erfolgte nach zwölfmonatiger Förderung mit dem Programm. Die Eltern sollten bei der Einschätzung ihres Kindes so vorgehen, wie es in dem Programm beschrieben wird. Für das Projekt wurden spezielle Bögen entwickelt, in welche die Eltern ihre Einschätzungsergebnisse eintragen sollten. Diese Bögen bildeten später die Grundlage zur Evaluierung der Entwicklungsfortschritte der Kinder.

6.3.2 Förderung mit dem Programm „Kleine Schritte"

Die Förderung des Kindes im Rahmen des Projekts richtete sich nach den Grundsätzen des Programms „Kleine Schritte" (s. Kap. 4). Vor der Förderung mit dem Programm „Kleine Schritte" mussten auf der Basis der Entwicklungseinschätzung kurzfristige und langfristige Lernziele festgelegt werden. Anschließend konnte ein individueller Förderplan für das Kind aufgestellt werden. Eine tägliche Fördereinheit sollte dabei 45 Minuten nicht überschreiten. Grundsätzlich sollten die Übungen jedoch so gut wie möglich in den Alltag integriert werden. Die Förderung wurde täglich von den Eltern, anderen Familienangehörigen oder weiteren Bezugspersonen durchgeführt. Einmal wöchentlich war während der ersten drei Monate der Familienbegleiter bei einer Fördereinheit anwesend. Dieser unterstützte die Familie auch dabei, die kurzfristigen und langfristigen Lernziele zu formulieren und festzulegen.

6.3.3 Protokollierung der Förderung

Durch das Protokollieren erhalten die Eltern eine Übersicht über Fortschritte, Probleme und besondere Vorkommnisse. Grundsätzlich bleibt es den Eltern überlassen, wie sie den Verlauf ihrer Förderung aufzeichnen. Es muss nicht jede Sitzung akribisch notiert werden. Eine stichwortartige Auflistung der Fortschritte genügt, um ein Bild des Förderverlaufs wiederzugeben. Während der ersten drei Monate des Projekts hatten die Eltern die Aufgabe, die Förderung ihres Kindes zweimal wöchentlich aufzuzeichnen und dieses Protokoll über die Familienbegleiter dem Forschungsteam zukommen zu lassen.

6.3.4 Beantwortung des Elternfragebogens zu drei Zeitpunkten

Bei dem Elternfragebogen handelt es sich um einen mehrseitigen standardisierten Fragebogen. Dieser beinhaltet unter anderem Fragen zur Familiensituation, zur Fördersituation allgemein und speziell mit dem Programm, zur subjektiven Belastung der Eltern und zur allgemeinen kognitiven Kompetenz im Bereich der Frühförderung. Sowohl von den Eltern der Interventionsgruppe als auch von den Eltern der Referenzgruppe wurde zu drei Zeitpunkten eine Beantwortung des Fragebogens erwartet.

6.4 Projektteam

Das Projektteam „Kleine Schritte" koordinierte sowohl die Durchführung der Frühförderung und die Rekrutierung und Kontakte mit den Familien als auch die Vorbereitung und Durchführung der begleitenden Forschung. Das Projektteam „Kleine Schritte" bestand aus:

- Prof. Dr. Meindert Haveman, Projektleiter
- Dipl.-Päd. Dorothee Lappe, wissenschaftliche Hilfskraft
- Rahel Wevelsiep, studentische Hilfskraft

- Markus Elter, studentische Hilfskraft und
- Markus Schäfers, wissenschaftliche Hilfskraft.

In der Vorlesungszeit traf sich das Projektteam unter anderem jeden Dienstag mit den Familienbegleitern (Studenten). Während dieser Sitzungen fand ein Erfahrungsaustausch statt, zudem wurden Beschlüsse über die Gestaltung der Frühförderung und der Forschung gefasst. Nach diesen Treffen bot der Projektleiter eine Sprechstunde für die Familienbegleiter an, die hauptsächlich für die Begleitung der Diplom- und Staatsarbeiten zu dem Projekt „Kleine Schritte" genutzt wurde und für schwierigen Fragen bezüglich der Arbeit mit den Familien.

Um weitere Informationen über das Projekt „Kleine Schritte" für die Eltern und andere Interessierte bereitzustellen, wurde auf der Internetseite der Fakultät Rehabilitationswissenschaften der Universität Dortmund eine Extraseite über das Projekt erstellt und regelmäßig aktualisiert. Zu festgelegten Sprechstunden war das Projektteam jederzeit für Eltern, Studenten und Andere telefonisch erreichbar. Ein persönlicher Kontakt war immer dienstags und donnerstags in der Zeit von zehn Uhr bis zwölf Uhr möglich. Außerhalb dieser Zeiten bestand die Möglichkeit, Nachrichten auf einem Anrufbeantworter zu hinterlassen oder mittels E-Mails Kontakt aufzunehmen.

Neben der Beratung der Eltern sowie der Koordinierung und Auswertung der Forschungsergebnisse kam dem Projektteam die Aufgabe zu, Elternabende zu organisieren und die Fachtagung im September 2004 vorzubereiten.

6.5 Die Familienbegleiter

6.5.1 Das Seminar zur Vorbereitung der Familienbegleiter

Im Sommersemester 2002 fand als Vorbereitung für die Evaluationsstudie an der Universität Dortmund das Seminar „Frühförderung bei Kindern mit geistiger Behinderung" statt. Es richtete sich an Studenten der Sonderpädagogik (Lehramt und Diplom). Da die teilnehmenden Familien das Programm „Kleine Schritte" mit der Hilfe von Studierenden der Sonderpädagogik kennen lernen sollten (ein Student pro Kind), wurde allen potentiellen Familienbegleitern angeraten, das einführende, auf 50 Teilnehmer begrenzte, Seminar zu diesem Frühförderprogramm zu besuchen. Folgende Themen wurden behandelt:

- Die Situation junger Familien mit geistig behinderten Kindern
- Konzepte in der Frühförderung; bestehende Angebote, Strukturen und Finanzierung;
- Entwicklungsprozesse und -phasen in der frühen Kindheit bei Kindern mit Down-Syndrom unter besonderer Berücksichtigung der Motorik, Kommunikation, Kognition, und der emotionalen/sozialen Entwicklung

- Einführung in das Programm „Kleine Schritte“
- Vorbereitung auf die Aufgabe als Familienbegleiter

Ausführlich wurde auf Ziele, Voraussetzungen, Methoden, Prozesse und Evaluation des Frühförderprogramms „Kleine Schritte“ eingegangen. Systematisch und anhand von Beispielen wurden die acht Hefte des Frühförderprogramms mit den Studenten durchgenommen. Alle Studenten bekamen, vorbereitend auf ihre Rolle als Familienbegleiter, ein Exemplar des Programms. Beinahe alle Studenten (n = 44) des Sommersemesters nahmen später als Familienbegleiter an dieser Studie teil. In wöchentlichen Treffen mit den Familienbegleitern an der Universität wurde die Arbeit in den Familien mit dem Programm „Kleine Schritte“ vorbereitet und evaluiert. Dabei wurde systematisch auf Erfahrungen, Probleme und Fragen der Familienbegleiter eingegangen.

6.5.2 Die Rolle der Familienbegleiter

Alle Aktivitäten der Studenten (Einschätzung, Übungen, Evaluation) fanden im Kontext der Familie und unter der Regie der Eltern statt. Die Rolle der Familienbegleiter war anleitend und stützend gedacht. Im Anschluss an die regelmäßigen Familienbesuche wurden die gemeinsamen Förderstunden von den Studenten protokolliert. Anhand der Protokolle ist der Ablauf der Förderung im Rahmen einer Examensarbeit ausgewertet worden. Die Familienbegleiter trafen sich wöchentlich in Kleingruppen von jeweils elf bis zwölf Studenten an der Universität Dortmund. Dabei wurde systematisch auf Erfahrungen, Probleme und Fragen der Familienbegleiter eingegangen. Nach der dreimonatigen Begleitung der Familien füllten alle Familienbegleiter einen mehrseitigen Fragebogen aus.

Tab. 6.1: Rollen der Familienbegleiter (n = 44) in Prozent

Rollen der Familienbegleiter	viel	manchmal	kaum	Total
Emotionale Unterstützung	27,9	44,2	27,9	100
Beobachtung Kind	84,1	11,4	4,5	100
Zwischenschritte absprechen	18,2	59,1	22,7	100
Bei Einschätzungen helfen	29,5	47,7	22,7	100
Zum Durchhalten animieren	20,5	22,7	56,8	100
Förderschritte zeigen	9,1	31,8	59,1	100
Verständnisprobleme beseitigen	18,6	65,1	16,3	100
Andere Aufgaben übernehmen	2,3	11,4	86,4	100

Aus **Tabelle 6.1** wird deutlich, dass die Familienbegleiter kaum eine anleitende oder aktive Rolle bei der Förderung des Kindes einnahmen. Ihre Aktivitäten blieben größtenteils beschränkt auf die Beobachtung des Kindes gemeinsam mit der Mutter, auf emotionale Unterstützung, das Mithelfen bei Zwischenschritten und Einschätzungen und das Beseitigen von Verständnisproblemen in Bezug auf das Programm. Von einer Rolle als Berater wurde den Familienbegleitern in diesem Projekt explizit abgeraten. Die ausschließliche Regie über die Frühförderung war in den Händen der Eltern. Von den Familienbegleitern wurden in diesem Projekt nur unterstützende Hilfen verlangt.

6.6 Die Rolle des Deutschen Down-Syndrom InfoCenters

Das Projekt „Kleine Schritte“ verfolgte das Ziel, das gleichnamige Frühförderprogramm in Deutschland auf seine Wirksamkeit und Umsetzbarkeit hin zu überprüfen. Realisiert wurde das Projekt mit Hilfe des Deutschen Down-Syndrom InfoCenters. Letzteres stellte sowohl für die teilnehmenden Familien als auch für die Familienbegleiter jeweils ein Förderprogramm kostenlos zur Verfügung. Des Weiteren war das InfoCenter wesentlich an der Finanzierung des Projekts beteiligt.

Im Rahmen der ersten Elternveranstaltung gab Cora Halder, die Leiterin des Deutschen Down-Syndrom InfoCenters und Herausgeberin des Programms „Kleine Schritte“, eine Einführung in die Arbeit mit dem Programm. Auch bei der zweiten Elternveranstaltung hatten die Eltern die Möglichkeit, sich mit ihr über Erfahrungen bei der Arbeit mit dem Programm auszutauschen. In beiden Veranstaltungen mit den Eltern waren die Beiträge von Cora Halder von großer Bedeutung. Sie konnte wie keine andere als Expertin für das Programm mit den Eltern dessen Möglichkeiten und Schwierigkeiten diskutieren.

6.7 Die Rolle der Frühförderstellen

Das Programm „Kleine Schritte“ bietet Eltern eine Möglichkeit, selbstständig ihre Kinder zu fördern. Die Förderung mit dem Programm kann ergänzend zu der Förderung durch Frühförderstellen vorgenommen werden. Eine Begleitung durch diese Stellen ist prinzipiell möglich, aber nicht unbedingt notwendig, da bei dem Projekt Frühförderstellen keine direkte Rolle spielten. Es wurde allerdings im Rahmen der Elternfragebögen evaluiert, wie die Frühförderstellen auf das Programm „Kleine Schritte“ reagierten und wie gut sich die Förderung der Kinder koordinieren ließ.

6.8 Die wissenschaftliche Evaluation des Projekts „Kleine Schritte“

Über 95 Prozent der teilnehmenden Eltern an dem Projekt „Kleine Schritte“ hatten ein Kind mit Down-Syndrom. Aus Gründen der Vergleichbarkeit bleibt die weitere Analyse der Daten auf diese Familien beschränkt. Zur Evaluation des Programms wurden für die Teilnehmer drei Erhebungszeitpunkte festgelegt: Kurz vor Beginn der Förderung und Betreuung durch den Familienbegleiter (T_0), nach Beendigung der Betreuung durch den Familienbegleiter (nach drei Monaten, T_1) und nach einer Periode von einem Jahr (T_2), um auch langfristige Effekte feststellen zu können. Die Datenerhebung für die Interventions- und Referenzgruppe fand mit kleineren Abweichungen gleichzeitig statt. Die multidimensionale und multiperspektivische Datenerhebung nahm dabei sowohl die Entwicklung des Kindes, die Sichtweise der Eltern als auch die Fördersituationen insgesamt in den Blick. Es wurden quantitative sowie qualitative Erhebungsinstrumente und -verfahren entworfen und eingesetzt:

- Standardisierte Elternfragebögen
- Bögen zur Einschätzung der Entwicklungsschritte der Kinder basierend auf Heft 8 des Programms „Kleine Schritte“ (Einschätzung der aufeinanderfolgenden Entwicklungsschritte)
- Fragebögen für die Familienbegleitung
- Freie und strukturierte Beobachtungen und Protokolle der Fördersituationen

6.8.1 Formen der Datengewinnung

Einige vom Projektteam entwickelte Fragebögen richteten sich ausschließlich an die Eltern, andere an die Familienbegleiter und es gab auch weitere, die gemeinsam ausgefüllt werden sollten. Im Folgenden werden die einzelnen Bögen kurz vorgestellt.

Der Anmeldebogen

Zu Beginn des Projekts erhielten beide Untersuchungsgruppen (Referenz- und Interventionsgruppe) einen Anmeldebogen. Der Bogen sollte neben den Personalien auch Merkmale der familiären Situation, gestellte Diagnosen, bisherige therapeutische Maßnahmen und medizinische Maßnahmen erheben. Anhand der hierbei gewonnenen Daten wurde zudem eine individuelle Code-Nummer für jede Familie generiert, um die Anonymisierung der Daten zu gewährleisten.

Der Elternfragebogen

Sowohl die Eltern der Interventionsgruppe als auch die Eltern der Referenzgruppe erhielten nach der Anmeldung in den gleichen zeitlichen Abständen einen Elternfragebogen zur Beantwortung. Der Dortmunder Elternfragebogen zur Frühförderung (Haveman, 2002) sollte Aufschluss über die derzeitige familiäre Situation sowie den aktuellen Wissensstand bezogen auf die Frühförderung allgemein geben. Die Interventionsgruppe erhielt den Fragebogen erstmals vor der Lektüre des Programms „Kleine Schritte" im Oktober 2002. Die Referenzgruppe wurde im Januar 2003 erstmalig gebeten, den Bogen auszufüllen. Der Elternfragebogen umfasste 78 Fragen und diente der Erhebung folgender Daten:

- derzeitige familiäre Situation
- bisherige durchgeführte Frühfördermaßnahmen
- Erfahrungen mit dem Programm „Kleine Schritte"
- Einstellungen, Sorgen, Hoffnungen und Wünsche der Eltern in Bezug auf ihr betroffenes Kind
- Hilfen, die die Eltern in Anspruch nehmen
- Wissensstand der Eltern im Hinblick auf die Frühförderung
- bisheriger Entwicklungsverlauf des Kindes
- Fördersituation innerhalb der Familie

Die durch den Fragebogen erfassten Daten sollten Aufschluss darüber geben, in welcher Weise sich die untersuchten Größen durch die Arbeit mit dem Programm „Kleine Schritte" verändern. Insbesondere im Hinblick auf den Wissensstand zum Thema Frühförderung und zum Thema Selbstvertrauen in der Förderung wurden hier interessante Ergebnisse erwartet.

Der Evaluationsbogen für den Familienbegleiter

In der zweiten Phase des Projekts wurde die Rolle der Familienbegleiter mittels eines Fragebogens evaluiert. Es ging unter anderem darum, ihre Erfahrungen und persönlichen Einschätzungen bezogen auf die Frühförderaktivitäten in der Familie mit dem Programm „Kleine Schritte" zu erfassen. Dieser Evaluationsbogen für Familienbegleiter (Haveman, 2002) erhebt folgende Einschätzungsdaten:

- Einschätzungen der Veränderungen bezogen auf die Eltern-Kind-Beziehungen (z. B. Sicherheit im Umgang mit dem Kind)
- Abhängigkeit der Eltern von „Fachleuten"
- Einschätzung des eigenen Nutzens der Arbeit als Familienbegleiter, Einschätzung der eigenen Funktion in der Familie

- Einschätzung der eigenen Beziehung zu den Eltern und zum Kind
- Einschätzung zum Umgang der Eltern mit dem Programm (z. B. Integration in den Alltag)
- Einschätzung der Programmeffekte für Eltern und Kind
- Bewertung der Auswirkungen des Programms auf die Familie im Allgemeinen (positiv/negativ)
- Einschätzung im Hinblick auf familiendynamische Prozesse (z. B. das Maß der Einbindung des Vaters in die Frühförderung)
- Einschätzung, ob und in welcher Weise die Eltern fähig sind, ohne die Hilfe des Familienbegleiters mit dem Programm zu arbeiten

Der Protokollbogen

Die Eltern erhielten zudem vom Projektteam entsprechend den Vorgaben des Programms entwickelte Protokollbögen (Lappe & Wevelsiep, 2002) ausgehändigt, in die sie die Förderaktivitäten und die zu verzeichnenden Fortschritte notierten. Die Bögen halfen den Eltern auch dabei, einen Überblick über die derzeitige Förderung in den verschiedenen Entwicklungsbereichen ihres Kindes zu behalten.

Auf dem Protokollbogen wurden die Lernziele mit ihren entsprechenden Kürzeln (vgl. Heft 1–8, Programm „Kleine Schritte“) aufgenommen und es wurde vermerkt, ob das Kind eine entsprechende Übung beherrscht. So war für die Eltern jederzeit ersichtlich, auf welcher Entwicklungsstufe sich ihr Kind aktuell befand. Auch hatten sie die Möglichkeit, hier die von ihnen eingeführten Zwischenschritte aufzuzeichnen. Die ausgefüllten Protokollbögen wurden wöchentlich durch die Familienbegleiter an das Projektteam zur späteren statistischen Auswertung weitergeleitet.

Der Einschätzungsbogen

Die Eltern wurden während des Projekts zu drei verschiedenen Zeitpunkten aufgefordert, die Fähigkeiten ihres Kindes in den verschiedenen Entwicklungsbereichen einzuschätzen. Diese Einschätzung wurde zu Beginn, nach drei Monaten und nach zwölf Monaten erfragt. Aufgabe der Familienbegleiter war es, die Eltern bei der ersten Einschätzung im Oktober 2002 zu unterstützen. In den Einschätzungsbögen wurden die Kürzel aus der Übersicht der aufeinanderfolgenden Entwicklungsschritte (vgl. Heft 8, Programm „Kleine Schritte“) aufgenommen, und es wurde der jeweilige Punkt in der Entwicklungsabfolge markiert, an dem das Kind eine Aufgabe nur noch mit Hilfestellung oder gar nicht mehr bewerkstelligen konnte.

Durch den Vergleich der Ergebnisse in den Einschätzungsbögen lassen sich die Entwicklungsfortschritte für jedes Kind genau ablesen – und es werden wertvolle Daten für die Forschung gewonnen.

Die zuvor vorgestellten Erhebungsinstrumente erlauben die Untersuchung der für das Projekt relevanten Effekte, die in Kapitel 7 und 8 aufgezeigt werden sollen.

6.8.2 Projektphasen der Untersuchung

Bezüglich der Realisierung des Projekts „Kleine Schritte“ wurden zu Beginn vier Phasen unterschieden, die durch unterschiedliche Aktivitäten gekennzeichnet sind (s. **Tabelle 6.2**).

Tab. 6.2: Die vier Projektphasen

Phase 1 **Übungsphase** (Mitte Oktober bis Mitte Dezember 2002)	• Die Eltern lernen das Programm ,,Kleine Schritte'' kennen (über und mit den Familienbegleitern) • Die erste Einschätzung des Kindes in den fünf Bereichen findet mit Hilfe der Familienbegleiter statt (Einschätzungsbogen I, Oktober/November) • Die Elternsituation in der Ausgangslage (T_0) wird erhoben, Interventionsgruppe (Elternfragebogen I, Oktober/November)
Phase 2 **Kurzzeitresultate** (Mitte Dezember 2002 bis Mitte Februar 2003)	• Die Fördermethoden und der Umgang mit dem Programm ,,Kleine Schritte'' werden ebenso geübt wie die regelmäßige Evaluation und Protokollierung der Übungen mit dem Kind • Der Übergang in die Förderungsroutine und Alltagsförderung soll durch die Eltern bewerkstelligt werden • Die Kurzzeitergebnisse in Bezug auf die Förderung der Kinder werden erfasst (Einschätzungsbogen II, Januar) • Evaluation der Rolle der Familienbegleiter findet statt • Die Elternsituation in der Ausgangslage (T_0) wird erhoben, Referenzgruppe (Elternfragebogen I, Januar) • Die Kurzzeitergebnisse der Elternsituation werden erhoben, Interventionsgruppe (Elternfragebogen II, Januar)
Phase 3 **Kurz- und Langzeitresultate** (Mitte Februar 2003 bis Ende Oktober 2003)	• Der Zwischenbericht wird verfasst • Die Kurzzeitergebnisse der Elternsituation werden erhoben, Referenzgruppe (Elternfragebogen II, April) • Die Langzeitergebnisse in Bezug auf die Förderung der Kinder werden erfasst (Einschätzungsbogen III, Oktober) • Die Langzeitergebnisse der Elternsituation werden erhoben, Interventionsgruppe (Elternfragebogen III, Oktober)
Phase 4 **Auswertung und Berichterstattung** (Ende Oktober 2003 bis Ende September 2004)	• Die Langzeitergebnisse der Elternsituation werden erhoben, Referenzgruppe (Elternfragebogen III, Oktober) • Statistische Auswertung Kurz- und Langzeitresultate Kind (Einschätzungsbogen I–III) • Statistische Auswertung Kurz- und Langzeitresultate der Eltern (Elternfragebogen I–III) • Vergleich der Resultate der Interventions- und Referenzgruppe (Elternfragebogen I–III)

	• Auswertung von Filmmaterial, qualitativen Untersuchungen und Einzelfallstudien • Endbericht für Eltern, Deutsches Down-Syndrom InfoCenter und Familienbegleiter • Publikation der Resultate in ,,Leben mit Down-Syndrom'' (2004) • Publikation der ersten Resultate auf der Konferenz der IASSID in Montpellier (2003) • Ganztägige Fachtagung zum Projekt ,,Kleine Schritte'' an der Universität Dortmund • Empfehlung für eine Weiterentwicklung des Programms ,,Kleine Schritte'', Implikation für die Praxis der Frühförderung, Empfehlung für weitere wissenschaftliche Forschung

Während der ersten Phase fand zweimal ein Elterntreffen der Projektteilnehmer statt (17.10.2002 und 24.01.2003). Bei dem ersten Treffen wurden die Teilnehmer informiert über das Programm „Kleine Schritte“ und die begleitende Forschung. Auch fand ein „matching“ von Familien und Familienbegleitern statt. Das zweite Treffen fand statt, um einen Erfahrungsaustausch zwischen den Eltern untereinander zu ermöglichen und erste Ergebnisse vorzustellen.

6.9 Die Teilnahme

Die Teilnahme am Projekt seitens der beiden Untersuchungsgruppen gestaltete sich quantitativ wie in **Tabelle 6.3** dargestellt.

Tab. 6.3: Teilnahme am Projekt (T_0, T_1, T_3) nach Informationsquelle

	Interventionsgruppe		Referenzgruppe
	Elternfragebogen	Einschätzungsbögen	Elternfragebogen
Anfangszeitpunkt (T_0)	37	36	26
Messzeitpunkt nach 6 Monaten (T_1)	35	37	22
Messzeitpunkt nach zwölf Monaten (T_2)	28	28	19

Es bleibt festzustellen, dass lediglich ein geringer Teilnehmerschwund über den Untersuchungszeitraum von einem Jahr zu verzeichnen war. In der Interventionsgruppe beantworteten nach einem Jahr noch etwa 75 Prozent der teilnehmenden Eltern den Fragebogen, in der Referenzgruppe waren es noch etwa 73 Prozent. Für den Rücklauf der Einschätzungsbögen bezüglich der Entwicklungsbereiche der teilnehmenden Kinder gelten vergleichbare Rücklaufquoten.

6.10 Bildung der Hypothesen

Das Programm „Kleine Schritte" soll den Eltern dabei helfen, Bildungs- und Erziehungsziele mit ihrem Kind zu erreichen und will keinesfalls die Eltern unter Druck setzen. Es soll keine Hektik aufkommen; kein Zugzwang entstehen – was heute nicht passiert, geschieht eben morgen, wird übersprungen oder in der nächsten Woche erledigt. Nach und nach werden die Bereiche bearbeitet und neue Ziele für das Kind festgelegt. Es wird angenommen, dass die Eltern, die mit dem Programm arbeiten, lernen, dass es so etwas wie einen absoluten Stillstand in der Entwicklung ihres Kindes eigentlich nicht gibt. Sie werden sensibler für die Entwicklung ihres Kindes und erleben diese bewusster.

„Kleine Schritte" ist nicht der einzige Weg, um Langzeitziele zu erreichen, z. B. dem Kind so gut wie möglich zu helfen, selbstständig zu werden und am gesellschaftlichen Leben teilzunehmen. Das Programm kann ergänzend zu dem, was die Frühförderstellen bieten, benutzt werden, es kann Anregungen geben und sich wie ein roter Faden durch die Entwicklung des Kindes ziehen. Es kann auch zum täglichen Begleiter werden, der die Förderung in den Alltag integriert, so dass es dort nicht mehr wegzudenken ist.

Das Frühförderprogramm „Kleine Schritte" liefert praktische Richtlinien für die Erziehung und Bildung von Kindern mit Entwicklungsverzögerungen in ihrem häuslichen Umfeld. Da das Programm von den Eltern und unter Regie der Eltern durchgeführt wird, besteht die Annahme, dass das Programm „Kleine Schritte" die Handlungssicherheit von Mutter und Vater bei der Erziehung des Kindes stärken wird. Das Programm betrachtet die Eltern als die wichtigsten Erzieher für das Kind und bietet umfangreiche Hilfen sowohl im Hinblick auf den Unterrichtsstoff als auch auf die Lehrmethoden an. Die Grundprinzipien zur Unterrichtung von Kindern mit Behinderung werden durch viele praktische Vorschläge ergänzt, die sich auf viele Jahre praktische Erfahrung stützen und berücksichtigen, was Eltern als nützlich und sinnvoll erkannt haben.

Bei der Einschätzung der Möglichkeiten des Kindes, der Bestimmung der Lang- und Kurzzeitziele sowie auch bei der Förderung wird im Programm „Kleine Schritte" versucht, neben der Mutter auch andere Familienmitglieder (Vater, Großeltern, ältere Geschwister usw.) einzubeziehen. Es wird angenommen, dass im Verlauf des Projekts mehr Väter, Großeltern und ältere Geschwister Aufgaben bei der alltäglichen Förderung des Kindes übernehmen. In Anlehnung an die Forschungsergebnisse von Casto und Mastropieri wird vermutet, dass Familien, die lange und intensiv mit dem Programm „Kleine Schritte“ arbeiten, bessere Resultate mit dem Kind erzielen als Familien, die nur relativ kurz und oberflächlich mit dem Programm arbeiten.

Die Ziele des Projekts „Kleine Schritte“ wurden vor Beginn der Studie als konkrete Erwartungen (Hypothesen) formuliert hinsichtlich wünschenswerten und relevanten Ergebnissen. Die Forschungshypothesen bezogen sich einerseits auf Aspekte der Effektivität, andererseits auch auf Aspekte der Adäquanz und Umsetzbarkeit des Programms.

6.10.1 Hypothesen zur Effektivität des Programms

Hypothese 1: Die Entwicklungsfortschritte der Kinder der Interventionsgruppe sind von T_0 nach T_1 (nach drei Monaten) und von T_0 nach T_2 (nach zwölf Monaten) in den zentralen Entwicklungsbereichen vergleichbar mit denen der Regelentwicklung.

Spezifischeres wird hinsichtlich der Effektivität des Programms erwartet:

1. Es findet in den ersten sechs Monaten eine Leistungssteigerung statt, da die Familienbegleiter die Familie mit dem Programm vertraut machen und intensiv mit dem Programm gearbeitet wird.
2. Durch das Programm werden die Eltern in die Lage versetzt, ihr Kind selbstständig mit dem Programm zu fördern. Dadurch ist auch eine Leistungssteigerung in der Zeit erkennbar, in der die Eltern ohne Familienbegleiter das Programm fortsetzen (siebter bis zwölfter Monat).
3. Es wird angenommen, dass die Leistungsfähigkeit der Kinder durch das Programm nicht nur absolut, sondern sogar überdurchschnittlich in Bezug auf ein normalentwickeltes Kind steigt. Das bedeutet, dass die Kinder in diesem Projekt immer mehr Fertigkeiten erlernen, die der altersgemäßen Entwicklung entsprechen.
4. Entsprechend der Metaanalyse von Gibson und Harris von 1988 (in: Weiß, 1999, 30) können die Entwicklungsbereiche Feinmotorik sowie persönliche und soziale Fähigkeiten besonders gut gefördert werden und führen zu besseren Resultaten im Vergleich zur Kommunikationsentwicklung und der Entwicklung sozialer Kompetenzen.
5. Entsprechend der Verhaltensbiologie (vgl. Mühl, 2000, 84), die auf eine optimale Lernphase in der frühen Kindheit hinweist, sollte die Förderung so früh wie möglich beginnen. Bei der Untersuchungsgruppe werden demnach jüngere Kinder (bis drei Jahre) im Hinblick auf die Normalentwicklung eine höhere Leistungssteigerung erzielen als ältere Kinder (vier bis fünf Jahre).

Hypothese 2: Im Vergleich zum Anfang der Studie sind in den Familien der Interventionsgruppe später mehr Väter, Geschwister und andere Familienmitglieder in die Förderung des Kindes mit eingebunden.

Hypothese 3: Eltern der Interventionsgruppe zeigen mehr Erziehungssicherheit und weniger subjektive Belastung als Eltern der Referenzgruppe.

6.10.2 Hypothesen der Adäquanz und Umsetzbarkeit des Programms

Hypothese 4: In der Arbeit mit dem Programm „Kleine Schritte“ wird es kaum zum Konflikt mit anderen Frühförderaktivitäten/-instanzen kommen.

Hypothese 5: Eltern, die mit dem Programm „Kleine Schritte“ arbeiten, sind zeitlich nicht mehr belastet als Eltern der Referenzgruppe.

Hypothese 6: Die Eltern der Interventionsgruppe werden nach dem dreimonatigen Üben mit dem Programm und der Unterstützung durch den Familienbegleiter in der Lage sein, selbstständig mit dem Programm zu arbeiten und die Fähigkeiten ihres Kindes angemessen einzuschätzen und zu fördern.

Hypothese 7: Die Lernaktivitäten mittels des Programms „Kleine Schritte“ können zum größten Teil in den Alltag integriert werden.

Die Resultate für die Hypothesen zur Effektivität des Programms „Kleine Schritte“ auf Kindebene (Hypothesen a bis e) werden in Kapitel 7 präsentiert. Die Ergebnisse zu den übrigen Hypothesen (2 bis 7) sind in Kapitel 8 nachzulesen.

6.11 Familienprofil in der Ausgangslage

Zu Beginn der Studie gab es keine statistisch signifikanten Unterschiede in der Zusammensetzung der Interventions- und der Referenzgruppe bezüglich der befragten Merkmale der Kinder und der Familien. Die Angaben in **Tabelle 6.4** beziehen sich ausschließlich auf Familien mit Kindern mit Down-Syndrom.

Tab. 6.4: Vergleich von Merkmalen der Interventions- und Referenzgruppe zu Beginn der Studie (T_0) in Prozent

	Interventionsgruppe (I; n=37)	Referenzgruppe (R; n=26)
Anzahl der Kinder in der Familie		
1 Kind	38	36
2 Kinder	43	36
> 2 Kinder	19	28
Platz des behinderten Kindes		
1. Kind	57	50
2. Kind	27	25

	Interventionsgruppe (I; n=37)	Referenzgruppe (R; n=26)
> 3. Kind	16	25
Aufenthaltsort der betroffenen Kinder tagsüber		
Zu Hause	70	68
Kindergarten	16	20
Kindertagesstätte	8	8
Großeltern	6	–
Sonstiges	–	4
Hilfen, die die Familien in Anspruch nehmen (Mehrfachnennungen möglich)		
Häuslicher Pflegedienst	3	4
Wochenendbetreuung	3	–
Familien entl. Dienst	16	8
Andere Beratungsstellen	3	4
Private Hilfen	13	12
Kontakt zu Paramedizinischen Instanzen (Mehrfachnennungen möglich)		
Frühförderung	95	85
Logopädie	69	56
Krankengymnastik/Physiotherapie	78	96
Kenntnis/Gebrauch des Programm ,,Kleine Schritte'' vor der Studie		
Nein, kennen wir nicht	24	19
Ja, ist uns bekannt	49	34
Ja, wir besitzen es, benutzen es aber nicht	24	43
Ja, wir haben das Programm schon mal ausprobiert	3	4

In beiden Gruppen zeigt sich, dass von den Kindern einer Familie zumeist das erste Kind betroffen ist. Im Durchschnitt haben die teilnehmenden Familien zwei Kinder (I: 43 Prozent; R: 36 Prozent). Es hat sich ferner herausgestellt, dass in beiden Gruppen die Kinder den größten Teil ihrer Tageszeit zu Hause bei den Eltern verbringen. Dies lässt sich unter anderem damit erklären, dass die meisten (66 Prozent) der an der Studie teilnehmenden Kinder maximal 36 Monate alt sind und demnach weder Kindergarten noch Kindertagesstätte besuchen. Der Aufenthalt bei den Großeltern (6 Prozent) und die Konsequenzen für die Erziehung und Frühförderung dieser Kinder wurden bis jetzt nur wenig von der Fachwelt untersucht.

Vor Beginn des Projekts arbeitete kaum eine der Familien mit dem Programm „Kleine Schritte“. Dies gilt sowohl für die Eltern der Interventions- als auch für die der Referenzgruppe. Es hatten 24 Prozent der Familien der Interventionsgruppe (R: 19 Prozent) noch nichts von diesem Programm gehört, 49 Prozent war das Programm bekannt (R: 34 Prozent), 24 Prozent besaßen das Programm (R: 43 Prozent) und drei Prozent hatten es auch schon einmal in irgendeiner Weise bei der Förderung ihres Kindes eingesetzt (R: 4 Prozent). Auffällig ist, dass in beiden Untersuchungsgruppen ein Großteil der Eltern angibt, das Programm „Kleine Schritte“ zu kennen und teilweise auch zu besitzen. Nur sehr wenige dieser Eltern haben jedoch das Programm bereits ausprobiert oder angewendet.

Obwohl es einige kleinere Unterschiede gibt, kann man davon ausgehen, dass die Ausgangslage für die Familien der Interventions- und Referenzgruppe ungefähr gleich ist. Dies bestätigt sich in dem Vergleich der Hilfen, die die Familien in Anspruch nehmen (z. B. Wochenendbetreuung, Erziehungsberatung, private Hilfen) und in den Kontakten der Familie mit paramedizinischen Instanzen (z. B. häuslicher Pflegedienst, Logopädie, Krankengymnastik).

7 Ergebnisse in Bezug auf die Fördereffekte bei den Kindern

Michaela Hatebur

7.1 Einleitung

In diesem Kapitel werden zunächst die untersuchten Hypothesen dargestellt. Da die sogenannte Normalentwicklung bei der Auswertung eine wichtige Rolle spielt, wird die im Programm zugrunde gelegte Normalentwicklung mit den Angaben in der Fachliteratur verglichen. Um die gewonnenen Ergebnisse transparent und nachvollziehbar darstellen zu können, werden im Anschluss die Datenerfassung und das Auswertungsverfahren vorgestellt. Im weiteren Verlauf werden die Ergebnisse der Auswertung präsentiert, um sie dann entsprechend der Hypothesen zu analysieren.

7.2 Hypothesen

Bei der Untersuchung wurden die folgenden Hypothesen bearbeitet:

1. Es findet in den ersten sechs Monaten eine Leistungssteigerung statt, da die Familienbegleiter die Familie mit dem Programm vertraut machen und intensiv mit dem Programm gearbeitet wird.
2. Durch das Programm werden die Eltern in die Lage versetzt, ihr Kind selbstständig mit dem Programm zu fördern. So ist auch eine Leistungssteigerung in der Zeit erkennbar, in der die Eltern ohne Familienbegleiter das Programm fortsetzen (siebter bis zwölfter Monat).
3. Es wird angenommen, dass die Leistungsfähigkeit der Kinder durch das Programm nicht nur absolut, sondern sogar überdurchschnittlich in Bezug auf ein normalentwickeltes Kind steigt. Das bedeutet, dass die Kinder in diesem Projekt immer mehr Fertigkeiten erlernen, die der altersgemäßen Entwicklung entsprechen.
4. Entsprechend der Metaanalyse von Gibson und Harris 1988 (vgl. Weiß 1999, 30) können die Entwicklungsbereiche Feinmotorik sowie persönliche und soziale Fähigkeiten besonders gut gefördert werden und führen zu besseren Resultaten im Vergleich zur Kommunikationsentwicklung und der Entwicklung sozialer Kompetenzen.

5. Entsprechend der Verhaltensbiologie (vgl. Mühl, 2000,84), die auf eine optimale Lernphase in der frühen Kindheit hinweist, sollte die Förderung so früh wie möglich beginnen. Bei der Untersuchungsgruppe werden demnach jüngere Kinder (bis drei Jahre) im Hinblick auf die Normalentwicklung ihre Leistung mehr steigern als ältere Kinder (vier bis fünf Jahre).

Des Weiteren wurde der Frage nachgegangen, ob in dieser Auswertung geschlechtsspezifische Unterschiede und Unterschiede zwischen Einzelkindern und Geschwisterkindern festzustellen waren.

7.3 Vergleich der dem Programm zugrunde gelegten Normalentwicklung mit der Literatur

Die Entwicklung des Menschen kann als ganzheitlicher Prozess verstanden werden, der auf verschiedenen Ebenen abläuft: der physischen, der psychischen, der emotionalen und der sprachlichen Ebene. Ein Kind, das sich entwickelt, passt sich immer besser an die Gegebenheiten seiner Umwelt an; das heißt, es findet sich immer besser darin zurecht. Es wird immer selbstständiger und somit unabhängiger. Kinder erlernen Fertigkeiten in einer bestimmten Reihenfolge, wobei einige Fertigkeiten von einigen Kindern auch übersprungen werden. Die Entwicklung wird jedoch auch wesentlich durch genetische Faktoren und Umweltfaktoren beeinflusst (vgl. Flehmig, 2001, 9). Um Abweichungen der Entwicklung, also Entwicklungsverzögerungen oder Behinderungen früher diagnostizieren zu können, wurde der Begriff „Normalentwicklung" eingeführt. Darunter wird die mittlere Entwicklung aller Kinder verstanden. Anhand ihrer wird dargestellt, wann ein durchschnittlich entwickeltes Kind welche Fertigkeit erlernt.

Im Folgenden werden die Sichtweisen der Normalentwicklung von Bobath, Kiphard und Flehmig vorgestellt und im Anschluss mit der Sichtweise der Normalentwicklung des Kleine-Schritte-Programms verglichen. Im Jahr 1977 beschrieben Bertha und Karel Bobath die Normalentwicklung anhand von „Meilensteinen". Dabei wurden bestimmte Fertigkeiten der Entwicklung herausgegriffen und dem Alter zugeordnet, in dem sie erlernt werden. Bertha und Karel Bobath definierten unter anderem die in **Tabelle 7.1** aufgeführten Meilensteine (nach Joachim, 1).

Tab. 7.1: „Meilensteine" in der Normalentwicklung

6 Wochen	Das Kind kann den Kopf in der Bauchlage für kurze Zeit anheben.
1 Monat	Kopfkontrolle schwebend in Bauchlage
3 Monate	Das Kind hebt den Kopf in der Bauchlage über einen längeren Zeitraum an.
5 Monate	Das Kind kann mit Unterstützung sitzen.
6 Monate	sichere Kopfkontrolle
9 Monate	Das Kind kann mit Unterstützung stehen.
10 Monate	Das Kind sitzt ohne Unterstützung und kann krabbeln.
13 Monate	Das Kind kann mit Festhalten an einer Hand laufen.
14 Monate	Das Kind steht ohne Hilfe; vom Stehen mit Festhalten allein zum Sitzen.
18 Monate	Das Kind läuft ohne Hilfe.
24 Monate	freihändiges Aufstehen
3 Jahre	beidbeiniges Hüpfen von einer Stufe
4 Jahre	Treppenbewältigung
5 Jahre	mind. fünfmaliges einbeiniges Hüpfen

Nach Kalbe (1993, 13) können die Altersangaben bei den Meilensteinen nur als Richtwerte betrachtet werden, da jedes Kind ein anderes Lerntempo hat. Die Reihenfolge, in der die Fertigkeiten vom Kind erlernt werden, bleibt nach Kalbe aber konstant.

Kiphard erstellte 1975 eine sensomotorische Entwicklungsfolge für den Altersbereich von null bis vier Jahren. Die Eltern können anhand der Entwicklungsfolge ihr Kind einschätzen und sich auch darüber informieren, was ein Kind in welchem Zeitraum lernen könnte. Die sensomotorische Entwicklungsfolge enthält insgesamt 240 Aufgaben bzw. Entwicklungsschritte. Diese sind entsprechend der Entwicklungsbereiche eingeteilt in:

1. Sehen und optisch wahrnehmen
2. Greifen sowie Hand- und Fingergeschick
3. Fortbewegung und Gesamtkörperkontrolle
4. Mundgeschick und aktiver Sprachschatz
5. Hören und akustisch wahrnehmen (Sprachverständnis)

Das Lernalter, das rechts neben den Spalten aufgeführt wird, ist von unten nach oben sortiert. Die Altersangaben stellen nicht den Durchschnittswert dar, wie es bei den anderen vorgestellten Entwicklungsverläufen der Fall ist; hier werden die Mindestanforderungen angegeben. Damit die Spätentwickler nicht als entwicklungsverzögert eingeschätzt werden, orientiert man sich hierbei an der untersten Grenze der Norm. Ein Kind erreicht dementsprechend bei einer normalen Leistung einen höheren Wert als den der aus der

Folge entsprechend der Fertigkeiten ermittelt werden kann (vgl. Kiphard, 2002, 10).

Bei den Denver-Entwicklungsskalen, die Frankenburg und Dodds 1969 entwickelten, 1970 revidierten, und die 1973 in einer deutschen Standardisierung von Flehmig, Schloon, Uhde und von Bernuth vorgelegt wurden, handelt es sich um ein Entwicklungseinschätzungsverfahren, das für Kinder von der Geburt bis zum sechsten Lebensjahr konzipiert wurde. Es beinhaltet 105 Aufgaben, die den vier Bereichen Grobmotorik, Sprache, Feinmotorik-Adaption und sozialer Kontakt zugeordnet sind. Bei diesem Verfahren wird eine größere Streubreite angenommen als bei den bisher vorgestellten Normalentwicklungen. Im Bereich sozialer Kontakt liegt beispielsweise das Erlernalter für das Bewältigen der Aufgabe „zieht Kleidungsstücke an" zwischen 22 und 35 Monaten, die Mehrheit der Kinder kann diese Aufgabe schon im Alter zwischen 31 und 35 Monaten bewältigen.

In dem Frühförderprogramm „Kleine Schritte" werden die Fertigkeiten in Altersklassen einsortiert, die sich an der Normalentwicklung eines Kindes orientieren. Es wird also von einem „Durchschnittskind" ausgegangen. Mit der Bildung von Altersklassen wird zudem eine Zeitspanne definiert, in der ein Kind die Fertigkeiten erlernt. Im Unterschied zu den Meilensteinen wird bei „Kleine Schritte" somit nicht ein Zeitpunkt, sondern eine Zeitspanne festgelegt, in der bestimmte Fertigkeiten erlernt werden sollten. Die Reihenfolge, in der die Fertigkeiten erlernt werden, ist bei beiden gleich. Bei „Kleine Schritte" werden allerdings im Gegensatz zu den „Meilensteinen" einige Fertigkeiten in einem früheren Entwicklungsstadium als gelernt angenommen. So kann beispielsweise ein Kind laut „Meilensteine" erst im Alter von zehn Monaten alleine sitzen. Dem Kleine-Schritte-Programm folgend sollte dagegen ein Kind im Alter von fünf Monaten schon eine Minute lang ohne Unterstützung sitzen können und im Alter von sechs Monaten schon zehn Minuten lang. Im Rahmen von „Kleine Schritte" wird davon ausgegangen, dass ein Kind im Alter von acht Monaten das Stadium des Krabbelns erlangt, bei den „Meilensteinen" wird dies erst im Alter von zehn Monaten als gekonnt angenommen.

Bei der sensomotorischen Entwicklungsfolge von Kiphard sind die Altersklassen gröber als beim Kleine-Schritte-Programm. Auch werden weitaus weniger Fertigkeiten aufgeführt. Die Aufgabenreihenfolge stimmt jedoch überein. Die sensomotorische Entwicklungsfolge teilt die Aufgaben in andere Bereiche ein als das Kleine-Schritte-Programm. Die Aufgaben basieren direkt aufeinander – wohingegen sie bei „Kleine Schritte" oftmals nebeneinander stehen. Da bei der sensomotorischen Entwicklungsfolge die Mindestanforderungen und nicht wie bei „Kleine Schritte" Durchschnittswerte angegeben sind, werden beim Kleine-Schritte-Programm die Fertigkeiten früher aufgeführt. Ein Kind lernt z. B. bei „Kleine Schritte" in der Altersklasse von drei bis sechs Monaten einen Gegenstand von der einen in die andere Hand zu geben, wohingegen dies nach der sensomotorischen Entwicklungsfolge erst im Alter zwischen sechs bis zwölf Monaten gelernt wird.

Der Vergleich zwischen den Denver-Entwicklungsskalen und „Kleine Schritte" zeigt zwei wesentliche Unterschiede. Die Entwicklungsschritte werden in unterschiedliche Entwicklungsbereiche eingeteilt – auflistet stehen sie jedoch in beiden Programmen in der gleichen Reihenfolge. Das Kleine-Schritte-Programm besitzt allerdings mehr Aufgaben. Auch zeigt der Vergleich, dass die Altersangaben zum Teil stark differieren, besonders im Bereich „sozialer Kontakt". Die Fertigkeit „Hände waschen und trocknen" wird bei der Denver-Entwicklungsskala in einem Alter zwischen 19 und 26 Monaten beherrscht, bei „Kleine Schritte" hingegen erst zwischen zwei und drei Jahren.

Im Kontext des Kleine-Schritte-Programms wird betont, dass die Altersangaben nicht dazu dienen sollen, das Kind daran zu messen, ob es „normal" ist, sondern die dadurch gegebene Reihenfolge der Fertigkeiten in den Vordergrund zu stellen. Den Eltern sollen die Entwicklungsmöglichkeiten ihres Kindes gezeigt werden. Ferner erfahren sie durch die Einschätzung, was sie ihrem Kind als nächsten Entwicklungsschritt anbieten könnten.

7.4 Datenerfassung und Auswertungsverfahren

Die zu drei unterschiedlichen Zeitpunkten erhobenen Daten aus den Einschätzungsbögen, die statistisch ausgewertet werden, geben die von Eltern und Familienbegleitern getroffenen Einschätzungen des Kindes in den fünf Entwicklungsbereichen Grobmotorik, Feinmotorik, rezeptive Sprache, persönliche und soziale Fähigkeiten sowie der expressiven Sprache wieder. Im Folgenden werden die Daten als erste (T_0), zweite (T_1) und dritte (T_2) Einschätzung geführt. Von den Familienbegleitern bzw. den Eltern wurden die Fertigkeiten, die nicht mehr oder noch nicht beherrscht wurden (z. B. im Bereich Grobmotorik: E.86) notiert. In den ersten beiden Besuchsbögen wurde der Entwicklungsbereich expressive Sprache in Tabellenform abgefragt.

Die Informationen aus allen Besuchsbögen wurden codiert in den Computer eingegeben und elektronisch gespeichert. Es wurde für jeden Entwicklungsbereich und jede Einschätzung eine Tabelle erstellt. In den Spalten wurden die laufenden Nummern, die Code-Nummern, das Alter in der Form „Jahr; Monat" und die Behinderungsform in Bezug auf das Down-Syndrom („Ja", „Nein") eingetragen. Neben diesen allgemeinen Informationen wurden die Fertigkeiten des Bereichs entsprechend der „Übersicht der aufeinanderfolgenden Entwicklungsschritte" (Heft 8) mit den Identifikationsnummern aufgelistet.

Von jedem Kind, das an dem Projekt teilgenommen hat, wurden die Daten in diese Tabellen für die Entwicklungsbereiche eingetragen. Die Fertigkeiten wurden dabei als „1" für „vom Kind beherrscht" und als „0" für „vom Kind nicht durchgeführt" bzw. „noch nicht beherrscht" oder „nur mit Hilfe beherrscht" codiert. Um den Fortschritt der Kinder besser beurteilen zu können, wurde für jedes Kind in jedem Bereich der drei Einschätzungen ein Entwicklungsquotient gebildet. Dabei blieb der Entwicklungsbereich expressive Kommunikation unberücksichtigt, da dort die benötigten Altersangaben in Bezug auf die Fertigkeiten fehlen. Der Entwicklungsquotient sagt aus, inwieweit ein Kind in Bezug auf ein durchschnittliches Kind entwickelt ist. Nach Schamberger (1978, 133) definiert er sich durch die Formel:

$$EQ = \rightarrow \frac{Entwicklungsalter}{Lebensalter} \; x \; 100$$

Dies bedeutet, dass der Entwicklungsquotient dem Quotienten aus dem Entwicklungsalter und dem Lebensalter entspricht. Das Entwicklungsalter wird über das Erreichen bestimmter Fertigkeiten entsprechend der Normalentwicklung definiert. Hinsichtlich der genauen Beschreibung der Berechnung des Entwicklungsquotienten wird auf Baldewig (2004) verwiesen.

7.5 Resultate

Im Rahmen dieses Abschnitts werden die Ergebnisse der Auswertung der drei Einschätzungen vorgestellt und hinsichtlich der drei Einschätzungszeitpunkte, der einzelnen Bereiche sowie der einzelnen Kinder grafisch dargestellt.

7.5.1 Gesamtverlauf über die Einschätzungen

Um den Gesamtverlauf der Entwicklung der teilnehmenden Kinder mit Down-Syndrom grafisch darstellen zu können, wurde aus den Ergebnissen der Kinder in den einzelnen Entwicklungsbereichen für jedes Kind pro Erhebungszeitpunkt ein Gesamtergebnis berechnet. Aus diesen Gesamtergebnissen wurde, wiederum pro Erhebungszeitpunkt, ein prozentualer Mittelwert errechnet.

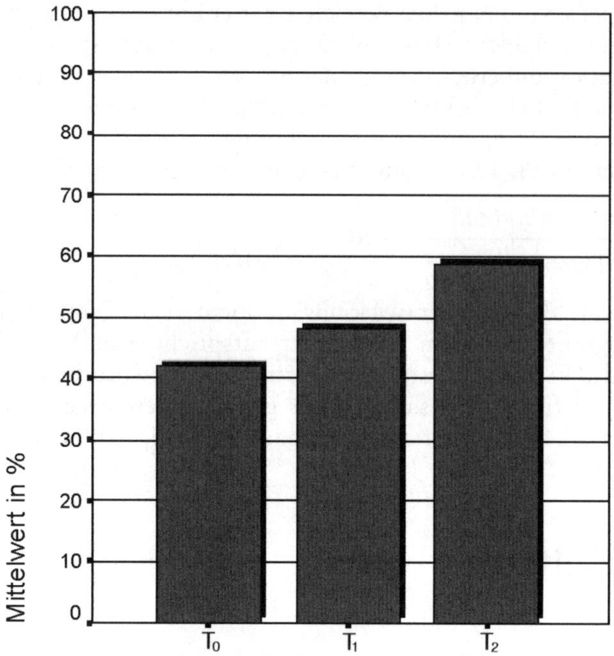

Abb. 7.1: Mittelwert über alle Entwicklungsbereiche für T_0, T_1 und T_2 in Prozent

Im Durchschnitt erreichten die Kinder bei der ersten Einschätzung ca. 42 Prozent, bei der zweiten knapp 50 und bei der dritten Einschätzung knapp 60 Prozent der Fertigkeiten in Bezug auf die Gesamtanzahl der Fertigkeiten jedes Bereiches. Es kann also eine kontinuierliche relevante und statistisch signifikante ($p < .05$) Steigerung festgestellt werden. Die Standardabweichung ist unter anderem aufgrund der relativ hohen Altersspanne der teilnehmenden Kinder ziemlich hoch. Bei **Abbildung 7.1** wurde allerdings das Alter der Kinder nicht beachtet und ebenso wenig, dass die Kinder zwischen den Einschätzungen älter wurden. Um dies zu berücksichtigen, wird der Entwicklungsquotient für alle drei Einschätzungen herangezogen; das heißt, dass die Werte nicht auf die Gesamtpunktzahl bezogen sind, sondern auf eine altersentsprechende Punktzahl eines normalentwickelten Kindes. Der Entwicklungsquotient wird jedoch nur über die Bereiche Grobmotorik, Feinmotorik, rezeptive Sprache und persönliche und soziale Fähigkeiten gebildet, da bei der expressiven Sprache keine Altersangaben hinsichtlich der Fertigkeiten vorhanden sind. Insgesamt konnten hierfür ebenfalls die Daten von 26 Kindern mit Down-Syndrom ausgewertet werden.

Auch im Hinblick auf den Entwicklungsquotienten ist eine Steigerung bei den Kindern erkennbar. Sie erreichen im Durchschnitt bei der ersten Einschätzung 75 Prozent des Wertes eines normalentwickelten Kindes. Zur dritten Einschätzung hin nähern sich die Kinder zu 79 Prozent dem Wert eines normalentwickelten Kindes an.

Über die drei Einschätzungen ist die Standardabweichung relativ gering und gleichbleibend. Dies kann mit dem ähnlichen Entwicklungsverlauf der Kinder mit Down-Syndrom begründet werden.

7.5.2 Bereichsbezogener Verlauf über die Einschätzungen

Um einen ersten Überblick über die Fortschritte der teilnehmenden Kinder mit Down-Syndrom in den verschiedenen Entwicklungsbereichen zu erhalten, wurde für **Abbildung 7.2** der Mittelwert über die gekonnten Fertigkeiten aller Kinder gebildet, aufgeschlüsselt nach den fünf Entwicklungsbereichen sowie den Erhebungszeitpunkten, und in Prozent angegeben. Es wurden dazu ebenfalls die Daten von 26 Kindern ausgewertet.

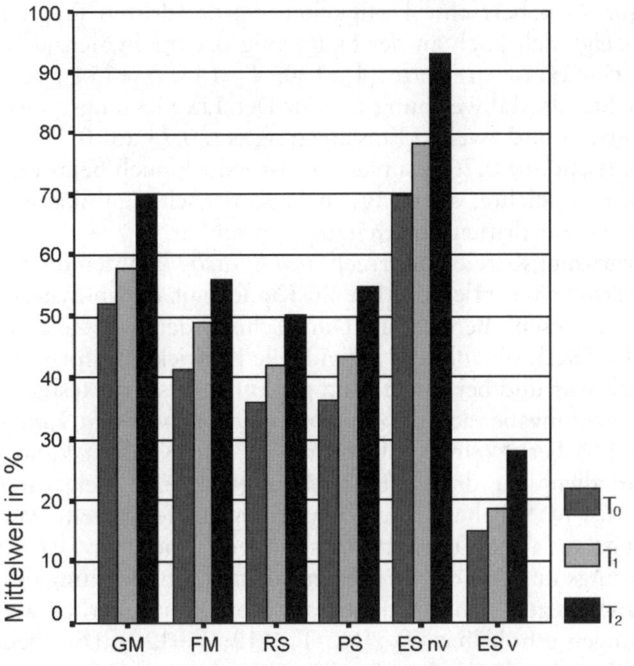

Abb. 7.2: Mittelwerte der Fertigkeiten bei T_0, T_1 und T_2 in den Entwicklungsbereichen in Prozent (GM = Grobmotorik, FM = Feinmotorik, RS = rezeptive Sprache, PS = persönliche und soziale Fähigkeiten, ES nv = expressive Kommunikation/nonverbal, ES v = expressive Kommunikation/verbal)

In **Abbildung 7.2** ist zunächst in allen Entwicklungsbereichen ein Fortschritt der Kinder zwischen den vorgenommenen Einschätzungen erkennbar. Bei genauerer Betrachtung fällt auf, dass der Entwicklungsbereich expressive Kommunikation im nonverbalen Bereich bei der ersten Einschätzung einen hohen Mittelwert aufweist, der zur dritten Einschätzung hin fast an die Hundertprozentpunkte heranreicht. Dagegen ist das Durchschnittsniveau im verbalen Bereich der expressiven Kommunikation sehr gering und steigert sich auf nur knapp 30 Prozent des maximal erreichbaren.

Im Folgenden werden die Ergebnisse für die weiteren Entwicklungsbereiche kurz dargestellt. Im Bereich der *Grobmotorik* sind insgesamt 156 Fertigkeiten erlernbar. Zwischen der ersten und der dritten Einschätzung kann eine deutliche Steigerung von ca. 52 Prozent auf ca. 70 Prozent festgestellt werden. Bei der ersten und zweiten Einschätzung ist eine sehr große Streubreite (zwischen vier und 134 bzw. zwischen fünf und 144 beherrschten Fertigkeiten) festzustellen, die bei der dritten Einschätzung weitaus geringer ist (zwischen 63 und 154).

Insgesamt können im Entwicklungsbereich *Feinmotorik* 157 Fertigkeiten erlernt werden. Im Durchschnitt ist eine deutliche Steigerung der Kinder erkennbar. Der Mittelwert steigert sich ab der ersten Einschätzung von 65 über 77 auf 88 beherrschte Fertigkeiten bei der dritten Einschätzung. Die Zunahme zeigt sich auch an der Steigerung der minimalen (T_0=13; T_1=23; T_2=45) und maximalen Werte (T_0=130; T_1=145; T_2=154), bei fast gleich bleibender Standardabweichung (s=30). Der Entwicklungsquotient ist zwischen der ersten und zweiten Einschätzung von 0,74 auf 0,79 gestiegen und zur dritten leicht auf 0,76 gesunken. Es ist jedoch auch beim Entwicklungsquotienten eine leichte, allerdings nicht statistisch signifikante, Steigerung von der ersten zur dritten Einschätzung erkennbar.

Im Entwicklungsbereich der *rezeptiven Sprache* konnten die Kinder maximal 112 Fertigkeiten erlernen. Die 26 Kinder mit Down-Syndrom konnten sich auch in diesem Bereich im Durchschnitt deutlich steigern (T_0=40,4; T_1=46,9; T_2=56,2), obwohl der individuelle Entwicklungsfortschritt sehr unterschiedlich war und bei einem Kind gar ein Rückschritt festgestellt wurde.

Im Entwicklungsbereich der *persönlichen und sozialen Fähigkeiten* sind insgesamt 126 Fertigkeiten aufgeführt. Bei den Kindern kann im Durchschnitt vor allem zur dritten Einschätzung hin eine Steigerung von 49,0 über 54,5 auf 69,9 beherrschte Fähigkeiten hin festgestellt werden. Diese Steigerung ist auch beim Entwicklungsquotienten sichtbar. Der Minimalwert steigt allerdings nur von der zweiten zur dritten Einschätzung (T_0–T_1=5; T_0–T_2=30), wohingegen sich der maximale Wert kontinuierlich zwischen den Einschätzungen erhöht hat (T_0=102; T_1=112; T_2=120). Dies bedeutet, dass das schwächste Kind zwischen den ersten beiden Einschätzungen in diesem Entwicklungsbereich keine Fähigkeit neu erworben hat.

Innerhalb des nonverbalen Bereichs der *expressiven Kommunikation* konnten maximal 34 Fertigkeiten erworben werden. Zwischen den Einschätzungen ist im Durchschnitt eine deutliche Steigerung zu beobachten (T_0=23,8; T_1=26,5; T_2=31,7). Der Mittelwert liegt bei der dritten Einschätzung sogar sehr nahe am Maximalwert, und der minimale Wert erreicht bei der dritten Einschätzung mit 25 über 70 Prozent in Bezug auf den Maximalwert. Die Standardabweichung wird zur dritten Einschätzung sehr gering (s_0=12,1; s_1=10,0; s_2=3,0). Dies sagt aus, dass sich sehr viele Kinder in diesem

Bereich stark angeglichen haben. Der nonverbale Bereich dient als Begleitung und Vorstufe der Sprache. Die an dem Projekt beteiligten Kinder haben sich darin sehr verbessert.

Im *verbalen Bereich der expressiven Kommunikation* wurden 60 Fertigkeiten angeführt. Zwischen den Einschätzungen ist im Mittel eine relativ geringe Steigerung von 9,0 über 11,2 auf 17,3 beherrschte Fähigkeiten erkennbar. Der minimal erreichte Wert beträgt bei allen drei Einschätzungen Null. Bei T_0 betraf dies 13 Kinder, bei T_1 zwölf Kinder und bei T_2 fünf Kinder. Dies bedeutet, dass es Kinder mit Down-Syndrom gibt, die den verbalen Bereich noch nicht erreicht haben. Viele von ihnen waren noch sehr jung. Bis zur dritten Einschätzung hat über die Hälfte der Kinder, die zuvor keine der Fertigkeiten in diesem Bereich beherrschten, mindestens eine davon erlernen können. Der Unterschied zwischen den teilnehmenden Kindern nach Alter und Fähigkeiten wird in diesem Bereich sehr deutlich. Es gibt einerseits Kinder, die sich noch nicht durch Sprache ausdrücken können, andererseits Kinder, die sich durch Mehrwortsätze verständigen.

7.5.3 Leistungssteigerung der einzelnen Kinder

Um die Leistungssteigerung der einzelnen Kinder betrachten zu können, wurden die Unterschiede in den Ergebnissen von der ersten und zweiten, der zweiten und dritten und der ersten und dritten Einschätzung in Prozentsätzen errechnet. Es ging dabei um die Summe der Entwicklungsschritte in allen Bereichen.

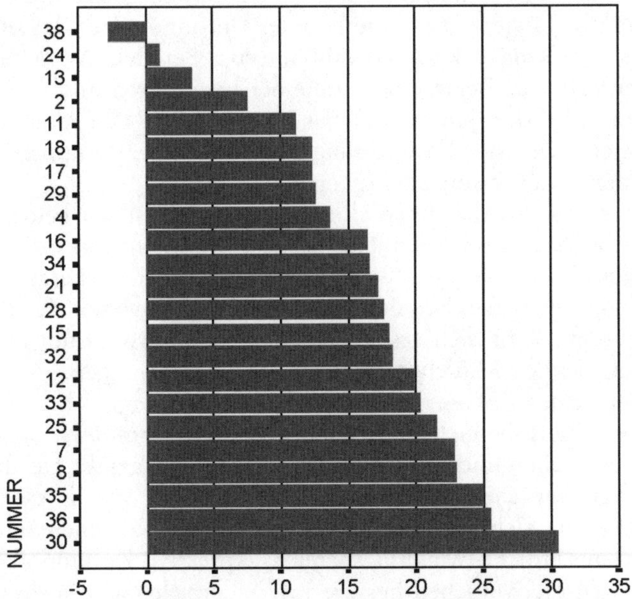

Abb. 7.3: Prozentualer Fortschritt der einzelnen Kinder zwischen T_0 und T_2

Berücksichtigt wurden hier 23 Kinder mit Down-Syndrom, da bei den anderen Kindern entweder die ganze oder ein Teil einer Einschätzung fehlte. 22 dieser 23 Kinder erzielten Fortschritte, haben in den zwölf Monaten also weitere Fertigkeiten erworben. Die Anzahl der dazugelernten Fertigkeiten variiert allerdings stark, und zwar zwischen zwei und 30 Prozentpunkten. Das Kind mit dem größten Entwicklungsfortschritt (Nr. 30) beherrschte in der ersten Einschätzung insgesamt 334 Fertigkeiten. Bis zur dritten Einschätzung konnte es weitere 200 Fertigkeiten dazulernen. Diese Steigerung wurde von keinem weiteren Kind erreicht. Das Kind mit der geringsten Verbesserung (Nr. 38) beherrschte bei der ersten Einschätzung 442 Fertigkeiten, konnte sich jedoch zur dritten Einschätzung hin nicht verbessern, sondern verschlechterte sich um elf Fertigkeiten. Diese Verschlechterung fand im Bereich der rezeptiven Sprache statt, kann aber in diesem Fall durch einen langen Krankenhausaufenthalt begründet sein.

7.5.4 Geschlechtsspezifische Betrachtung über die Einschätzungen

Für Mädchen und Jungen ist im Zeitraum von zwölf Monaten eine ähnliche Entwicklungstendenz festzustellen. Beide Gruppen zeigen eine kontinuierliche Steigerung zwischen den Einschätzungen. Bei den Mädchen steigt der Mittelwert von 31 Prozent in der ersten Einschätzung über 41 Prozent in der zweiten auf 54 Prozent in der dritten Einschätzung. Der Mittelwert bei den Jungen steigt von 40 Prozent über 51 Prozent auf 61 Prozent. Bei den Mädchen lag bei der letzten Einschätzung der Mittelwert allerdings etwas niedriger als bei den Jungen. Dies könnte unter Umständen auf das unterschiedliche Alter der Kinder zurückzuführen sein. Bei den Mädchen lag das Durchschnittsalter zu Beginn der Studie bei zwei Jahren und fünf Monaten, bei den Jungen bei drei Jahren und vier Monaten. Um den Altersunterschied zu korrigieren, wird der Entwicklungsquotient beider Gruppen als Mittelwert über die Einschätzungen verglichen.

Auch in Bezug auf den Entwicklungsquotienten ist bei beiden Gruppen eine deutliche Steigerung erkennbar. Bei den Mädchen findet die Steigerung erst zwischen der zweiten (0,79) und dritten (0,86) Einschätzung statt, bei den Jungen dagegen zwischen der ersten (0,72) und zweiten (0,74) Einschätzung. Außerdem lässt sich feststellen, dass der Entwicklungsquotient im Durchschnitt bei den Mädchen höher ist als bei den Jungen.

Auf die einzelnen Entwicklungsbereiche bezogen zeigt sich folgendes Bild: In den Entwicklungsbereichen Grobmotorik und Feinmotorik sind die Fortschritte bei Mädchen und Jungen im Durchschnitt ungefähr gleich groß. Bei der rezeptiven Sprache schneiden die Jungen besser ab als die Mädchen, genau umgekehrt sieht es dagegen es bei den persönlichen und sozialen Fähigkeiten aus. Im Entwicklungsbereich expressive Kommunikation/nonverbal konnten die Mädchen bessere Erfolge erzielen als die Jungen, allerdings besteht in beiden Gruppen eine große Streubreite. Sowohl unter den

Jungen als auch den Mädchen finden sich Kinder, die in diesem Bereich durchschnittlich normal entwickelt sind, wie auch Kinder, die nur sehr wenige Fertigkeiten beherrschen.

7.5.5 Altersspezifische Betrachtung über die Einschätzungen

Für die altersspezifische Betrachtung werden zunächst die im Durchschnitt erreichten Fertigkeiten in Prozent über alle drei Einschätzungen dargestellt. Unterschieden werden die drei Altersgruppen: das Säuglings- (bis ein Jahr), das Kleinkind- (ein bis drei Jahre) und das Kindergartenalter (drei bis sechs Jahre). Es wurde die Altersgruppe übernommen, der das jeweilige Kind in den meisten Einschätzungen zugeordnet wurde. In **Abbildung 7.4** werden die Ergebnisse von 26 Kindern betrachtet; ein Kind konnte in die erste Altersgruppe eingeordnet werden, 17 Kinder in die zweite und acht Kinder in die dritte.

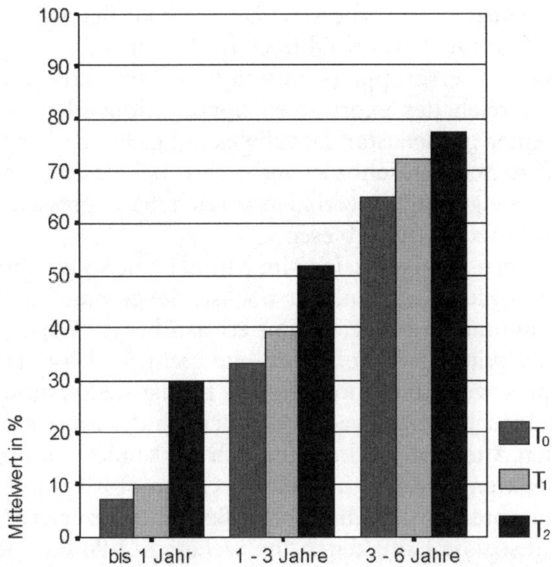

Abb. 7.4: Mittelwerte der Totalentwicklung bei T_0, T_1 und T_2 nach Altersphase in Prozent

Bei allen drei Altersgruppen kann eine deutliche Steigerung zwischen den Einschätzungen festgestellt werden. Auffällig ist die große Steigerung zwischen der zweiten und dritten Einschätzung bei einem Kind in der Gruppe „bis ein Jahr", das dadurch im Durchschnitt an das Anfangsniveau der zweiten Gruppe heranreicht. Weiterhin ist eine größere Steigerung in der Altersgruppe der Drei- bis Sechsjährigen zwischen den ersten beiden Einschätzungen und eine deutlich kleinere zwischen der zweiten und dritten Einschätzung zu beobachten. Bei den Ein- bis Dreijährigen liegt die größte Steigerung im letzten Abschnitt.

Anhand des Entwicklungsquotienten soll getestet werden, ob die Fortschritte auch in Bezug auf die Normalentwicklung bemerkbar sind. Der Mittelwert der Entwicklungsquotienten der Kinder zeigt, dass bei allen Altersgruppen auch ein Fortschritt in Richtung Normalentwicklung zu verzeichnen ist. Bei dem Kind in der Altersgruppe „bis ein Jahr" kann aufgrund der hohen Leistungssteigerung auch eine Steigerung des Entwicklungsquotienten von der ersten zur dritten Einschätzung beobachtet werden. Es kann zudem die zuvor gemachte Aussage in Bezug auf die Gruppe der Drei- bis Sechsjährigen bestätigt werden.

Im nächsten Schritt sollen die Altersgruppen hinsichtlich der einzelnen Entwicklungsbereiche betrachtet werden. Dazu wird wieder vom Mittelwert der beherrschten Fertigkeiten in Prozent ausgegangen. Das Kind im Altersbereich „bis ein Jahr" zeigt im Entwicklungsbereich der nonverbalen expressiven Kommunikation eine enorme Steigerung um 62 Prozentpunkte. Im Bereich der rezeptiven Sprache hat sich dieses Kind allerdings nur um ungefähr sieben Prozentpunkte verbessert. Der verbale Bereich der expressiven Kommunikation ist für dieses Kind noch irrelevant.

Bei der zweiten Altersgruppe ist mit 28 Prozentpunkten auch die höchste Steigerung im Bereich der expressiven Sprache/nonverbal zu verzeichnen, allerdings mit einer großen Standardabweichung: Einige Kinder haben sich im Unterschied zu anderen sehr viel verbessert. Bei dieser Gruppe kann man auch schon eine Steigerung im verbalen Bereich der expressiven Sprache, die bei knapp zehn Prozent liegt, ablesen.

Die Drei- bis Sechsjährigen zeigen im Mittel keine so beachtlichen Erfolge wie die anderen beiden Gruppen. Ihre höchste Steigerung konnten sie bei der expressiven Kommunikation/verbal mit etwas über 20 Prozentpunkte erreichen, wobei hier wiederum die Streubreite recht hoch ist. Der nonverbale Bereich der expressiven Kommunikation ist für diese Altersgruppe irrelevant, da sich die Kinder schon im sprachlichen Bereich der Entwicklung befinden.

In der zweiten Altersgruppe konnten sich die Kinder mit im Durchschnitt ca. zehn EQ-Punkten Zuwachs im Bereich Grobmotorik am meisten verbessern. Sie verschlechterten sich aber in den Bereichen rezeptive Sprache sowie persönliche und soziale Fähigkeiten um wenige EQ-Punkte. Bei der dritten Altersgruppe kann bei den persönlichen und sozialen Fähigkeiten eine deutliche Steigerung im Hinblick auf die Normalentwicklung verzeichnet werden, wobei die Streubreite auch in diesem Bereich recht hoch ist.

7.5.6 Betrachtung der Einschätzung in Bezug auf die Geschwisteranzahl

In diesem Abschnitt soll der Frage nachgegangen werden, ob es einen Leistungsunterschied gibt zwischen Kindern, die mit Geschwistern aufwachsen und Einzelkindern. Zunächst werden die erlernten Fertigkeiten über alle Bereiche getrennt für die beiden Gruppen (Einzelkind und Geschwisterkind) betrachtet. Es konnten die Resultate für 26 Kinder ausgewertet werden – für sechs Kinder ohne Geschwister und 20 Kinder mit Geschwistern.

Bei beiden Gruppen kann eine Leistungssteigerung zwischen den Einschätzungen festgestellt werden. Dabei liegt sowohl das Anfangs- als auch das Endniveau der Einzelkinder um ca. 20 Prozentpunkte höher als bei den Geschwisterkindern. Dies könnte unter Umständen mit einem höheren Durchschnittsalter der Einzelkinder begründet werden; da sich jedoch beide Gruppen in der zweiten Altersstufe befinden, sind sie im Durchschnittsalter vergleichbar. Die Einzelkinder stiegen also auf einem höheren Niveau ein und konnten sich zusehends steigern; die Standardabweichung ist bei dieser Gruppe allerdings geringfügig höher als bei den Geschwisterkindern.

Um eine differenziertere Leistungsbeurteilung für beide Gruppen zu ermöglichen, wird der Entwicklungsquotient als Mittelwert über alle drei Einschätzungen dargestellt. Die Entwicklungsquotienten von 0,80 bei T_0, 0,86 bei T_1 und 0,85 bei T_2 für Einzelkinder und die Entwicklungsquotienten von 0,71 bei T_0, 0,72 bei T_1 und 0,75 bei T_2 für Geschwisterkinder bestätigen nochmals das Ergebnis, dass die Einzelkinder summativ für alle Entwicklungsbereiche bessere Ergebnisse erzielen als Kinder mit Geschwistern.

Bei den Einzelkindern findet der Entwicklungsfortschritt zwischen der ersten und zweiten Einschätzung statt, die Geschwisterkinder konnten sich dagegen erst zur dritten Einschätzung hin verbessern.

7.5.7 Entwicklung aller Kinder in Abhängigkeit vom Alter

Dieser Abschnitt gibt einen Überblick über die Entwicklung aller teilnehmenden Kinder mit Down-Syndrom. Die individuelle Entwicklung jedes einzelnen Kindes wurde mit der Normalentwicklung verglichen. Hierbei berechnet sich die Normalentwicklung aus den in „Kleine Schritte“ angegebenen, für das Alter üblichen Punktzahlen für die Entwicklungsbereiche Grobmotorik, Feinmotorik, rezeptive Sprache sowie persönliche und soziale Fähigkeiten. Diese werden als Prozentwert bezogen auf die maximal möglichen Punkte angegeben. Für jedes Kind wurden die bei jeder der drei Einschätzungen erreichten Punkte in gleicher Weise in einen Prozentwert umgerechnet. Dabei konnte festgestellt werden, dass sich die meisten Kinder nicht nur verbessern konnten, sondern sich auch der Normalentwicklung angenähert haben. Bei dieser Auswertung wurden auch diejenigen Kinder mit einbezogen, die nur an zwei Einschätzungen teilgenommen haben. Auch bei diesen Kindern konnte eine Annäherung an die Normalentwicklung festgestellt werden.

Es ist auch möglich, die Kinder mit Down-Syndrom in ihrer individuellen Entwicklung während der gesamten Laufzeit des Projekts „Kleine Schritte" zu beschreiben. Die graphische Darstellung ist dabei grundsätzlich der schriftlichen vorzuziehen. Leider war es allerdings aus datentechnischen Gründen nicht möglich, die entsprechende Graphik in diesem Buch zu veröffentlichen. Daher bleibt es bei einer schriftlichen Beschreibung der wichtigsten Ergebnisse.

Die graphische Darstellung ermöglicht es, individuelle Lernfortschritte in den verschiedenen Bereichen für die Teilnehmer des Projekts „Kleine Schritte" in den Perioden T_0–T_1 und T_1–T_2 anschaulich zu machen. Für 32 der 39 teilnehmenden Kinder waren die Resultate in den Entwicklungsbereichen Grobmotorik, Feinmotorik, rezeptive Sprache sowie persönliche und soziale Fähigkeiten für die Baseline (T_0), erste (T_1) und zweite Folgemessung (T_2) vorhanden. Für drei Kinder fehlten Informationen über die Ergebnisse der letzten Messung.

Es gab schon zu Beginn des Projekts eine große Streubreite der Messdaten, bedingt sowohl durch das Alter der Kinder und den Schweregrad der Behinderung, als auch durch das Ausmaß der Entwicklungsverzögerung. Der wichtigste Trend im weiteren Verlauf ist jedoch deutlich: Die Kinder gleichen sich in ihrem Entwicklungsverlauf immer mehr der Regelentwicklung an (Baldewig, 2004).

Für alle Kinder wurde ein Fortschritt und keine Stagnation oder Rückentwicklung festgestellt. So zeigten einige Kinder kleinere Fortschritte in einem Bereich oder in zwei Bereichen (der Steigungswinkel der Linien zwischen T_0–T_1 und T_1–T_2 ist relativ flach), während andere große Fortschritte in allen Bereichen erzielten (steiler Steigungswinkel der Linien zwischen T_0–T_1, T_1–T_2).

Ausgehend von den Resultaten für die ganze Gruppe (N=35) ist deutlich zu erkennen, dass sich bei der letzten Messung (T_2) die Unterschiede im Vergleich mit der Regelentwicklung zu Anfang des Projektes relevant und statistisch signifikant verringert haben. Dies ist insoweit erstaunlich, als in der Fachliteratur immer wieder festgestellt wird, dass die Unterschiede zwischen Kindern mit Down-Syndrom und sogenannten regelentwickelten Kindern mit zunehmendem Alter eher größer werden. Ab einem Alter von ungefähr anderthalb Jahren sind die Entwicklungsschritte in der Regel größer und verlaufen schneller, sowohl im Vergleich mit jüngeren Kindern als auch im Vergleich mit gleichaltrigen Kindern mit Down-Syndrom. Die Regelentwicklung wurde übrigens berechnet als die maximal erreichbare altersspezifische Punktzahl für die jeweiligen Entwicklungsbereiche.

Die Resultate dieses Abschnitts bekräftigen also die Annahme, dass das Programm „Kleine Schritte" die Entwicklungsverzögerungen bei Kindern mit Down-Syndrom effektiv reduziert.

7.6 Ergebnisse für die Hypothesen

Bei den beiden *Hypothesen a und b* wird eine Leistungssteigerung der Kinder zwischen der ersten und zweiten bzw. der zweiten und dritten Einschätzung angenommen. Diese wird bei Hypothese a durch die Frühförderung der Familie sowie die Anleitung und Hilfe der Familienbegleiter begründet, bei Hypothese b durch die selbstständige Arbeit der Familie mit dem Programm „Kleine Schritte“. Die hier dargestellten Ergebnisse belegen eine mittlere Leistungssteigerung von 38 auf 48 Prozentpunkte zwischen der ersten und zweiten Einschätzung sowie eine Leistungssteigerung von 48 auf 60 Prozentpunkte von der zweiten zur dritten Einschätzung. Die Standardabweichung ist bei den drei Einschätzungen unter anderem aufgrund der heterogenen Altersverteilung relativ hoch, bleibt aber unverändert. Die beiden Hypothesen können demnach bestätigt werden. Da allerdings keine Einschätzungen der Entwicklungsschritte für die Vergleichsgruppe vorhanden sind, ist nicht belegbar, dass die Leistungssteigerung vor allem auf die Durchführung des Programms zurückzuführen ist. Die Fortschritte könnten auch durch andere Frühfördermaßnahmen – neben „Kleine Schritte“ – erreicht worden sein, an denen viele Kinder teilnahmen. Die Ergebnisse sollten daher auch für alle Frühfördermaßnahmen in dem angegebenen Zeitraum gelten und nicht nur begrenzt interpretiert werden auf das Kleine-Schritte-Programm.

Hypothese c besagt, dass eine überdurchschnittliche Leistungssteigerung in Bezug auf die Normalentwicklung durch das Programm „Kleine Schritte“ bei den Kindern erreicht werden kann. Demnach müsste sich im Durchschnitt der Entwicklungsquotient der Kinder von der ersten zur dritten Einschätzung weiter eins annähern. Anhand der Ergebnisse kann festgestellt werden, dass der Entwicklungsquotient zwischen den drei Einschätzungen im Mittel vom 0,75- auf das 0,79-fache eines normal entwickelten Kindes gestiegen ist. Hieraus folgt, dass diese Hypothese aufgrund der geringen Angleichung an die Normalentwicklung nur bedingt bestätigt werden kann. Die Entwicklungssteigerung ist zwischen den Einschätzungen ungefähr gleich groß. Es scheint demnach, dass die Familien in der ersten Periode derart gut in das Programm eingearbeitet wurden und mit ihm arbeiten konnten, dass die Eltern in der zweiten Periode in der Lage waren, die Kinder selbstständig weiter zu fördern. Als mögliche Fehlerquelle kann allerdings eine positivere Einschätzung der Eltern in der dritten Einschätzung im Gegensatz zu den beiden vorausgegangenen Einschätzungen, die von den Familienbegleitern begleitet wurden, nicht ausgeschlossen werden. Es ist auch möglich, dass diese Leistungssteigerung auf anderen Faktoren beruht.

Bei *Hypothese d* wird vermutet, dass die Entwicklungsbereiche Feinmotorik sowie persönliche und soziale Fähigkeiten besonders gut gefördert werden können. Dies wird mit der Metaanalyse von Gibson und Harris (1988) begründet, die 21 Untersuchungen mit Kindern mit Down-Syndrom miteinander verglichen und feststellten, dass diese beiden Entwicklungsbereiche vor allem kurzfristig große Fortschritte aufwiesen. Um diese Hypothese zu untersuchen, werden zunächst die Verläufe aller Entwicklungsbereiche kurz dargestellt.

Innerhalb des Entwicklungsbereichs Grobmotorik wurde tatsächlich die größte Leistungssteigerung verzeichnet. Auch bei der Feinmotorik lernten die Kinder im Durchschnitt von der ersten bis zur dritten Einschätzung neue Fertigkeiten hinzu. Der Entwicklungsquotient stieg zwischen der ersten und zweiten Einschätzung, sank aber zwischen der zweiten und dritten Einschätzung. Im Bereich der rezeptiven Sprache wurden zur dritten Einschätzung hin neue Fertigkeiten von den Kindern erlernt, sie konnten sich aber nicht der Entwicklung eines durchschnittlich entwickelten Kindes nähern. Bei den persönlichen und sozialen Fähigkeiten fand hinsichtlich neu erlernter Fertigkeiten und in Bezug auf die Normalentwicklung eine deutliche Steigerung statt, insbesondere zwischen der zweiten und dritten Einschätzung. Für den Entwicklungsbereich expressive Sprache lässt sich in beiden Teilen eine deutlich durchschnittliche Leistungssteigerung der Kinder erkennen.

Hypothese d kann also nur mit Einschränkung bestätigt werden. Die Leistungssteigerung im Bereich Grobmotorik kann zum einen damit begründet werden, dass es der erste Förderbereich im Programm „Kleine Schritte“ ist und somit oft zuerst von den Eltern bearbeitet wird. Im Programm selbst wird keine Reihenfolge festgelegt. Zum zweiten kann diese Steigerung mit dem Durchschnittsalter der teilnehmenden Kinder mit Down-Syndrom und dem besonderen Entwicklungsverlauf dieser Kinder begründet werden. Nach Rauh (2000, 131) holt die motorische Entwicklung ab dem dritten Lebensjahr die geistige Entwicklung ein; das heißt, zu diesem Zeitpunkt setzt ein Entwicklungsschub bei den Kindern ein.

Das Durchschnittsalter der teilnehmenden Kinder mit Down-Syndrom liegt bei drei Jahren. Dies bedeutet, dass die gemessene Steigerung diesem Entwicklungsschub entspricht. Des Weiteren kann diese Leistungssteigerung auch mit den von den Eltern formulierten Fern- und Nahzielen zusammenhängen. So wird in den Entwicklungsbereichen, in denen keine oder nur wenige Ziele formuliert wurden, die Leistungssteigerung im Mittel auch geringer ausfallen.

Bei *Hypothese e* wird davon ausgegangen, dass der Entwicklungsfortschritt jüngerer Kinder größer ist als der älterer Kinder. Dies wird mit Annahmen aus der Verhaltensbiologie begründet. Der Entwicklungsquotient der jüngeren Kinder müsste demnach zur dritten Einschätzung höher steigen als der älterer Kinder.

Zur ersten Altersgruppe, also der Gruppe der Kinder „bis ein Jahr“, konnte in diesem Projekt nur ein Kind ausgewertet werden, und da dessen Ergebnisse nicht verallgemeinert werden können, wurden sie aus der Betrachtung für diese Hypothese ausgeschlossen. Die Ergebnisse der beiden anderen Altersgruppen zeigen bei dem drei- bis sechsjährigen Kindern eine höhere Steigerung des Entwicklungsquotienten zur dritten Einschätzung hin als bei den ein- bis dreijährigen Kindern. Die Hypothese kann demnach nicht bestätigt werden. Zum anderen haben die teilnehmenden Kinder schon vor und auch während des Projekts an Frühfördermaßnahmen teilgenommen, was schon ein höheres Entwicklungsniveau der Kinder bedingt. Die Steigerung durch das Programm „Kleine Schritte“ ist bei jüngeren Kindern aufgrund des höheren Niveaus nicht mehr genau erkennbar. Die größere Leistungssteigerung der Kinder, die älter als drei Jahre sind, kann auch durch den speziellen Entwicklungsverlauf bei Kindern mit Down-Syndrom im Bereich der Grobmotorik erklärt werden, da die Gesamtsteigerung in diesem Bereich besonders hoch ist und dies besonders die Kinder zwischen drei und sechs Jahren betrifft.

Bei Mädchen und Jungen wurden in Bezug auf die Anzahl der Fertigkeiten, aber auch im Hinblick auf den Entwicklungsquotienten Fortschritte erzielt. Die Mädchen stiegen allerdings mit einem höheren Entwicklungsquotienten ein als die Jungen und konnten diesen zur dritten Einschätzung hin auch mehr steigern. Dies könnte bedeuten, dass bei Mädchen das Kleine-Schritte-Programm eine stärkere Wirkung zeigt als bei den Jungen. Das Ergebnis sollte noch weiter untersucht werden.

Im Vergleich mit der Normalentwicklung fällt auf, dass Kinder mit Geschwistern ein etwas niedrigeres Entwicklungsniveau aufweisen als die Einzelkinder. Außerdem liegt die Steigerung beim Entwicklungsquotienten der Kinder mit Geschwistern auch unter jener der Einzelkinder. Dieses Resultat könnte bedeuten, dass die Ausgangslage und die Förderbedingungen für Einzelkinder günstiger sind als für behinderte Kinder mit Geschwistern.

8 Effektivität und Adäquanz des Programms „Kleine Schritte" in der Frühförderung von Kindern mit Down-Syndrom

Meindert Haveman

Die Entwicklung, die die Kinder in den verschiedenen Bereichen erreichen, sowohl in der Phase der Anleitung durch die Familienbegleiter wie auch in der Phase der autonomen Förderung durch die Eltern, ist also erheblich, wie wir nach Analyse der Fördereffekte feststellen (s. Kap. 7) konnten. Dieses Programm scheint somit – von der Familie gelenkt und durchgeführt – auf der Kinderebene und ergänzend zur bestehenden Frühförderung eine wirksame Förderung.

Wie ist es jedoch um die anderen Forderungen an das Programm „Kleine Schritte" bestellt, die als Hypothesen formuliert wurden? Wird die Frühförderung vor allem durch die Mutter durchgeführt oder werden auch andere Familienmitglieder, wie beim Programm „Kleine Schritte" postuliert, in die Förderung des behinderten Kindes mit einbezogen?

Die *zweite Hypothese* lautete, dass am Ende der Studie in den Familien der Interventionsgruppe mehr Väter, Geschwister und andere Familienmitglieder als zu Beginn in die Förderung des Kindes eingebunden sind. Beobachtungen der Familienbegleiter bestätigen diese Hypothese. Die Geschwister sind bei 42 Prozent, die Väter bei 22 Prozent und andere Familienmitglieder bei 14 Prozent der Familien der Interventionsgruppe stärker als zuvor in die Frühförderung einbezogen. Dies bedeutet nicht nur eine erhebliche Erleichterung der Erzieherrolle der Mutter, sondern auch das Erreichen von mehr Solidarität im System „Familie", um Aufgaben im Rahmen der Entwicklung des behinderten Kindes gemeinsam durchzuführen.

Auch wird erwartet (*dritte Hypothese*), dass die Teilnahme an dem Programm „Kleine Schritte" zu mehr Erziehungssicherheit und geringerer subjektiver Belastung bei den Eltern führt. Die Erziehungssicherheit wurde durch einen Index operationalisiert, der aus elf Items bestand (s. Anlage 1), die subjektive Belastung durch einen Index (Index of Subjective Care Intensity, Van Berkum & Haveman, 1995) mit zehn Items (s. Anlage 2). Bei beiden Indices geht es um Einschätzungen durch die Eltern.

Tab. 8.1: Ergebnisse für Erziehungssicherheit für die Eltern der Interventions- und Referenzgruppe zu den drei Evaluationszeitpunkten (T_0, T_1, T_2)

Index für Erziehungssicherheit	Interventionsgruppe	Referenzgruppe
Baseline (T_0)	22,4	22,3
Follow-up (T_1) nach 6 Monaten	29,9*	22,6
Follow-up (T_2) nach 12 Monaten	30,3*	21,7

*$p < .05$, t-Test

Die Ergebnisse waren positiv und statistisch signifikant für die Interventionsgruppe bezüglich der Erziehungssicherheit. Sowohl nach der Phase der Anleitung durch die Familienbegleiter als auch während der Phase der Förderung mit dem Programm „Kleine Schritte“ ohne Hilfe ist bei den teilnehmenden Eltern eine deutliche und statistisch signifikante Zunahme der Erziehungssicherheit zu sehen, nicht jedoch bei den Eltern der Referenzgruppe.

Tab. 8.2: Index für das Gefühl der subjektiven Belastung (ISCI) der Eltern der Interventions- und Referenzgruppe zu den drei Evaluationszeitpunkten (T_0, T_1, T_2)

Index of Subjective Care Intensity	Interventionsgruppe	Referenzgruppe
Baseline (T_0)	5,86	6,40
Follow-up (T_1) nach 6 Monaten	5,69	5,93
Follow-up (T_2) nach 12 Monaten	7,24	6,33

Das Gefühl der subjektiven Belastung hat sich während der Teilnahme an dem Programm „Kleine Schritte“ allerdings nicht nennenswert verändert. Nach zwölf Monaten empfinden die Eltern eher mehr Belastung als vor dem Programmstart. Es ist möglich, dass ihnen die wöchentlichen Hilfen und Gespräche mit den Familienbegleitern fehlten oder die feste Struktur der wöchentlichen Besuche. Festzustellen ist: Die Eltern der Referenzgruppe zeigten weniger Belastungen auf als die Eltern der Interventionsgruppe. Sowohl die Unterschiede zwischen den beiden Gruppen als auch in der Zeit (T_0–T_2) waren statistisch nicht signifikant ($p > .05$).

Die dritte Hypothese wird durch diese Resultate also nur teilweise bestätigt. Die Eltern sind sicherer in der Erziehung und Förderung ihres Kindes mit Down-Syndrom geworden, empfinden ihre Lebenssituation nach zwölf Monaten aber mindestens so belastend wie zuvor.

Das Programm „Kleine Schritte“ versteht sich als Ergänzung zu bestehenden Angeboten der Frühförderung. In diesem Sinne darf die Teilnahme an diesem Programm nicht zur Verwirrung und Überforderung der Eltern und zu Konflikten mit den Mitarbeitern der Frühförderstellen führen. In den Hypothesen vier bis acht (s. Kap. 4) werden bezüglich dieser Sichtweise bestimmte Anforderungen an das Programm gestellt und überprüft.

Bei der Durchführung des Projekts „Kleine Schritte“ gab es nur in einigen Fällen Probleme mit den Frühförderstellen (*vierte Hypothese*). Bei 86 Prozent der Familien wurde der Wunsch zur Teilnahme von den Frühförderstellen honoriert und es wurde völlig oder teilweise mit den Familien kooperiert bei der Feststellung und Abstimmung der Förderziele. Zwölf Prozent der Familien berichteten von einigen Problemen mit den Förderstellen bei der Abstimmung und Kommunikation. In einem Fall (zwei Prozent) gab es einen grundlegenden Konflikt. Die Familie wollte an dem Projekt teilnehmen (hat dies auch getan), während die Frühförderstelle jegliche Unterstützung ablehnte. Bei dieser Familie wurde also das Ziel nicht erreicht, das Programm „Kleine Schritte“ als Ergänzung zu bestehenden Angeboten anzubieten.

Ein weiterer Kritikpunkt an diesem Programm könnte sein, dass Eltern und Kinder durch die Teilnahme an dem Programm zeitlich, physisch und psychisch überfordert sind. In dieser Evaluationsstudie wurde nur die zeitliche Beanspruchung der Eltern im Vergleich mit der Referenzgruppe untersucht (*fünfte Hypothese*). Direkt vor Projektstart (T_0) sowie sechs (T_1) und zwölf Monate (T_2) später wurden die Eltern der Interventions- und Referenzgruppe gefragt, wie viele Stunden sie täglich Blickkontakt mit ihrem Kind haben, z. B. bei der Versorgung, Förderung und beim Spielen.

Tab. 8.3: Anzahl der Stunden, die die Eltern täglich mit ihrem behinderten Kind verbringen (Versorgung, Spiele, Förderung usw.) für die Interventions- und Referenzgruppe (T_0 = vor Beginn der Studie, T_1 = nach drei Monaten, T_2 = nach 12 Monaten)

Täglicher Zeitaufwand (Stunden)	Interventionsgruppe	Referenzgruppe
Messzeitpunkt (T_0)	7,8	6,5
Messzeitpunkt (T_1)	7,7	6,1
Messzeitpunkt (T_2)	6,7	6,0

Die Angaben variierten von einer Stunde bis zu 13 Stunden am Tag. In **Tabelle 8.3** sind die Mittelwerte beider Gruppen für die sukzessiven Messzeitpunkte dargestellt. Die zeitliche Beanspruchung der Eltern der Interventionsgruppe war vor Beginn der Studie mit einem Mittelwert von 7,8 Stunden größer als der Mittelwert der Referenzgruppe (6,5 Stunden). Diese Stundenzahl blieb nach sechs Monaten (der Anleitungs- und Übungsphase) für die Interventionsgruppe stabil. Nach insgesamt zwölf Monaten zeigte sich sogar eine beachtliche Abnahme der zeitlichen Beanspruchung. Die Hypothese einer größeren Belastung der Teilnehmer durch das Programm wird nicht bestätigt. Zwar war die zeitliche Beanspruchung der Eltern, die an dem Projekt „Kleine Schritte“ teilgenommen haben, sowohl vor als auch am Ende des Projekts größer im Vergleich zur Referenzgruppe, dies lässt sich jedoch eher durch die Anfangsunterschiede erklären als durch eine Extra-Belastung durch das Programm.

Ein wesentliches Ziel des Programms „Kleine Schritte“ ist es, Eltern zu einer selbstständigeren und umfassenderen Frühförderung anzuleiten. Sie lernen, die Fähigkeiten des Kindes einzuschätzen, die Fortschritte ihres Kindes in der Entwicklung zu entdecken und sicherer in der Förderung ihres Kindes zu werden (*sechste Hypothese*).

Tab. 8.4: Resultate bezüglich einer selbstständigeren Förderung durch die Eltern

Haben die Eltern das Wissen und die Erfahrung, um die Arbeit mit dem Programm selbstständig fortzusetzen?	
• Ja	91 %
• Ja, mit monatlicher Unterstützung	2 %
• Ja, mit wöchentlicher Unterstützung	7 %
• Nein	0 %
Haben die Eltern gelernt, falls nötig, Zwischenschritte in die Übungen mit einzubauen?	
• Ja	69 %
• Ja, mit monatlicher Unterstützung	2 %
• Ja, mit wöchentlicher Unterstützung	27 %
• Nein	0 %
Hat das Programm dazu beigetragen, dass die Eltern sich unabhängiger von Fachleuten, (Ärzte, Psychologen, Pädagogen) fühlen können?	
• Ja	32 %
• Nein	32 %
• Unbekannt	36 %

Die Ergebnisse zu dieser Hypothese – die auf Informationen und Einschätzungen der Familienbegleiter basieren – sind unterschiedlich, unterstützen aber im Wesentlichen die Auffassung, dass das Programm in diesem Bereich erfolgreich war.

Am Ende der anleitenden Periode (T_1) meinen die Familienbegleiter, dass 91 Prozent der Familien das Programm „Kleine Schritte“ selbstständig fortsetzen können, neun Prozent der teilnehmenden Familien monatliche oder wöchentliche Unterstützung benötigen (s. **Tabelle 8.4**). Ungefähr ein Drittel der Familien fühlt sich, nach Einschätzung der Familienbegleiter, unabhängiger von Fachleuten, ebenso viele Eltern allerdings auch nicht. Der hohe Anteil an „Unbekannt“-Antworten zeigt an, dass sich viele Familienbegleiter unsicher über ihre Einschätzung waren oder keine Antwort auf diese Frage wussten. Leider wurden die Eltern nicht selber gefragt, ob sie sich nach der Anleitungsphase unabhängiger von Fachleuten fühlen oder ob sie überhaupt mehr Unabhängigkeit erwerben möchten.

Die Einschätzung der Fähigkeiten ihres Kindes in den Bereichen der Motorik, der Kommunikation sowie den persönlichen und sozialen Fähigkeiten war zu Anfang schwierig (s. **Tab. 8.5**).

Tab. 8.5: Resultate bezüglich der Einschätzungs- und Fördersicherheit der Eltern

Wie verlief die Einschätzung der Fähigkeiten des Kindes?	
• Selbstständig durch die Eltern	36 %
• Mit einiger Hilfe des Familienbegleiters	57 %
• Mit viel Hilfe	7 %
Haben die Eltern während des Projekts gelernt, Fortschritte in der Entwicklung ihres Kindes zu entdecken?	
• Ja	92 %
• Nein	8 %
Sind die Eltern in der Förderung ihres Kindes sicherer geworden?	
• Ja	87 %
• Nein	13 %

Während des Projektverlaufs gelang es immer mehr Eltern, die Fähigkeiten ihres Kindes besser einzuschätzen. Ungefähr ein Drittel konnte dies selbstständig tun, mehr als die Hälfte der Eltern benötigte etwas Unterstützung.

Als ein Erfolg dieses Programms ist zu bewerten, dass die Eltern lernen, auch auf kleine Entwicklungsschritte bei ihrem Kind zu achten und diese als Erfolg zu bewerten. So haben 92 Prozent der Eltern während des Projekts gelernt, auf kleinere Entwicklungsschritte ihres Kindes zu achten. Ein positives Resultat dieses Programms ist auch, dass die Eltern (87 Prozent) bei der Förderung ihres Kindes sicherer geworden sind.

Tab. 8.6: Anteil der im Alltagsleben integrierten Lernaktivitäten mit dem behinderten Kind

Sind die Lernaktivitäten mit dem Kind in das tägliche Leben integriert?	
100–75 %	63 % der Familien
75–50 %	27 % der Familien
50–25 %	7 % der Familien
bis 25 %	3 % der Familien

Die relativ geringe zeitliche und vielleicht auch psychische und physische Beanspruchung von Mutter und Kind durch das Programm „Kleine Schritte“ (s. **Tabelle 8.2**) ist unter anderem durch die Integration der Förderaktivitäten in den alltäglichen Umgang mit dem Kind zu erklären (*siebte Hypothese*). Aus den Resultaten für die Interventionsgruppe wird deutlich, dass 90 Prozent der teilnehmenden Eltern die Übungen größtenteils (> 50 Prozent) in den alltäglichen Kontakt mit ihrem Kind integrierten (s. **Tabelle 8.6**). Für 63 Prozent der Eltern galt dies sogar für mehr als drei Viertel der Übungen.

Dies bedeutet jedoch nicht, dass sich Eltern durch die Teilnahme an diesem Projekt nicht auch unter Druck gesetzt gefühlt hätten. Auf die Frage, ob man sich durch dieses Programm unter Zeitdruck befände, wodurch andere Aktivitäten zu kurz kämen, antworteten 84 Prozent der Teilnehmer mit „Nein“, jedoch immerhin 16 Prozent mit „Ja“. Für einige teilnehmende Eltern ist es also nicht auszuschließen, dass es zu Konflikten zwischen der Rolle als Eltern und der Rolle als Förderperson (achte Hypothese) kam.

Die Effekte am Kind selbst (s. Kap. 7) sind ein wichtiges Ergebnis dieser Studie. Die Weiterentwicklung des Kindes mit Behinderung in den verschiedenen Bereichen ist noch immer das wichtigste Ziel der Frühförderung. Da in dem Programm „Kleine Schritte“ auch direkt mit dem Kind gearbeitet wird, Beratung jedoch nicht zum Aufgabenbereich zählt, sind die erreichten Effekte vor allem durch das intensive Üben beim Spiel und im Alltag zu erklären und weniger durch die Beeinflussung des elterlichen Erziehungs- und Interaktionsverhaltens durch die Beratung.

Das Programm „Kleine Schritte“ kann somit einen wichtigen Baustein in der familienzentrierten Frühförderung von Kindern mit Down-Syndrom bilden. Die Förderung des Kindes findet unter der Regie der Eltern statt. Sie lernen, die Entwicklung des Kindes in verschiedenen Bereichen adäquat einzuschätzen, sie bestimmen die Fern- und Nahziele der Förderung, fördern das Kind durch Spiele und Alltagsübungen und evaluieren auch selbst die Ergebnisse der Förderung. Die in der Frühförderung tätigen Organisationen haben dabei vor allem eine anleitende und unterstützende Rolle inne.

9 Möglichkeiten der Prozessevaluation im Verlauf des Programms „Kleine Schritte"

Daniel Donner

Dieses Kapitel behandelt schwerpunktmäßig die Arbeit in der Familie. Besonderes Augenmerk wird dabei auf das Dokumentieren und Protokollieren der durchgeführten Aufgaben gelegt (Prozessevaluation). Die Eltern formulieren kleinschrittige Ziele, üben sie im Alltag oder in Fördersequenzen mit dem Kind, beobachten das Verhalten des Kindes und vergleichen, ob die Ziele erreicht sind. Eine gute, aber wenig zeit- und energieraubende Methode zur Evaluierung dieses Prozesses ist wichtig für die Eltern, um das Programm durchzuführen.

Verglichen werden soll das Konzept der Herausgeber des Programms „Kleine Schritte" mit einem modifizierten Verfahren, welches während der Projektdurchführung an der Universität Dortmund entwickelt wurde. Die Gründe für die Modifikation lagen hauptsächlich in der mit hohem Zeitaufwand verbundenen Konzeption der Programmherausgeber.

9.1 Grundlagen der Arbeit mit dem Programm „Kleine Schritte"

Das Programm „Kleine Schritte" ist aufgeteilt in die folgenden fünf Förderbereiche:

1. Grobmotorik
2. Feinmotorik
3. Expressive Sprache
4. Rezeptive Sprache
5. Persönliche und soziale Fertigkeiten

Vor der Arbeit mit dem Programm ist eine Einschätzung des Kindes auf diesen fünf Ebenen notwendig. Hierzu verwenden die Eltern Heft 8 (für die expressive Sprache Heft 3) mit seinen Entwicklungslisten. Sie beobachten ihr Kind und probieren einzelne Aufgaben mit ihm aus, um das jeweilige Entwicklungsalter im zugehörigen Förderbereich festzustellen. Ist der Entwicklungsstand ermittelt, können die ersten Lernziele festgelegt werden. Die Eltern entnehmen diese den Entwicklungslisten und der Einstieg in die Förderung ist geschafft.

Aber wie beobachtet man die Fortschritte des Kindes? Wie protokolliert man sein Lerntempo? Wie findet man schnell Stärken und Schwächen heraus? Wo müssen Zwischenschritte eingelegt werden? Solche Fragen sollen in diesem Kapitel auf zwei unterschiedliche Weisen beantwortet werden. Zum einen durch die Darstellung des ursprünglichen Protokollierungsvorschlages der Herausgeber und zum anderen durch den Einsatz der Karteikartenkiste.

9.2 Protokollierungsvorschlag der Programmherausgeber

Ziel der Protokollierung ist nach Angaben der Herausgeber das Erkennen von Fortschritten und Änderungsnotwendigkeiten. Dazu haben die Autoren zwei Evaluationsbögen entworfen, die sowohl den Anspruch der Einfachheit als auch den der Informativität erfüllen sollen.

Bei der ersten Verfahrensweise ist die Protokollierung in die jeweiligen Förderbereiche unterteilt und enthält Aufgaben, die dem Entwicklungsstand des Kindes entsprechen. Bei einer Übung wird eine Aufgabe fünf Mal durchgeführt und das Verhalten des Kindes protokolliert.

Datum	Versuch 1	Versuch 2	Versuch 3	Bemerkungen
Feinmotorik				
Zeichnet eine senkrechte Linie nach	HHHH+	HH+H+	HHH++	
Legt ein einteiliges Puzzle	-HHHH	HHHHH	HHHH+	

Abb. 9.1: Verfahrensweise I der Protokollierung (Vorschlag der Herausgeber des Programms „Kleine Schritte"; + = das Kind hat die Aufgabe korrekt und ohne Hilfestellung durchgeführt; H = das Kind hat die Aufgabe mit Hilfestellung bewältigt; – = das Kind hat die Aufgabe nicht durchführen wollen oder können)

Das Beispiel in **Abbildung 9.1** zeigt zwei Übungen aus dem Förderbereich Feinmotorik. Es ist der Übungsverlauf einer Woche dargestellt, die Fähigkeiten des Kindes wurden dreimal protokolliert. Bei diesem Verfahren ist also folgendes Vorgehen notwendig: Zunächst sind die richtigen Aufgaben für das Kind auszuwählen. Diese müssen dann im Verlauf einer Woche konsequent durchgeführt und an drei Terminen protokolliert werden. Gleiches gilt für die anderen vier Förderbereiche.

Dieses Verfahren birgt die Gefahr der Unübersichtlichkeit. Die Eltern müssen sehr viele Tabellen (fünf Förderbereiche mit dazugehörigen Aufgaben) genauestens führen und abheften sowie exakte Zeitpunkte für die Protokollierung festlegen. Es ergibt sich ein nicht unerheblicher „bürokratischer" Aufwand. Der Satz „die Methode soll Ihnen dienen, und nicht umgekehrt" (Heft 2, S. 38) wirkt hier unpassend. Es ist durchaus denkbar, dass dieses Verfahren bei intensiver Familienbegleitung funktioniert, bei selbstständiger Durchführung aber leicht zur Belastung wird.

Abbildung 9.2 zeigt das zweite empfohlene Verfahren zur Protokollierung. Es wird als „grafische Darstellung" bezeichnet. Seine Handhabung ist etwas komplizierter und bietet weniger Raum für Kommentare, dafür können aber die Fortschritte auf einen Blick über einen längeren Zeitraum betrachtet werden. Pro Lernziel wird eine Tabelle beschriftet, die als Kopiervorlage im Programm enthalten ist.

Lernziel: Kickt eine Ball vorwärts (Grobmotorik)

Datum	**4.7.**	**6.7.**	**8.7.**	**10.7.**	**12.7.**	**14.7.**	**16.7.**	**18.7.**
	5H	5H	5+	5+	5H	5+	5+	5+
	4H	4H	4H	4+	4+	4+	4+	4+
	3-	3H	3+	3H	3+	3+	3+	3+
	2+	2-	2+	2H	2+	2+	2H	2+
	1H	1-	1H	1+	1+	1H	1H	1+
	0	0	0	0	0	0	0	0

Abb. 9.2: Verfahrensweise II der Protokollierung (Vorschlag der Herausgeber des Programms „Kleine Schritte")

Über einen Zeitraum von zwei Wochen lässt sich in **Abbildung 9.2** die Aufgabe „Kickt einen Ball vorwärts" nachvollziehen. Am 4.7. wurde die Übung fünf Mal durchgeführt. Das Kind bewältigte die Aufgabe einmal selbstständig. Die Ziffer „1" steht deshalb in einem Rahmen. Am 18.7. wurde die Übung fünf Mal ohne Hilfe geschafft; die „5" wird eingerahmt. Die Verbindungslinie zeigt den Entwicklungsverlauf innerhalb dieser Aufgabe.

Auch bei diesem Verfahren ist zu erwarten, dass ein beträchtlicher „Papierkrieg" entsteht. Jedes Ziel verlangt eine eigene Tabelle (vielleicht sogar mehrere), und die Tabellen müssen nach Bereichen und Datum sortiert werden. Zudem benötigt die Familie für dieses Verfahren eine gewisse Einarbeitungszeit, da der Abstraktionsgrad der Tabellen beträchtlich ist.

Aus den Beschreibungen der Verfahren lässt sich erahnen, dass es während der Durchführung des Projekts „Kleine Schritte" an der Universität Dortmund zu Problemen bei der Protokollierung kam. Bei der Familie, die durch den Verfasser begleitet wurde, ergaben sich folgende Komplikationen bei den von den Herausgebern vorgeschlagenen Verfahren:

1. Die Familie fühlte sich mit dem Ausfüllen der Protokollbögen überfordert, weil der Papierberg wuchs und wuchs.
2. Durch die Protokollbögen verschob sich das Ziel schwerpunktmäßig von der Förderung zur Evaluation.
3. Es fiel der Familie schwer, Protokollieren und Fördern zu vereinbaren.
4. Die Koordination der einzelnen Förderbereiche sowie deren Protokollierung machten das Programm starr und unflexibel. Die Anweisung in der Anleitung „Ändern Sie das Programm nach Ihren Vorstellungen" lässt die Familie allein.

Die Protokollierung erfordert von den Familien viel Zeit. Bei alleinerziehenden Eltern, berufstätigen Müttern und Eltern mit mehreren Kindern kann die Protokollierung, wenn sie stringent durchgeführt werden soll, zu einer Überforderung der Eltern führen. Wichtig war auch die Überlegung, wie der Teilbereich der Protokollierung vereinfacht werden kann, um das Hauptaugenmerk zeitlich und organisatorisch auf die Förderung zu richten.

9.3 Protokollierung leicht gemacht – die Karteikartenkiste

9.3.1 Darstellung einer konkreten Familiensituation während der Projektphase mit Familienbegleitung

Um die Notwendigkeit zur Vereinfachung des Protokollierungsvorganges deutlich zu machen, soll nun eine konkrete Familiensituation vorgestellt werden, in der die Protokollierung vereinfacht werden musste. Es handelt sich um die Projektphase, die mit Familienbegleitung stattfand. Die Familie – eine alleinerziehende Mutter mit vier Kindern – wurde pro Woche einmal besucht und es wurden der Stand der Förderung sowie weitere Lernziele besprochen. Seit der Geburt des vierten Kindes (mit Down-Syndrom) lebt der Vater getrennt von der Mutter, die aufgrund des Zeitaufwandes für die Kindererziehung nicht berufstätig ist.

Durch die Universität Dortmund erhielten alle Familien eine Einführung in die Arbeit mit dem Programm „Kleine Schritte". Inhalte der Einführung waren:

- Ziele des Forschungsprojekts (Evaluation des Programms)
- Festlegen der kurzfristigen Lernziele
- Vorstellen der Familienbegleiter und ihrer Aufgaben
- Das Verfahren der Protokollierung (maßgeblich gestaltet nach Verfahren 1, s. o.)

Die o. g. Familie bemerkte schnell, dass die Arbeit mit den Protokollbögen zeitaufwendig und unübersichtlich wurde. Für das Erreichen der Ziele benötigte das Kind häufig sehr unterschiedliche Zeitspannen. So konnte z. B. ein Ziel der Grobmotorik innerhalb von zwei Tagen erreicht sein, während ein Ziel in rezeptiver Sprache fast drei Wochen lang auf der Tagesordnung stand.

9.3.2 Auf der Suche nach Modifikationen

Da die Förderung an sich viel Planungszeit in Anspruch nimmt, wurde in den Sitzungen mit den Familienbegleitern nach Wegen gesucht, die Protokollierung zu vereinfachen. Das System für die Protokollierung (Prozessevaluation) sollte folgende Charakteristika aufweisen:

- Es soll so gestaltet sein, dass die Anzahl der Förderziele immer übersichtlich bleibt.
- Die einzelnen Förderbereiche sollen deutlich gekennzeichnet sein.
- Das System soll unabhängig von den Sitzungen zu nutzen sein, d. h., es sollte nicht während der Sitzungen protokolliert werden.
- Das System soll die Ordnung vorgeben und nicht erst wie eine lose Blattsammlung geordnet werden müssen.
- Das System soll die Vorgaben des Programms „Kleine Schritte" analog umsetzen: Eine Aufgabe wird fünf Mal durchgeführt; es gibt die Kategorien + (= ohne Hilfe durchgeführt), H (= mit Hilfe durchgeführt) und – (= nicht durchgeführt).
- Das System soll den zeitlichen Umfang für das Erreichen eines Zieles festhalten.
- Das System soll „alltagstauglich", also handhabbar sein.

Diese Überlegungen gingen der Idee eines modifizierten Protokollierungssystems voraus. In Zusammenarbeit mit der Mutter wurden die o. g. Punkte in ein Karteikastensystem integriert, das vor allem ihrem Hauptwunsch nach Handhabbarkeit entsprach. Die Entwicklung des Systems verlief in Rücksprache mit der Universität Dortmund, so dass gewährleistet werden konnte, dass die Entwicklung einer solchen Methode keinen allzu massiven Eingriff in das Evaluationsprojekt darstellt.

Im Folgenden soll das Konzept detailliert vorgestellt werden. Es soll auch allen als Anregung dienen, die sich mit dem Programm „Kleine Schritte" beschäftigen und eine einfach zu handhabende Evaluationsmethode suchen. Die vorgestellten Verfahren der Programmherausgeber sollen dadurch aber nicht abgewertet werden; es sind sehr detaillierte, wissenschaftliche Protokollbögen, die durchaus ihre Berechtigung haben.

9.3.3 Darstellung des Karteikastensystems

Grafisch und beschreibend soll hier nun konkret das Karteikastensystem vorgestellt werden.

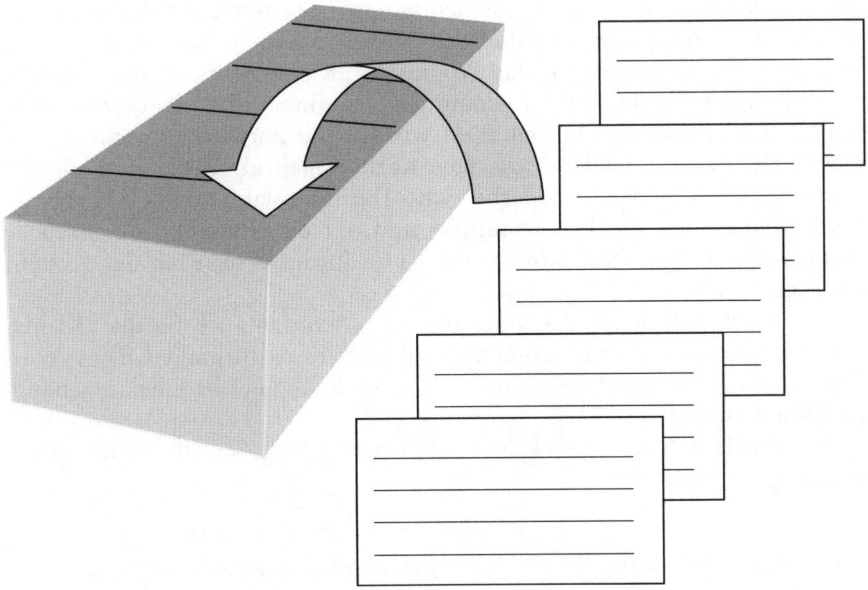

Abb. 9.3: Der Karteikasten für die Protokollierung der Lernziele und deren Erreichen (Prozessevaluation)

Der Karteikasten (s. **Abbildung 9.3**) ist in fünf gleich große Fächer unterteilt, die Platz für die einzelnen Karteikarten bieten. Um die Förderbereiche klar voneinander zu trennen, sollten die Karteikarten in verschiedenen Farben gewählt werden. In der konkreten Familiensituation wurden folgende Farben eingesetzt: Weiß für Grobmotorik, Grün für Feinmotorik, rot für expressive Sprache, Blau für rezeptive Sprache und Orange für persönliche und soziale Fertigkeiten.

Die Idee eines in Fächer aufgeteilten Kastens ist sicherlich nicht neu. Dieses Konzept stammt aus der Fremdsprachendidaktik und ist zum sicheren Erlernen von Vokabeln gedacht. Hierbei funktioniert die Handhabung folgendermaßen: Die Vokabeln stehen auf den Karteikarten – auf der einen Seite in der Fremdsprache, auf der anderen in der deutschen Übersetzung. Zu Beginn befinden sich alle Karteikarten so im ersten Fach, dass die deutsche Vokabel zu sehen ist. Der Schüler beginnt mit der ersten Karte, liest das deutsche Wort und sagt die englische Übersetzung. War seine Übersetzung korrekt, steckt er die Karteikarte in das nächste Fach. Ebenso verfährt er mit den anderen Karten. Wenn das erste Fach leergearbeitet ist, beginnt der Schüler im zweiten Fach, die Vokabeln zu wiederholen. Weiß er eine Vokabel, kommt die Karte ins dritte Fach, usw. Verlässt eine Karte das fünfte Fach, gilt die Vokabel als gelernt. Kann sich der Schüler beispielsweise bei einer Karte aus dem zweiten Fach nicht an die Übersetzung erinnern, wandert die Karte zurück in das erste Fach. Nun muss er mit dem Lernen der Vokabel von vorn beginnen. Dieses System unterliegt dem Prinzip der Selbstkontrolle; das heißt, der Anwender muss in der Lage sein, sich selbst richtig einzuschätzen und Fehler einzugestehen. Tut er dies nicht, so riskiert er Lücken in seinem Wortschatz.

Dieses System konnte für das Programm „Kleine Schritte" unter Beachtung der unter Abschnitt 9.3.2 genannten Charakteristika adaptiert werden. Für die Gestaltung der Karteikarten wurden die Entwicklungsschritte aus Heft 8 des Programms benötigt. Jede Karte erhielt als Überschrift die Bezeichnung des jeweiligen Förderbereichs. Darunter wurde unter Angabe der Förderzielnummer die Übung notiert und auf die Rückseite das aktuelle Datum geschrieben. Nun konnte die Karte in das erste Fach des Kastens gesteckt werden.

Wie bei dem Konzept des Vokabeltrainers wurden auch für die „Kleine-Schritte-Kiste" Regeln für den Durchlauf einer Karte formuliert. Diese wurden auf ein Plakat geschrieben und in der Wohnung der Familie aufgehängt (s. **Abbildung 9.4**).

Für den Durchlauf einer Karte durch die „Kleine-Schritte-Kiste" gelten folgende Regeln:

1. *Sobald eine Karte in die Kiste getan wird, vermerkt man auf der Rückseite das Datum.*
2. *Das erste Fach bedeutet: Das Kind kann die Übung bei einem Durchlauf von fünf Versuchen einmal ohne Hilfe (also selbstständig) ausführen.*
3. *Kann eine Übung nur mit erheblicher Unterstützung geschafft werden, darf die Karte nicht in die Kiste. Die Übung muss vereinfacht und eine neue Karte geschrieben werden.*
4. *Wird die Übung zwei Mal ohne Hilfe geschafft, kommt die Karte ins zweite Fach, bei drei erfolgreichen Versuchen ins dritte, usw.*
5. *Sollte das Kind bei einer Übung stocken oder das Interesse verlieren, verbleibt die Karte in dem angestammten Fach. Bei Rückschritten wird die Karte ein Fach zurückgesteckt.*
6. *Schafft das Kind die Übung fünf Mal ohne Hilfe, wird die Karte aus der Kiste herausgenommen und das Datum wiederum auf der Rückseite vermerkt.*

Abb. 9.4: Regeln für den Gebrauch der Kleine-Schritte-Kiste

Das hier dargestellte Verfahren hatte bei der Familie, bei der es eingesetzt wurde einen großen Erfolg. Möglicherweise muss das Konzept jedoch noch weiterentwickelt werden. Es sei wiederholt darauf hingewiesen, dass die detaillierten Beobachtungsbögen der Herausgeber keinesfalls durch diesen Vorschlag ersetzt werden sollen. Der Karteikasten zielt lediglich ab auf eine erleichterte Handhabbarkeit und Zeitersparnis. Wenn diese Aspekte damit bedient werden, kann sich das System als sinnvoll erweisen.

10 Elternrolle und -zufriedenheit bei der Förderung nach dem Programm „Kleine Schritte"

Markus Elter

10.1 Einleitung

Dieses Kapitel bietet eine Zusammenfassung der wesentlichen Erfahrungen, die im Rahmen einer Staatsarbeit (Elter, 2003) gewonnen wurden. Thema war die Elternrolle und die Elternzufriedenheit bei der Förderung mit dem Programm „Kleine Schritte". Dabei wurden elf Familien der Interventionsgruppe mittels Telefoninterviews befragt und bei drei Familien zusätzliche Videoaufnahmen von Fördersituationen nach dem Programm „Kleine Schritte" gemacht. Auf diese Weise entstand ein vielschichtiges Bild der in den Familien ablaufenden Prozesse, und es boten sich Ansatzpunkte für die Analyse der Elternrolle und der Elternzufriedenheit in der Förderung mit dem Programm „Kleine Schritte".

Auch wenn die positiven Rückmeldungen klar überwogen, gab es doch auch einige Fälle, bei denen deutliche Probleme bei der Frühförderung mit diesem Programm auftraten. Beide Seiten werden in zusammengefasster Form einander gegenübergestellt. Zudem werden jeweils Bezüge zu den Berichten einzelner Eltern hergestellt. Ein abschließendes Fazit fasst die wichtigsten Erkenntnisse kurz zusammen.

10.2 Erfahrungsberichte zufriedener Eltern

Sucht man nach Gemeinsamkeiten bei den Eltern, die angaben, nach wie vor erfolgreich und zufrieden mit dem Programm „Kleine Schritte" zu arbeiten, so ergibt sich folgendes Bild: Die Kinder dieser Eltern weisen allesamt das Down-Syndrom in keiner schweren Ausprägung auf. Sie haben einen bestimmten Förderbedarf, zeigen aber ein relativ hohes Maß an Eigenaktivität und verfügen über grundlegende Fähigkeiten im Bereich der Wahrnehmung. Innerhalb der Familien verfügt außerdem mindestens ein Elternteil (hier generell die Mutter) über ausreichend Zeitreserven, um regelmäßig mit dem Programm zu arbeiten.

Die größte Zufriedenheit ist subjektiv bei den Familien beobachtbar, die angaben, das Programm so weit in das Alltagsleben integriert zu haben, dass neben gesonderten Frühförderzeiten immer wieder auch spontan Alltagssituationen dazu genutzt wurden, um entsprechend den Vorgaben des Programms Übungen durchzuführen. Eine Mutter gab an, sie habe das Programm so weit verinnerlicht, dass sie bestimmten Alltagssituationen fast schon die einzelnen Kennziffern der entsprechenden Entwicklungsschritte des Programms zuordnen könne.

Bei den Eltern dieser Gruppe wurde auch deutlich, dass die Anweisungen des Programms lediglich als modifizierbare Angebote verstanden wurden, die mit Fantasie und Kreativität erweitert und verändert worden sind. Dies gilt ebenso für die Vorgaben im Bereich Protokollieren und Einschätzen. In keinem Fall konnte so etwas wie ein schlechtes Gewissen beobachtet werden, wenn von den Vorgaben abgewichen wurde. Diese Eltern fühlten sich im Rahmen der „Kleine Schritte"-Förderung nach wie vor auch als Eltern.

Es hat sich jedoch gezeigt, dass es nicht allen Eltern möglich war, Zufriedenheit und Erfolge bei der Arbeit mit dem Programm zu erreichen.

10.3 Erfahrungsberichte unzufriedener Eltern

Betrachtet man die Gruppe der eher unzufriedenen Eltern, so lassen sich wiederum zwei Untergruppen erkennen:

- die Gruppe der Eltern, die sich durch das Programm unter Druck gesetzt fühlten und die Förderung nach „Kleine Schritte" schließlich abbrachen, und
- die Gruppe der Eltern, die angaben, ihr Kind wäre so schwer geistig behindert, dass das Programm für eine erfolgreiche Frühförderung ungeeignet sei.

Eltern, die sich durch das Programm unter Druck gesetzt fühlten und die Förderung abbrachen

Beispielhaft für Eltern dieser Gruppe können die Berichte einer Mutter (Frau A.) stehen. Frau A.s Sohn mit Down-Syndrom war zu dem Zeitpunkt, als sie das Programm „Kleine Schritte" zum ersten Mal in Händen hielt, etwas über drei Jahre alt. Bis dahin, so gab sie an, habe er zwar verschiedene Therapien (Krankengymnastik, Ergotherapie) erhalten, im häuslichen Bereich habe sie in selber aber so gut wie überhaupt nicht privat gefördert. Nicht verwunderlich ist daher, dass sie nach der Lektüre der ersten Programmhefte von einem gewissen Druck berichtete. Regelrecht ein schlechtes Gewissen habe sie gehabt, weil das Programm in ihren Augen den Eindruck habe entstehen lassen, dass sie seit der Geburt ihres Sohnes viel zu wenig für dessen Entwicklung getan habe.

In der Folge benutzte Frau A. das Programm derart, dass sie die drei „ungenutzten“ Lebensjahre ihres Sohnes hinsichtlich der Frühförderung nachholen wollte – ein Vorsatz, der zwangsläufig zu einer enorm belastenden Situation in der privaten Frühförderung führte und letztendlich zum Scheitern verurteilt war. Jedoch, es kam zur Kehrtwende. Frau A. berichtete, dass ihr die Äußerungen von Cora Halder im Rahmen des zweiten Elternabends des Projekts „Kleine Schritte“ an der Universität Dortmund die Augen geöffnet haben: „Ich habe mir sehr viel Druck gemacht, weil ich das unbedingt wollte (viel in der privaten Frühförderung erreichen und Dinge nachholen) und habe mich sehr damit unter Druck gesetzt, was die ganze Familiensituation belastet hat. Dadurch war ich gereizt und habe mehr gemeckert. Geholfen hat mir da die Äußerung von der Cora Halder, die gesagt hat, dass man sich eben keinen Druck machen soll und es nicht verbissen sehen soll.“ Anschließend habe sie zu einer Form der Kleinen-Schritte-Förderung gefunden, die ohne größeren Druck, dafür aber mit sichtbaren Erfolgen vonstatten ging. Es scheint wichtig zu sein, entsprechende Hinweise noch deutlicher im Einführungstext des Programms zu verankern.

Eltern mit schwer geistig behinderten Kindern, für die das Programm ungeeignet ist

Innerhalb dieser Elterngruppe wird von verschiedenen Seiten berichtet, dass es ein echtes Problem sei, durch die Förderung nach „Kleine Schritte“ direkt vor Augen geführt zu bekommen, dass bei Kindern mit einer sehr schweren Behinderung selbst dann keine wirklichen Fortschritte zu verzeichnen sind, wenn viele Zwischenschritte eingefügt werden. Hierzu eine Mutter: „Sie (die Fortschritte) sind einfach so minimal und gehen im Alltag wohl unter.“ Eine andere Mutter gibt an, die im Programm enthaltenen Entwicklungsschritte könnten ihrer Tochter mit einer sehr schweren geistigen Behinderung selbst dann nicht gerecht werden, wenn sie diese in „Minifitzelschrittchen“ einteilen würde. In derartig gelagerten Fällen wurde vielfach auch auf das vom Programm vorgegebene Protokollieren verzichtet. Die Einschätzung einer anderen Mutter hierzu: „... das wäre ein unheimlicher Papierverschleiß gewesen (...) da konnte man auch gar keine Steigerung oder kein Ergebnis feststellen.“

Ähnlich ist es mit dem Bereich der Einschätzung. Die Frage nach einem möglichen Nutzen der Einschätzungen (anhand der Vorgaben des Programms) beantwortet eine Mutter mit dem klaren Satz: „Weitergeholfen hat es nicht, nein.“ Sie kommt am Ende einer ergebnislosen und frustrierenden Phase des Förderns nach den Vorgaben des Programms zu dem Schluss: „... wenn ein Kind aufgrund eines chromosomalen Defektes nicht in der Lage ist, selbst bei noch so viel Üben und Üben und Üben Fortschritte zu machen, dann kann es auch mit diesem Programm keine Fortschritte machen (...) Ich weiß, dass die Entwickler (des Programms) sagen, jedes Kind kann Fortschritte machen, es kann noch so schwer behindert sein, ich bin da aber skeptisch.“

Es liegt nahe, dass mehrere derart betroffene Eltern äußerten, sich in einer solchen Situation während der Frühförderung mehr als Therapeut denn als Elternteil gefühlt zu haben. Eine Mutter bemerkt in einer Art Fazit, dass ihr das Programm „... stärker vor Augen geführt (hat, was) das Kind alles nicht kann und nie können wird." Hier kam durch den Einsatz von „Kleine Schritte" eine Situation zustande, die als äußerst gravierend und bedenklich zu beurteilen ist und mit Sicherheit nicht mit zu den Intentionen der Herausgeber des Programms zählt.

Will man dem künftig vorbeugen, so ergeben sich hieraus zwei mögliche Forderungen an die Herausgeber in Bezug auf eine Neuauflage des Programms. Eine Möglichkeit besteht darin, das Programm im Sinne einer Ausrichtung auch auf sehr schwere Formen geistiger Behinderungen zu erweitern (intensive Thematisierung des Wahrnehmungsbereiches, geändertes Einschätzungs- und Protokollierungsverfahren etc.). Als zweite Möglichkeit bietet es sich an, die Grenzen des Programms noch deutlicher im Einführungstext zu benennen, damit Eltern, die verzweifelt nach einer Möglichkeit suchen, um ihr geistig schwer behindertes Kind bestmöglich zu fördern, nicht mit übertriebenem Enthusiasmus einen Weg einschlagen, der in Frustration und Enttäuschung mündet. Im Rahmen der Einführung in das Programm könnte so z. B. auch auf andere Werke mit einer entsprechenden Ausrichtung verwiesen werden.

10.4 Ausblick

Viele Eltern von Kindern mit Down-Syndrom waren und sind sehr zufrieden mit den Förderangeboten des Programms „Kleine Schritte". Ihnen hat das Programm geholfen, die Frühförderung ihrer Kinder zu einem großen Teil erfolgreich selber in die Hand zu nehmen. Neben der schrittweisen Anleitung zur Gestaltung reiner „Frühfördersitzungen" haben viele Eltern auch zu einer neuen Sichtweise im Alltagsleben gefunden, so dass Übungen an den unterschiedlichsten Orten spielerisch und für das Kind unmerklich in das Leben mit einfließen konnten und können. Hier wird die Arbeit mit dem Kind als leicht empfunden und die regelmäßigen Erfolgserlebnisse beflügeln Eltern und Kinder gleichermaßen.

Es gibt aber auch einige anderslautende Berichte, die die Grenzen des Programms aufzeigen. So wurde bei der Befragung und den Beobachtungen deutlich, dass, je schwerer die Behinderung eines Kindes ausgeprägt ist und je langsamer sich die jeweilige Entwicklung vollzieht, desto eher von einer Frühförderung nach dem Programm „Kleine Schritte" abgeraten werden sollte. Bei den Kindern, bei denen es sich abzeichnet, dass für die Frühförderung die verschiedenen Wahrnehmungsbereiche von vorrangiger Wichtigkeit für ihre weitere Entwicklung sind und jede weitergehende Förderung auf mittel- bis langfristige Sicht zunächst ohne erkennbare Erfolge bleiben wird, besteht die Gefahr, dass durch das Programm auf Elternseite falsche Hoffnungen und Erwartungen geweckt werden. Einige Eltern berichteten in diesem Zusammenhang von einer wachsenden Unzufriedenheit im Rahmen der Arbeit mit dem Programm. Dies nahm zum Teil solche Ausmaße an, dass der in diesen Fällen wenig förderliche Bezug zur Regelentwicklung gleichaltriger Kindern mehrfach zu einem Verlust der Wahrnehmung der zwar sehr kleinen, aber mit Sicherheit immer noch vorhandenen Entwicklungsfortschritte des eigenen Kindes geführt hat.

So bleibt festzuhalten, dass das Programm „Kleine Schritte" viele Chancen für das Erleben von weitreichenden Erfolgserlebnissen und Fortschritten im Rahmen der privaten Frühförderung beinhaltet. Es birgt bei sehr hohen Erwartungen oder zu optimistischem Einsatz aber auch einige nicht zu unterschätzende Gefahren – vor allem bei Kindern mit schweren Formen einer geistigen Behinderung. Wer diese beiden Seiten abwägt, die Bedürfnisse seines Kindes kennt und sich dann mit vorsichtigem Optimismus für die Arbeit mit dem Programm „Kleine Schritte" entscheidet, wird am Ende in kleinen Schritten wahrscheinlich große Erfolge feiern.

11 „Kleine Schritte“ bei schwerstbehinderten Kindern

Andrea Gülle

11.1 Personenkreis der Kinder mit Rett-Syndrom

Dieses Kapitel rückt den Personenkreis der Menschen mit Rett-Syndrom als Form der schwersten Behinderung in den Blickpunkt. Der in vier Stadien unterteilte Verlauf des Rett-Syndroms führt zu wesentlichen Auswirkungen in den verschiedenen Entwicklungsbereichen.

11.1.1 Das Rett-Syndrom als Form der schwersten Behinderung

Das Rett-Syndrom – eine tiefgreifende Entwicklungsstörung aufgrund verschiedener Genmutationen – ist eine Form der schwersten Behinderung. Es führt zu Auswirkungen in allen Entwicklungsbereichen. So treten Störungen der Sensorik und Integration von Wahrnehmungsreizen auf. Die betroffenen Mädchen (es sind nur weibliche Personen vom Rett-Syndrom betroffen) entwickeln motorische Stereotypien.

Eine Apraxie, d. h. ein gestörtes Handlungsvermögen, verhindert, dass sie alle Handlungen umsetzen können, die sie ausführen wollen. Menschen mit Rett-Syndrom sind neben schweren motorischen Behinderungen zudem von einer geistigen Behinderung betroffen. Ihre Kommunikation verläuft unter wesentlich erschwerten Bedingungen; man kann nahezu alle Kinder mit Rett-Syndrom als nicht-sprechende Personen bezeichnen. Auch auf ihre Emotionalität hat das Syndrom Auswirkungen, was unter anderem zu einem Verhalten führt, das von starken Schwankungen gekennzeichnet ist (vgl. Lindberg 1994, 19).

Das Rett-Syndrom verläuft in vier Stadien. Das erste Stadium ist geprägt von einer regelgerechten Entwicklung bis zum Alter von sechs bis 18 Monaten. Darauf folgt eine Phase der Entwicklungsverlangsamung bis zum Entwicklungsstillstand. Im zweiten Stadium des Rett-Syndroms verläuft die Entwicklung der Mädchen rückwärts. Es beginnt zwischen dem ersten und dritten Lebensjahr und dauert einige Wochen bis Monate an. Das auffälligste Symptom ist das Einsetzen einer charakteristischen Handstereotypie. Die Kinder entwickeln autistische Züge. Im dritten Stadium stabilisiert sich beim typischen Verlauf des Rett-Syndroms die Entwicklung der Mädchen und setzt sich in sehr kleinen Schritten fort. Das vierte Stadium ist gekennzeichnet durch eine weitere Verbesserung des emotionalen Kontaktes.

Das Rett-Syndrom führt in seinem Verlauf zu ganz bestimmten Symptomen und Behinderungen, die aber aufgrund vieler Variationen hinsichtlich des Zeitpunkts des Einsetzens der ersten Symptome, des Tempos der Rückschritte und des Ausmaßes der Behinderungen eine individuelle Prägung haben. So können zwei gleichaltrige Mädchen mit Rett-Syndrom sehr unterschiedliche Krankheitsbilder aufweisen (vgl. Lindberg 1994, 17f), die zu individuellen Förderbedarfen führen.

11.1.2 Der Förderbedarf von Kindern mit Rett-Syndrom

Der individuelle Förderbedarf eines Kindes mit Rett-Syndrom muss im Einzelfall untersucht und diagnostiziert werden. Allgemein kann gesagt werden, dass alle Kinder Förderbedarf in allen Lebensbereichen (d. h. Wahrnehmung, Motorik, Kognition, Kommunikation, Interaktion, emotionale und soziale Entwicklung) haben. Eine große Bedeutung kommt besonders dem Bereich der Interaktion und Kommunikation zu, da die Erlebnis- und Ausdrucksmöglichkeiten der Kinder mit Rett-Syndrom oft komplex beeinträchtigt sind. Die Kinder benötigen einen Kommunikations- und Interaktionspartner, der über konkrete Handlungs- und Sinnzusammenhänge mit ihnen in Kontakt tritt. Für die Bezugsperson bedeutet dies, die Verhaltensweisen des Kindes aufzugreifen und zu spiegeln sowie kleinste Signale wahrzunehmen und zu beantworten.

Auch die Wahrnehmung spielt eine große Rolle im Förderbedarf betroffener Kinder, da diese oft stark eingeschränkt ist und sich der Kontakt zur Umwelt daher verringert. Grenzen zwischen dem eigenen Ich und der Umwelt verschwimmen. Die Flut an Wahrnehmungsreizen überfordert die Kinder. Die Umwelt erscheint sehr komplex, so dass der eigene Platz darin nicht sicher erfahren werden kann. Das Kind mit Rett-Syndrom ist nicht „Herr in seinem Körper“, kann sich diesen nicht immer verfügbar machen. Die Wahrnehmung ist auf den eigenen Körper und den unmittelbar erfahrbaren Umgang mit Menschen und Dingen bezogen. Die Aufnahmefähigkeit für Sinnesreize wird immer starken Schwankungen unterliegen; sie hängt stark von den inneren und äußeren Umweltbedingungen ab. Die unsichere Wahrnehmung der eigenen Person beeinflusst die emotionale Entwicklung der Mädchen.

Kinder mit Rett-Syndrom haben aufgrund des gestörten Handlungsvermögens (Apraxie) Schwierigkeiten, bewusst zu handeln und das Ausführen von Handlungen kognitiv zu steuern. Es ist daher wichtig, subjektive Bedeutungen für sie zu schaffen und einen Sinnzusammenhang herzustellen, der einen entsprechend hohen Anreiz schafft, durch den die Apraxie überwunden werden kann. Das Verhalten unterliegt generell starken Schwankungen und ist abhängig von der jeweiligen emotionalen Situation, in der sich das Kind befindet. Gerade in dem schwierigen zweiten Stadium des Rett-Syndroms, in dem die Mädchen die eigenen Rückschritte miterleben, reagieren sie mit Verzweiflung und Unverständnis auf die plötzlich radikal veränderten Lebensbedingungen. Sie brauchen an dieser Stelle viel Trost und Liebe und jemanden, der ihnen die Welt wieder näher bringt – jemanden, der ihnen hilft, den eigenen Körper und die eigene Umwelt wieder kennen zu lernen.

11.2 Frühe Förderung von Kindern mit Rett-Syndrom

11.2.1 Bedürfnisse betroffener Eltern und Kinder in Bezug auf die Frühförderung

Eltern, die nach der zunächst regelgerechten Entwicklung ihres Kindes und dann oftmals langen Suche nach den Ursachen der plötzlichen Veränderung (Stillstand und Rückschritte in der Entwicklung) die Diagnose Rett-Syndrom erhalten, stehen vor einer schwierig zu bewältigenden Situation. Die unerwartete Lage, in der sich das Kind befindet, bringt umfangreiche Veränderungen für die direkte Umwelt mit sich. Von der ganzen Familie wird eine extreme Umstellung der bisherigen Lebensführung gefordert. Gerade in dieser Zeit ist eine frühe Förderung von großer Bedeutung für die gesamte Familie. Laut Praschak (1999, 84) stehen Eltern nun vor vielen, ihnen fremden Aufgaben der besonderen Pflege und der Handhabung diverser Hilfen, mit denen sie sich erst vertraut machen müssen.

Auch der Umgang mit einem Kind, das nicht erwartungsgemäß auf die elterliche Zuneigung reagiert, muss eventuell erst gelernt werden. Die Eltern müssen und wollen lernen, die Behinderung ihres Kindes als Lebensbedingung anzunehmen und gemeinsam mit dieser zu leben. Sie wollen eine adäquate Beziehung zu ihrem Kind aufbauen. Auch die medizinisch-therapeutische Versorgung muss organisiert und sichergestellt werden. Dazu müssen unter anderem spezielle Pflegetechniken erlernt und ausgeführt, sowie in den Alltag eingebunden werden.

Für diese Lebensumstellung benötigen die Eltern vielfältige Beratung und Hilfestellungen von Seiten der Frühförderer. Sie haben das Bedürfnis nach Informationen über die Behinderung ihres Kindes und dessen Entwicklungsmöglichkeiten. Ihre familienspezifischen Kompetenzen sollten unterstützt werden, damit sie entsprechend ihren Fähigkeiten und Möglichkeiten selbst etwas für ihr Kind tun können. Die Eltern benötigen Hinweise bezüglich des Anspruchs auf spezielle Hilfen und Rechtsansprüche sowie Hilfe bei Behördengängen und Auseinandersetzungen mit Versicherungen.

Um dem betroffenen Kind die schwierige Auseinandersetzung mit seiner Umwelt zu erleichtern, müssen in der Frühförderung bestimmte Voraussetzungen gegeben sein. Das Kind benötigt soziale Konstanz, emotionale Geborgenheit und Sicherheit in seinem primären Tun – wichtig sind die stabilisierenden Hilfen, die es ihm auf längere Zeit ermöglichen, seine Fähigkeiten zu differenzieren (vgl. Praschak, 1999, 86). In seiner Alltagsgestaltung benötigt es Raum für Partizipation, die das Bedürfnis nach zwischenmenschlichem Kontakt weckt und so die eigene Aktivität fordert und fördert.

Primäres Ziel dieser Frühförderung ist es, in einer produktiven Zusammenarbeit zwischen Eltern und Frühförderern ein familiäres Zusammenleben zu schaffen, in dem es nicht vordergründig um die Veränderung des Kindes geht, sondern die Eltern in ihren Möglichkeiten gestärkt werden, dem Kind Wertschätzung entgegenzubringen, die es braucht, um kleine Fortschritte im Alltag erreichen zu können (ebd, 85). Ziel dieses Zusammenlebens ist das Entstehen gemeinsamer Handlungsweisen, in denen das Handeln der Einzelnen aufeinander abgestimmt ist. So kann das Prinzip der „wertschätzenden Pflege" (Praschak, 1999, 92) eine Möglichkeit für das Kind sein, seinen Alltag aktiv mit zu vollziehen und zu gestalten.

Der Schwerpunkt der Frühförderung von Kindern mit schwerster Behinderung und somit auch von Kindern mit Rett-Syndrom liegt im Bereich der pädagogischen familienzentrierten Frühförderung. Sie hat die Aufgaben, dem Kind Entwicklungsmöglichkeiten zu verschaffen, die Alltagsgestaltung zu unterstützen, spezielle Hilfen einzuführen, zu beraten, zu begleiten und durch Hilfe zur Selbsthilfe ein familiäres Zusammenleben zu unterstützen.

11.2.2 Kritische Reflexion des Programms „Kleine Schritte" bezüglich dieser Bedürfnisse

Das Programm „Kleine Schritte" ist zunächst für Menschen mit Trisomie 21, also für Menschen mit Entwicklungsverzögerungen, konzipiert worden. Es orientiert sich an der Regelentwicklung und gliedert diese in kleine Schritte. Die so entstandenen kleinschrittigen Lernziele behandeln ein Entwicklungsalter von null bis vier Jahren.

Kinder mit schwerster Behinderung befinden sich auf einem sehr basalen Entwicklungsniveau. Für sie sind nur wenige der vorgegebenen Lernziele geeignet, da sie für ihre Entwicklung noch kleinschrittigere Lernziele benötigen. Das Üben von Lernzielen gelingt nur mit wesentlich mehr Unterstützung und Hilfen durch die Bezugspersonen. Kinder mit schwerster Behinderung müssen, als zunächst sehr passive Menschen, nach und nach an ein Mehr an Selbstständigkeit herangeführt werden.

Damit die Eltern von Kindern mit schwerster Behinderung das Programm „Kleine Schritte" in der vorliegenden Form nutzen können, sind die Lernziele vielfältig zu modifizieren. Die Eltern müssen viele Zwischenschritte einbauen und die Übungsanzahl wesentlich erhöhen. Sie müssen selbstständig einen Weg finden, der ihrem Kind den Zugang zu einem Lerngegenstand ermöglicht, der es anspricht und in seiner Weiterentwicklung fördert. Dies ist besonders in den ersten Lebensjahren des Kindes eine schwierige Aufgabe, da die Eltern zu diesem Zeitpunkt noch in einer Phase sind, in der sie lernen, mit der Behinderung ihres Kindes umzugehen. Sie lernen, die noch so feinen

Signale ihres Kindes zu deuten, um so Kommunikationssituationen mit ihm zu schaffen und seine Bedürfnisse verstehen und erfüllen zu können.

An welchem Entwicklungspunkt Kinder mit Rett-Syndrom stehen, ist nicht einfach zu erkennen. Mädchen mit Rett-Syndrom werden in der Regel weiter entwickelt eingeschätzt, als es ihrem tatsächlichen Entwicklungsstand entspricht. Ohne professionelle Betreuung oder Kenntnisse im Bereich der Rehabilitation von Kindern mit schwerster Behinderung ist es schwierig, das Programm „Kleine Schritte“ mit solchen Kindern umzusetzen.

11.3 Modifizierter Fördervorschlag zur frühen Förderung der Wahrnehmung von Kindern mit Rett-Syndrom

In diesem Abschnitt sollen der Aufbau und die Funktion von Wahrnehmung herausgestellt werden. Neben der Bedeutung der Wahrnehmungsentwicklung in einem ganzheitlichen Entwicklungszusammenhang, wird besonders die Entwicklung der basalen Wahrnehmung und ihre Bedeutung betrachtet. Darauf aufbauend wird der von der Verfasserin entwickelte modifizierte Fördervorschlag vorgestellt und die Vorgehensweise bei der Durchführung einer Förderung nach diesem Vorschlag dargestellt.

11.3.1 Die Wahrnehmung und ihre Bedeutung in der frühen Entwicklung

Wahrnehmung umfasst den Prozess der Informationsgewinnung aus Umwelt- und Körperreizen mit den damit verbundenen emotionalen Prozessen und der durch Erfahrung und Denken erfolgenden Modifikation der Reize. Als Ergebnis dieses Prozesses kann die Reizaufnahme, eine Reaktion motorischer oder sprachlicher Art, ein Erkennen oder Diskriminieren erfolgen (vgl. Fröhlich, 1998, 439). Eine optimale Wahrnehmung setzt sich zusammen aus weitestgehend störungsfrei funktionierenden Wahrnehmungsorganen, der damit verbundenen Weiterleitung und Verarbeitung im Gehirn sowie aus dem Grad der Aufmerksamkeit, die einem Reiz zuteil wird (vgl. Fröhlich, 1998, 74).

Die Wahrnehmungsbereiche lassen sich in grundlegende, basale Wahrnehmungsbereiche sowie darauf aufbauende weitere Bereiche untergliedern. Laut Fröhlich (2001, 183) setzt sich die basale Wahrnehmung zusammen aus der Wahrnehmung des eigenen Körpers über die Haut (somatisch), dem Erfassen der eigenen Lage im Raum und dem Gleichgewichtsempfinden (vestibulär) sowie dem Empfinden von Schwingungen, die über den Körper weitergeleitet werden (vibratorisch). Schon vor der Geburt können Wahrnehmungsreize dieser Bereiche empfunden werden. Dies bedeutet, dass alle Menschen, auch wenn sie in ihrer Wahrnehmungsfähigkeit stark eingeschränkt sind, in dem basalen Bereich der Wahrnehmung auf gewisse Grunderfahrungen zurückgreifen können (vgl. Fröhlich, 2001, 53).

Die weiteren Wahrnehmungsbereiche entwickeln sich hierarchisch. Die vibratorische Wahrnehmung geht nahtlos über in das Empfinden und Deuten von akustischen Reizen. Schon bei Neugeborenen ist eine Geschmacks- und Geruchswahrnehmung vorhanden, die sich im Entwicklungsverlauf weiter ausdifferenziert. Als Erweiterung der somatischen Wahrnehmung entwickelt sich die tastende Erkundung der Welt, die taktil-haptische Wahrnehmung. Als letzter Wahrnehmungsbereich entwickelt sich die visuelle Wahrnehmung.

Wahrnehmung muss unterschieden werden in den Prozess der reinen Reizdiskrimination und den der sinngebenden Verarbeitung. Eine sinngebende Verarbeitung wahrgenommener Reize wird über die Auseinandersetzung mit Gegenständen und Personen erworben. Die Interaktion mit der Umwelt erfolgt auf der Grundlage von Bedeutungen, die in dieser Auseinandersetzung entwickelt werden. Einzelne Gegenstandsbedeutungen verdichten sich allmählich zu umfassenderen Bedeutungsstrukturen, die weitere Handlungsmöglichkeiten schaffen (vgl. Fischer, 2000, 155).

Die Entwicklung des Kindes vollzieht sich in einem ganzheitlichen Erleben, in dem die Wahrnehmung von allen anderen Entwicklungsbereichen beeinflusst wird. Laut Fischer (2000, 131) nutzt der Mensch motorische Fertigkeiten, um Gegenstände zu erkunden und so Wahrnehmungsreize einzuholen. Hierbei ist das Körperbewusstsein eine wichtige Voraussetzung, um den Körper sinnvoll einsetzen und die Körperreize interpretieren zu können. Sprache und Kommunikation werden genutzt, um Wahrgenommenes zu benennen und dies seinen Interaktionspartnern zu vermitteln. Sie schaffen eine begriffliche Ordnung und Struktur. Durch die kognitiven Fertigkeiten Vergleichen, Ordnen und Interpretieren werden Bedeutungen erfasst und in Beziehung zueinander gestellt. Die Emotionalität setzt den Grad an Motivation und Aufmerksamkeit fest, mit dem eine Wahrnehmungshandlung vollzogen wird. Sie lässt subjektive Bedeutungen entstehen, die weitere subjektive Wahrnehmungen veranlassen und so weitere Handlungen auslösen.

Die Entwicklung der Wahrnehmung hat eine zentrale Funktion für den Aufbau der Persönlichkeit eines Kindes. Durch die Wahrnehmung der eigenen Person und deren Abgrenzung zur Umwelt definiert sich das Individuum als Persönlichkeit mit eigenen Wünschen und Bedürfnissen. Die erste Abgrenzung zur Umwelt erfährt ein Kind über die Wahrnehmung der Haut, aller Körperteile und den Aufbau seines eigenen Körperschemas, also über die basale Wahrnehmung (vgl. Kiphard nach Anders & Weddemar, 2002, 11). Laut Goldstein (2000, 2) ist die Rolle der basalen Wahrnehmung im Entwicklungszusammenhang die eines grundlegenden Bezugssystems für die weitere Wahrnehmungsentwicklung.

11.3.2 Der modifizierte Fördervorschlag in Abgrenzung zu dem Programm „Kleine Schritte“

Das Programm „Kleine Schritte“ bietet im Allgemeinen nur wenig Möglichkeiten zur Förderung von Kindern mit Rett-Syndrom und schwerster Behinderung. Deren Entwicklung befindet sich zumeist auf einem sehr grundlegenden Niveau, vollzieht sich in kleinsten Schritten und das Üben mit häufigen Wiederholungen erfordert sehr viel Zeit. Für Eltern, die im Bereich der Behinderten-Rehabilitation und -Pädagogik kein Hintergrundwissen besitzen, ist es schwierig, sich selbstständig die Modifikation der Übungen und die vielen Zwischenschritte zu erarbeiten, die zur Umsetzung des Programms für Kinder mit schwerster Behinderung erforderlich sind.

Dies begründet die Notwendigkeit eines modifizierten Förderprogramms, das, angelehnt an das Programm „Kleine Schritte“, eine sehr kleinschrittige Entwicklungsauflistung anbietet und Übungen, die an das Entwicklungsniveau der Kinder mit schwerster Behinderung angepasst sind und deren spezielle Bedürfnisse sowie die ihrer Familien berücksichtigen.

Die Wichtigkeit der Förderung der basalen Wahrnehmung von Kindern mit Rett-Syndrom liegt in ihrem Förderbedarf begründet. Besonders im zweiten Stadium des Rett-Syndroms scheinen die betroffenen Kinder von Sinnesreizen überwältigt zu werden; sie reagieren sehr empfindlich auf nahezu alle Reize und verschließen sich diesen zeitweise. Abhängig von den inneren und äußeren Umweltbedingungen und den Möglichkeiten, diese zu verstehen, ist das Verhalten der Kinder starken Schwankungen unterworfen. Hier ist es von großer Bedeutung, den Kindern über die Förderung ihrer basalen Wahrnehmung ein stabiles Grundgerüst und Körpergefühl (wieder) zu vermitteln, auf dem aufbauend sie sich wieder besser mit ihrer Umwelt auseinandersetzen können.

Diese Wahrnehmungsförderung erfolgt über eine speziell gestaltete Förderumgebung, die es dem Kind ermöglichen soll, sich angstfrei und selbsttätig mit klar strukturierten Wahrnehmungsreizen zu beschäftigen. Hierzu müssen Aspekte der Bezugsperson, geeignete Räumlichkeiten, die passende Übungsauswahl und ausgesuchte Materialien geplant und auf die Möglichkeiten der Kinder zugeschnitten werden. Eltern setzen sich täglich mit den Bedürfnissen ihrer Kinder auseinander, kennen deren Vorlieben und Ängste und können so am besten einschätzen, welche Reize und Übungen geeignet sind, um die Wahrnehmung ihrer Kinder anzusprechen.

Der modifizierte Fördervorschlag enthält 30 Lernziele, die bei einem sehr basalen Niveau beginnen und die Bereiche der somatischen, vestibulären und vibratorischen Wahrnehmung ansprechen. Dies sind zum einen Lernziele, die gezielt Stimulationstechniken auf neurophysiologischer Basis anbieten, um den Kindern Hilfe bei der Regulation der Reizverarbeitung zu geben. Des Weiteren werden dem Kind taktil-kinästhetische Informationen vermittelt, um Handlungen, die mit der Wahrnehmung dieser Information einhergehen, selbst auszuführen. Weiterer Schwerpunkt ist das Fördern und Stabilisieren der Eigenaktivität des Kindes über Handlungsangebote, die seinem momentanen Entwicklungsstand entsprechen. Und ein letzter Schwerpunkt ist die Beziehung zu Menschen in der Umgebung. Die Gestaltung dieser Beziehungen und eine interaktive Vorgehensweise in den Fördersituationen soll die sensomotorische Entwicklung unterstützen.

11.3.3 Das Curriculum Kleinste Schritte mit Lernzielen zur somatischen Anregung

Stimulation durch Wahrnehmungsreize

Lernziel 1: Das Kind erfährt seine gesamte Körperoberfläche durch Berührungserfahrungen über die Hände der Mutter.

Möglichkeiten der Förderung: Massage nach Grundlagen der basalen Stimulation, angelehnt an Leboyer und Scheibler-Shrestha/Lehmann.

In einem warmen Raum wird das Kind entkleidet und mit dem Rücken auf eine saugfähige Unterlage, am besten auf den Boden, gelegt. Mit einer in den Händen angewärmten Lotion beginnt die Massage in der Körpermitte des Kindes. Von der Brustmitte aus streichen beide Hände mit sicherem festem Druck dem Rippenverlauf folgend nach außen. Fröhlich empfiehlt 15 Wiederholungen. Anschließend streichen die Hände von der Flanke über die Brust zur entgegengesetzten Schulter – die rechte Hand streicht von der linken Flanke zur rechten Schulter, die linke von der rechten Flanke zur linken Schulter (15 Wiederholungen).

Nacheinander werden nun beide Arme massiert. Der Arm des Kindes wird nach oben gestreckt und am Handgelenk gehalten, dann streicht die freie Hand den Arm entlang von der Schulter bis zum Handgelenk. Dies wird mit einem Wechsel der massierenden Hände wiederholt; die haltende Hand wird zur streichenden, die streichende hält nun das Handgelenk des Kindes. Die Massage der Hände erfolgt in der gleichen Haltung. Dabei streicht der Daumen der massierenden Person über die Handinnenfläche bis zu den Fingern.

Die Massage der Beine findet ebenfalls in einer nach oben gestreckten Position statt. Beide Hände umfassen den Oberschenkel an der Hüfte und fahren über die Knie und Unterschenkel zu den Knöcheln, die besonders intensiv berührt werden. Ist die Massage an beiden Beinen beendet, werden die Fußsohlen, ausgehend von der Ferse zu den Zehen hin, in einer streichenden Bewegung massiert.

Finger und Zehen werden nacheinander einzeln umfasst und mit gleichmäßigem Druck von den großen zu den kleinen Gelenken hin massiert.

Der Bauch kann mit beiden flachen Händen von den unteren Rippen bis zum Schambein ausgestrichen werden. Da hierbei die Blasenaktivität des Kindes angeregt wird, ist bei dieser Übung Vorsicht geboten.

In der Bauchlage tritt der Rücken in den Mittelpunkt der Massage. Beginnend mit einer Querbewegung über den Rücken setzen beide Hände seitlich an und streichen entgegengesetzt einige Male hin und her. Darauf folgt eine

Längsbewegung der flachen Hände, die, vom Rücken über den Nacken zum Po wandern und wieder zurück. Bei dieser Anregung entlang der Wirbelsäule übt der Handballen den Hauptdruck aus. Die Finger zeigen nach außen und berühren den restlichen Rücken. Diese streichende Bewegung kann bis zu den Füßen ausgeweitet werden.

Streicheln, Liebkosen, Drücken, Umarmen, Wärme- und Kälteerfahrungen in unterschiedlich temperierter Umgebung

Lernziel 2: Das Kind erfährt seine gesamte Körperoberfläche durch Berührungserfahrungen mit Medien.

Möglichkeiten der Förderung: Massagen nach vorangegangener Grundlage und Vorgehensweise, ausgeführt mit Handschuhen und Materialien verschiedener Oberflächenstruktur.
Pflegesituationen: Baden/Waschen mit Waschhandschuh; Berührung durch Wasser, Wellen, Badeschaum, Rasierschaum; Abtrocknen; Anziehen; trocken Föhnen; Eincremen mit Pflegelotionen.
„Baden“ in verschiedenen Materialien, wie Sand, Bällen, Korken, Laub etc. Berühren mit verschiedenen Stoffen.

Lernziel 3: Das Kind erfährt seine Extremitäten isoliert vom restlichen Körper. a) Das Kind erfährt seine Hände; b) Das Kind erfährt seine Füße.

Möglichkeiten der Förderung: Massagen; Eintauchen in Wasser, Schaum und trockene Materialien; Eincremen; Berührungen mit Fellen, Bürsten, verschiedenen Stoffen und Tüchern

Körpererfahrung in Bewegung

Lernziel 4: Das Kind erfährt seinen Körper über eigene Berührungen.

Möglichkeiten der Förderung: Die Bezugsperson führt die Hände des Kindes über seinen Körper und zeigt ihm, welche Möglichkeiten der eigenen Berührung es gibt.

Lernziel 5: Das Kind erfährt seine Haut über Bewegungen in verschiedenen Materialien.

Möglichkeiten der Förderung: In verschiedenen Bädern, mit Wasser und trockenen Materialien, bewegt die Bezugsperson die Gliedmaßen des entkleideten Kindes und führt dessen Hand so, dass die Materialien über seinen Körper rieseln.
Das entkleidete Kind liegt zwischen Stoffen und Tüchern. Mit seinen geführten Händen werden die Tücher über seinen Körper gezogen.

Eigenaktivität

Lernziel 6: Das Kind berührt seinen eigenen Körper.
Möglichkeiten der Förderung: Aufbauend auf den vorangegangenen Lernzielen der „Körpererfahrung in Bewegung" lernt das Kind, die geführten Bewegungen im Rahmen seiner motorischen Fähigkeiten selbst auszuführen.

Lernziel 7: Das Kind sammelt Körpererfahrungen über die Bewegung in verschiedenen Materialien.
Möglichkeiten der Förderung: In den vorangegangenen Fördersituationen hat das Kind gespürt, wie sich geführte Bewegungen in Bädern mit unterschiedlichen Materialien anfühlen, und nachempfunden, wie die Bewegungen ausgeführt werden.
Nun lässt die Bezugsperson dem Kind die Zeit, die Bewegungen selbst auszuprobieren. Unternimmt es keine Anstrengungen, sich selbst zu bewegen, fordert man es zur eigenen Aktivität auf, indem man eine Situation schafft, die das Kind als nicht sehr angenehm empfindet und so das Bedürfnis hat, seine Lage zu verändern. Beispielsweise kann man sein Gesicht mit Tüchern verhängen, mit ihm zusammen das Tuch wieder herunterziehen und bei einer Wiederholung das Tuch auf seinem Gesicht liegen lassen.

Beziehungsgestaltung

Lernziel 8: Das Kind tritt in der Fordersituation in direkte Interaktion mit der Bezugsperson.
Möglichkeiten der Förderung: Aufbau eines wechselseitigen Verhaltens in der Fördersituation. Wenn die Mutter das Kind beispielsweise massiert, setzt sie einen Moment aus und wartet auf eine Reaktion des Kindes, bevor sie weitermassiert. Eine interaktive Reaktion ist der Augenkontakt.
Beim Bad in Wasser oder anderen Materialien kann die Mutter eine Bewegung ausführen und in einer anschließenden Pause dem Kind die Möglichkeit geben, ebenfalls eine Bewegung auszuführen. Zeigt das Kind keine Reaktion, kann die Wechselseitigkeit mit einer geführten Bewegung des Kindes angebahnt werden.

Lernziel 9: Das Kind bestimmt die Fördersituation mit.
Möglichkeiten der Förderung: Die Bezugsperson achtet auf kleine Verhaltensänderungen des Kindes und nimmt diese zum Anlass, um die Fördersituation in eine entsprechende Richtung zu lenken. Bewegt das Kind bei der Massage einen Körperteil, kann dieser als nächstes massiert werden.
Beim Bad in Wasser oder anderen Materialien kann bei einer Bewegung des Kindes der entsprechende Körperteil gewaschen oder mit Materialien berieselt werden. So lernt das Kind in vielen Wiederholungen, dass es durch eigene Aktivität den Verlauf der interaktiven Situation maßgeblich beeinflussen kann.

Stimulation durch vestibuläre Wahrnehmungsreize

Lernziel 10: Das Kind spürt seinen Körper in unterschiedlichen Lagerungen.

Möglichkeiten der Förderung: Dem Kind verschiedene Lagerungsarten zu vermitteln, ist keine typische Fördersituation, sondern alltägliches Geschehen. Im Rahmen dieser Arbeit können nur Lagerungsvorschläge unterbreitet werden, aus denen Eltern dann unter Berücksichtigung der Befindlichkeit ihres Kindes, der Tageszeit und den zur Verfügung stehenden Lagerungshilfen eine Auswahl treffen können. Als Lagerungshilfen können Lagerungskissen in allen Ausführungen genutzt werden, Keile, Decken, Sitzsäcke und alles, was die Liege- oder Sitzposition stabilisiert und unterstützt.
Ziel einer Lagerung sollte sein, den unphysiologischen Muskeltonus günstig zu beeinflussen und dem Kind situationsentsprechend Entspannung oder Aktivität zu ermöglichen. Grundsätzlich soll die Lagerung eines Kindes in Bauch- und Rückenlage symmetrisch sein. Pathologische Reflexmuster, wie das Überstrecken des Körpers, werden verhindert, wenn man Kopf und Hüfte in Mittelstellung, die Knie in Beugestellung bringt. Die Unterstützung des Rumpfes durch Lagerungshilfen verleiht Stabilität.
Hedderich und Dehlinger (1998, 74) folgend gibt es zehn Prinzipien, nach denen die Lagerung von Kindern geplant und durchgeführt werden soll. Im Anschluss an eine Planung der Lagerung und eine sorgfältige Vorbereitung des Lagerungsortes soll die Bezugsperson sich genügend Zeit zur Umsetzung der Lagerungssituation nehmen. Dabei muss die Lagerung, der Situation angemessen, für Wohlbefinden beim Kind sorgen. Während der Veränderung der Position des Kindes gilt es, kommunikativ und mittels deutlichem, Sicherheit verleihendem Körperkontakt in Interaktion mit dem Kind zu treten und die Umlagerung so durchzuführen, dass das Kind seine Bewegungsfähigkeiten unterstützend einsetzen kann. Dazu werden zunächst zentrale Körperteile wie Rumpf, Hüfte und Schulter in die richtige Stellung gebracht, bevor die übrigen Körperteile positioniert werden.
Bei der Lagerungsunterstützung mittels Kissen und Keile gilt es, nur so viele einzusetzen, wie benötigt. Die nun eingerichtete Lagerungsposition muss in regelmäßigen Abständen kontrolliert und korrigiert werden, um Unbehagen und Druckstellen oder sogar Wundliegen zu verhindern. Werden die Lagerungsarten, die verwendete Hilfsmittel sowie Reaktionen des Kindes dokumentiert, erhält man wichtige Hinweise für zukünftige Lagerungsplanungen.
Mögliche Lagerungen sind Rückenlage, Bauchlage, Seitenlage, Sitzen im Rollstuhl oder Sitzen an verschiedenen Orten, unterstützt durch notwendige Lagerungshilfen.

Lernziel 11: Das Kind erfährt im intensiven Körperkontakt zur Bezugsperson Schaukelbewegungen – vor und zurück.

Möglichkeiten der Förderung: Die Bezugsperson nimmt mit dem Kind auf dem Schoß eine bequeme Sitzhaltung ein und bewegt sich mit ihm zusammen in gleichmäßigen Bewegungen vor und zurück; wobei sie mit Körper und Armen dem Kind einen stabilisierenden Halt gibt.

Lernziel 12: Das Kind erfährt im intensiven Körperkontakt mit der Bezugsperson seitliche Schaukelbewegungen.
Möglichkeiten der Förderung: Angelehnt an die Vorgehensweise der Förderung zu Lernziel 11 werden die Bewegungen nun seitwärts ausgeführt.

Lernziel 13: Das Kind erfährt im intensiven Körperkontakt kreisende Schaukelbewegungen.
Möglichkeiten der Förderung: Die Bewegungen der Lernziele 11 und 12 werden aneinandergereiht, so dass eine kreisende Bewegung entsteht.

Lernziel 14: Das Kind erfährt eine Vorwärts- und Rückwärts-Bewegung auf einer Schaukel oder in der Hängematte.
Möglichkeiten der Förderungen: Das Kind liegt in einer Hängematte und wird mit ruhigen, gleichmäßigen Bewegungen vor- und rückwärts geschaukelt.

Lernziel 15: Das Kind erfährt seitliche Schaukelbewegungen in einer Hängematte.
Möglichkeiten der Förderung: Das Kind liegt in einer Hängematte und wird mit ruhigen, gleichmäßigen Bewegungen seitwärts hin und her geschaukelt.

Lernziel 16: Das Kind erlebt sich selbst auf einem beweglichen Untergrund (Trampolin und Anderem).
Möglichkeiten der Förderung: Das Erleben eines unsicheren Untergrundes muss sehr behutsam angegangen werden, da für Menschen mit schwersten Behinderungen der stabile Untergrund ein wichtiger Bezugspunkt ist, der ihnen Halt und Sicherheit gibt.
Zu Beginn der Förderung auf einem kleinen oder großen Trampolin oder dem Wasserbett (da diese in der Anschaffung alle teuer sind, kann auch eine weiche Matratze gewählt werden) sollte die Bezugsperson zusammen mit dem Kind auf dem nachgebenden Untergrund sitzen und mit viel Körperkontakt Stabilität vermitteln. In bequemer Ausgangsposition für beide Beteiligten kann der Untergrund leicht zum Schwanken gebracht werden.
Wenn das Kind in engem Körperkontakt zur Mutter einige Erfahrungen mit einem beweglichen Untergrund gesammelt hat, kann der Körperkontakt nach und nach verringert werden, bis sich das Kind alleine auf ihm orientieren kann.
Auch große Bälle oder Rollen können genutzt werden, um dem Kind Lagerungserfahrungen in Bewegung zu vermitteln.

Körpererfahrung in Bewegung

Lernziel 17: Das Kind spürt die Bewegungen seines Körpers bei der Umlagerung in eine andere Haltung.

Möglichkeiten der Förderung: Die Bezugsperson berührt das Kind beim Umlagern mit großflächigem Handauflegen und leichtem Druck, so dass das Kind intensiv wahrnehmen kann, an welcher Stelle die Bewegungsveränderung einsetzt.

Lernziel 18: Das Kind nimmt die Bewegungen seines Körpers während des Schaukelns wahr.

Möglichkeiten der Förderung: Während des Schaukelns übt die Bezugsperson mit dem Kind zusammen Gleichgewichtsverlagerungen aus, um die Schaukel oder Hängematte zum Schwingen zu bringen.

Eigenaktivität

Lernziel 19: Das Kind setzt bei der Veränderung seiner Lage seine Bewegungsfähigkeiten unterstützend ein.

Möglichkeiten der Förderung: Durch eine klare Struktur der Lageveränderung und der immer gleichen Vorgehensweise, kann das Kind eine Erwartungshaltung aufbauen und lernt, seine Fähigkeiten einzusetzen. Dieses Ziel baut auf Lernziel 18 auf; das Kind lernt im Rahmen seiner Möglichkeiten, die geführten Bewegungen nach und nach selbst auszuführen. Durch klare Signale vermittelt die Bezugsperson dem Kind einen Bewegungsimpuls und lässt ihm die Zeit, die es zur Umsetzung der Bewegung braucht.

Lernziel 20: Das Kind setzt seine Bewegungsmöglichkeiten ein, um sich selbst Erfahrungen mit dem Gleichgewichtsempfinden zu verschaffen.

Möglichkeiten der Förderung: In der Bauch- oder Rückenlage auf einem beweglichen Untergrund, in der Hängematte, auf dem Trampolin oder in einer Hängeschaukel können mit dem Kind geführte Bewegungen geübt werden, die den Untergrund zum Schwanken und Schaukeln bringen. In vielen Wiederholungen lernt das Kind diese Bewegungsmuster kennen und kann sie zunehmend besser selbstständig einsetzen.

Beziehungsgestaltung

Lernziel 21: Das Kind tritt in der Situation der Umlagerung in Interaktion mit der Bezugsperson.

Möglichkeiten der Förderung: Die Bezugsperson begleitet die Situation sprachlich und wartet vor jeder Bewegungsveränderung auf eine Reaktion des Kindes. Abgestimmt auf die Reaktion, verändern beide Beteiligten zusammen die jeweilige Position.

Stimulation durch vibratorische Wahrnehmungsreize

Lernziel 22: Das Kind erfährt vibratorische Schwingungen über Stimme und Lippen der Bezugsperson.

Möglichkeiten der Förderung: In Situationen, in denen das Kind entkleidet ist, kann die Bezugsperson mit ihren Lippen den Körper des Kindes anprusten und somit Schwingungen verursachen, die das Kind wahrnehmen kann. Es vermittelt ebenfalls Schwingungserfahrungen, wenn die Mutter mit ihrer Stimme am Körper des Kindes spricht, singt oder brummt. Diese Schwingungen vermitteln sehr leichte Erfahrungen und eignen sich daher gut für den Anfang der vibratorischen Stimulation.

Da Vibrationen intensive Empfindungen vermitteln, können sie leicht als bedrohlich interpretiert werden. Wichtig ist daher eine behutsame, klar strukturierte Vorgehensweise, die distal, also körperfern, an den Extremitäten ansetzt und sich nach und nach langsam zur Körpermitte vortastet. Sinnvoll ist es, mit den Vibrationen an Füßen und Beinen zu beginnen, die Kinder mit schwersten Behinderungen als kaum zum Körper gehörig empfinden, und durch Knie- und Hüftbeugung die Weiterleitung der Schwingungen über die Knochen zu ermöglichen. Erst langsam und nach einigen vibratorischen Erfahrungen, kann die Vibrationsstimulierung über die Beine zum Körper und zu den Armen vordringen.

Wichtig ist es, nicht entlang der Muskeln zu stimulieren, da dies den pathologischen Muskeltonus erhöhen kann. Gelenke sind ein guter Ansatzpunkt für Schwingungsanregungen, da an diesen Stellen die Weiterleitung über das Knochengerüst besonders gut funktioniert (vgl. Fröhlich, 2001, 208).

Lernziel 23: Das Kind empfindet seinen Körper über Schwingungen aus Massagegeräten.

Möglichkeiten der Förderung: In einer entspannten Atmosphäre wird das Kind durch Ansprache und Berührungen an den Extremitäten auf deren Stimulation vorbereitet. Erst dann wird das Massagegerät an die Füße gehalten, wobei die Stellung der Beine durch eine Knie- und Hüftbeugung gekennzeichnet ist.

Im Rahmen vieler Wiederholungen wird das ungewohnte Empfinden kennengelernt und ist schließlich nicht mehr so fremd und bedrohlich wie zu Beginn der Förderung. Langsam kann das Massagegerät dann näher zum Körper gebracht werden – über die Knie zu den Hüftgelenken, über Handgelenke und Ellbogen zur Schulter.

Erst wenn das Kind viele Erfahrungen mit den Schwingungen aus den Massagegeräten erlebt hat und diese gut einordnen kann, sollte das vibrierende Gerät Brustkorb und Kopf stimulieren. Hierbei sollte verstärkt auf die Reaktionen des Kindes geachtet werden und die Stimulation sofort unterbrochen werden, wenn sich das Kind nicht mehr wohl fühlt.

Lernziel 24: Das Kind nimmt Schwingungen der menschlichen Stimme über das Medium des Lautsprechers verstärkt wahr.

Möglichkeiten der Förderung: Eine Möglichkeit der Förderung der vibratorischen Wahrnehmung mittels Lautsprecher ist es, das Kind neben einem umgedrehten Lautsprecher auf dem Boden zu lagern, so dass die Übertragung der Schallschwingungen über den Boden für ein Schwingungsempfinden an der Aufliegefläche sorgt. Ein intensiveres Erleben findet statt, wenn das Kind auf dem abgepolsterten Lautsprecher liegen und die Schallwellen in direktem Körperkontakt erfahren kann.
Die Förderung sollte mit einer geringen Lautstärke begonnen und langsam gesteigert werden, damit das Erleben des Kindes nicht mit einem Erschrecken beginnt, sondern langsam intensiviert werden kann.

Lernziel 25: Das Kind sammelt akusto-vibratorische Erfahrungen mit schwingend-klingenden Musikinstrumenten.

Möglichkeiten der Förderung: Das Instrument (gut eignen sich Streich-, Blas- und Schlaginstrumente, die nicht gleich ihre Resonanz verlieren, wenn sie an den Körper gebracht werden; z. B. die Gitarre) wird in einer für das Kind angenehmen Lage an seinem Körper zum Schwingen und Klingen gebracht. Man kann mit tiefen Tönen beginnen, deren Schwingung sich besser fortsetzt und so ein intensiveres Erleben ermöglicht. Anschließend können Schwingungen unterschiedlicher Tonhöhen erlebt werden.
Empfindet das Kind die Schwingungserfahrungen am Kopf als angenehm, kann dies für besonders attraktive und durchdringende Empfindungen sorgen. Um das Erleben von akustischen Reizen anzubahnen, kann der Körperkontakt zum Instrument langsam verringert und die Distanz zwischen Instrument und Körper vergrößert werden, so dass das Schwingungserleben weniger wird und die klingenden Reize mehr und mehr in den Vordergrund des Erlebens treten. Der Wechsel zwischen Körperkontakt und Distanz kann so den Übergang von Schwingung zu akustischem Reiz in vielen Wiederholungen verdeutlichen.

Körpererfahrung in Bewegung

Lernziel 26: Das Kind bringt das schwingende Objekt mit den eigenen, geführten Händen zum Körper.

Möglichkeiten der Förderung: Über das Führen seiner Hände, die das Vibrationsobjekt halten, zum Körper, erlebt das Kind in eigener Bewegung Schwingungen und lernt so Bewegungsmuster kennen, die es benötigt, um sich später selbst mit passenden Objekten zu stimulieren.

Eigene Aktivität

Lernziel 27: Das Kind führt das Vibrationsobjekt eigenständig an die Stellen seines Körpers, an denen es die Vibration besonders angenehm empfindet.

Möglichkeiten der Förderung: Aufbauend auf Lernziel 26 verinnerlicht das Kind Bewegungsmuster, die es ihm ermöglichen, seinen Körper Schwingungen erleben zu lassen. Ein besonders attraktives, vibrierendes Spielzeug oder sein Lieblingsvibrationsobjekt motivieren, dies selbst auszuprobieren.

Lernziel 28: Das Kind erfährt in Hand-Mund- bzw. Hand-Kopf-Koordination das Schwingen von Vibrationsobjekten am Mund bzw. Kopf.

Möglichkeiten der Förderung: Dieses Lernziel ist eine Spezialisierung des vorangegangenen Lernziels. Es wird die Bewegung der ein vibrierendes Objekt haltenden Hand hin zu Kopf und Mund geübt. Das Spüren von Reizen mit dem Mund ist für Kinder sehr motivierend und interessant, da der Mund neben den Händen die Hauptquelle für neue Wahrnehmungsempfindungen ist. Führt das Kind die Bewegung zum Kopf nicht alleine aus, kann diese zuerst geführt werden, um dem Kind das Bewegungsmuster nahezubringen.

Lernziel 29: Das Kind produziert mit einem Instrument eigenständig Schwingungen.

Möglichkeiten der Förderung: Über das Führen der Hände des Kindes beim Instrumentenspiel lernt dieses die Möglichkeiten kennen, dem Instrument Schwingungen zu entlocken. Nach und nach übernimmt es Bewegungsmuster, um die Instrumente zum Schwingen bringen.

Beziehungsgestaltung

Alle vorangegangenen Lernziele enthalten Komponenten der Interaktion und Kommunikation. Die Bezugsperson beobachtet das Kind dabei genau, findet heraus, was ihm gefällt, und nimmt so auf die Signale des Kindes hin eine Umstrukturierung der Förderung vor. Pausen ermöglichen dem Kind, eine Reaktion zu zeigen. Die Aktivität findet ihren Fortgang erst, wenn eine Reaktion erfolgte, die einen Wunsch des Kindes zum Ausdruck bringt, der im weiteren Verlauf erfüllt werden kann.

Eine besonders intensive Möglichkeit der Interaktion und Kommunikation zwischen Kind und Bezugsperson kann über die Atmung stattfinden.

Lernziel 30: Das Kind kommuniziert mit der Bezugsperson über Atemrhythmus und Atemtiefe.

Möglichkeiten der Förderung: Nach Mall (1995) eignet sich die Atmung im Rahmen der basalen Kommunikation gut, um eine gemeinsame Ausgangsbasis für Kommunikation zu finden. Im intensiven Körperkontakt sitzt das Kind vor dem Erwachsenen, mit seinem Rücken an dessen Brust lehnend.

Der Erwachsene versucht seinen Atemrhythmus auf den des Kindes abzustimmen, um ihm so ein Gefühl der Gemeinsamkeit und kommunikativen Grundlage zu vermitteln. Die Vibration der Atmung des Erwachsenen kann den Atemrhythmus des Kindes auch positiv beeinflussen.

Anmerkung: Einige Lernziele aus den verschiedenen Bereichen sind aus der basalen Stimulation (Fröhlich, 2001) abgeleitet.

11.3.4 Durchführung der Förderung nach dem modifizierten Fördervorschlag

Der geplante Ablauf einer Förderung anhand dieses Fördervorschlags beginnt mit einer genauen Diagnostik der Lernausgangslage des Kindes. Dazu werden die Reaktionen des Kindes auf eine Konfrontation mit Wahrnehmungsreizen aus dem Bereich der basalen Wahrnehmung gezielt beobachtet. Um die Beobachtung zu systematisieren, können Beobachtungshilfen genutzt werden (s. Anhang 3).

Wie geht man bei einer systematischen Beobachtung vor? Die Eltern wählen einen für das Kind in der momentanen Situation relevanten Wahrnehmungsbereich. Sind sie nicht sicher, welcher der für das Kind momentan relevante Förderbereich ist, können sie bei der somatischen Wahrnehmung anfangen, da das Empfinden der Haut die grundlegendste Wahrnehmung ist und das Berührtwerden als alltägliche Wahrnehmung eine dem Kind bekannte Situation darstellt.

Es wird eine Situation gewählt, die das Kind bereits kennt. Nach der Vorbereitung der Situation ist es sinnvoll, eine zweite Person zur Beobachtung hinzuziehen oder eine Kamera mitlaufen zu lassen, um alle Reaktionen des Kindes einfangen zu können. Da die Wahrnehmung im Inneren des Kindes abläuft und ein Kind mit Rett-Syndrom sich nicht über diese Wahrnehmung äußern kann, ist die Bezugsperson darauf angewiesen, Reaktionen des Kindes als Ergebnis eines Wahrnehmungsprozesses zu interpretieren. Bei der Analyse der Reaktionen, sollte man wissen, dass man Vermutungen anstellt, die als Arbeitshypothesen wiederholt überprüft werden müssen. Im weiteren Förderverlauf sollte vermehrt darauf geachtet werden, ob widersprüchliche Reaktionen des Kindes Anzeichen für eine falsche Interpretation durch die Bezugsperson sein können.

Bei der Beobachtung der Reaktionen sollte auf die Körpersprache des Kindes geachtet werden. Seine Mimik, Gestik, Laute, aber auch vermehrte Unruhe, heftige Augenbewegungen, Freude und andere somatische Veränderungen geben Auskunft über die Art seiner Wahrnehmung. Bei der Auswertung der Reaktionen können drei Gruppen herausgestellt werden. Das Fehlen jeglicher Reaktion kann darauf hinweisen, dass das Kind den Reiz nicht wahrgenommen hat, eventuell aufgrund mangelnder Aufmerksamkeit oder eines Rückzugverhaltens aufgrund empfundener Bedrohung oder Unsicherheit. Reaktionen, die Wohlbefinden ausdrücken, bedeuten, dass der Reiz wahrgenommen und vom Kind als angenehm empfunden wurde. Dies weist darauf hin, dass das Kind den Reiz eingeordnet und verstanden hat. Reaktionen der Abwehr und des Unbehagens können einen Hinweis darauf darstellen, dass etwas wahrgenommen werden konnte, die aber Empfindung als bedrohlich eingestuft wurde, da sie vom Kind nicht sicher einzuordnen war. Die Ergebnisse dieser Diagnostik können in den Beobachtungsbögen oder in einem Protokoll festgehalten werden. Sie bestimmen den nun folgenden Schritt der Lernzielfestlegung.

Die Eltern entscheiden, welche Ziele sie langfristig für das Kind erreichen wollen, um dann festzulegen, welche der 30 kurzfristigen Lernziele diesem langfristigen Ziel dienen können. Die Übungen sollten möglichst da beginnen, wo das Kind erste Unsicherheiten im Wahrnehmungsverhalten zeigt. Sind ein oder mehrere kurzfristige Lernziele festgelegt, können die Eltern die Fördersituationen konkret planen. Sie legen Fördermaterialien fest und bestimmen den zeitlichen Rahmen, in dem das Fördern in den Alltag eingebunden wird.

Wenn es den Eltern zeitlich und organisatorisch möglich ist, sollten sie den Verlauf der Förderung, die Reaktionen und möglichen Fortschritte der Kinder, in Protokollen oder einem Kleine-Schritte-Kasten (s. Kap. 8) festhalten. So behalten sie einen guten Überblick über den Förderverlauf und können bei Schwierigkeiten gezielt eingreifen, indem sie die Förderung auf die neue Situation abstimmen. In den Protokollen kann stichpunktartig festgehalten werden, wie die Befindlichkeit des Kindes zum Zeitpunkt der Förderung war, ob sie sich in der Situation grundlegend änderte und welche Reaktionen das Kind zeigte.

In einer Reflexion der Fördersituation werden die Beobachtungen der gezeigten Reaktionen ausgewertet. Der folgende Fragenkatalog kann als Strukturierungshilfe genutzt werden.

- Empfindet das Kind die stimulierenden Reize als angenehm oder zeigt es ein abwehrendes Verhalten?
- Zeigt es überhaupt eine Reaktion?
- Hat sich sein Verhalten während der Förderung grundlegend verändert?
- Wie war sein Aufmerksamkeitsniveau vor/nach der Förderung?
- Lässt sich nach der Fördersituation eine Veränderung des Verhaltens feststellen?
- Reagiert das Kind in verschiedenen Fördersituationen vergleichbar oder sind Unterschiede im Verhalten feststellbar?
- Was können die Gründe für sein verändertes Verhalten sein?
- Entwickelt das Kind Vorlieben/Abneigungen?
- Wie viel Eigenaktivität und Beweglichkeit findet statt?
- Wie verläuft die Interaktion zwischen dem Kind und der Bezugsperson? Verbessert sich die Kommunikation?

Auf der Basis einer ausführlichen Reflexion können Entscheidungen über das weitere Fördervorgehen getroffen werden. Verläuft die Förderung zur Zufriedenheit aller, kann das geplante Vorgehen in der nächsten Zeit fortgesetzt werden. Bei Problemen und Schwierigkeiten ist eine erneute Diagnostik hilfreich, auf deren Basis eine veränderte Fördersituation gestaltet werden kann.

11.4 Frühe Förderung zweier Kinder mit Rett-Syndrom nach dem modifizierten Fördervorschlag

Um das Konzept des modifizierten Fördervorschlags in Anlehnung an das Programm „Kleine Schritte“ in der praktischen Umsetzung im Rahmen einer Einzelfallstudie zu überprüfen, wurde zu Frühförderstellen und Elterninitiativen Kontakt aufgenommen. Eltern von Kindern mit schwerster Behinderung wurden gesucht, die Interesse daran hatten, nach diesem Fördervorschlag zu fördern.

Über die Elterninitiative Rett-Syndrom konnte Kontakt zu zwei Familien mit Töchtern mit Rett-Syndrom geknüpft werden. In einem ersten Kennenlernen wurde das Programm vorgestellt und es wurden erste organisatorische Fragen geklärt. Durch regelmäßige Besuche bei den Familien hat die Verfasserin die Eltern in ihrer Förderung mit dem modifizierten Fördervorschlag begleitet, den Verlauf und die Förderergebnisse in Protokollen festgehalten und nach der Methode des minimalen und des maximalen Vergleichs ausgewertet.

11.4.1 Arbeitshypothesen

Für die Überprüfung des modifizierten Fördervorschlags wurden zehn Arbeitshypothesen aufgestellt und im Verlauf der Einzelfallstudie näher untersucht.

1. Eltern sind als Förderer für ihr Kind Experten, da sie die Bedürfnisse und Vorlieben ihres Kindes am besten kennen.
2. Eltern wollen für ihr Kind die bestmögliche Lebensqualität erreichen.
3. Kinder mit schwerster Behinderung haben Entwicklungspotential.
4. Ihre Entwicklung vollzieht sich in kleinsten Schritten.
5. Sie lernen über Erfahrung in wiederkehrenden Situationen.
6. Sie entwickeln sich am besten in dem ihnen bekannten, sicheren Familienumfeld.
7. Kinder entwickeln ihre Wahrnehmungsleistungen über die Verarbeitung von Reizangeboten.
8. Eine auf die Bedürfnisse des Kindes abgestimmte, gut geplante und strukturierte Fördersituation hilft Kindern, sich zu entwickeln.

9. Der Fördervorschlag zur Förderung der basalen Wahrnehmung von Kindern mit schwerster Behinderung hilft Eltern, ihren Kindern Entwicklungsfortschritte zu ermöglichen.
10. Kinder mit Rett-Syndrom, deren Entwicklung in einem untypischen Verlauf voranschreitet, können ihre Wahrnehmungsleistungen durch Förderung mit diesem Fördervorschlag entfalten.

11.4.2 Förderbedarf mit dem Schwerpunkt „Wahrnehmung"

Dieser Abschnitt wird zunächst den Förderbedarf der beiden Mädchen mit Rett-Syndrom (Patricia und Luisa) beleuchten und die Grundlage für die Entscheidungen über die Art der Förderungen nach dem modifizierten Fördervorschlag darstellten. Darauf aufbauend erfolgte die Umsetzung der Förderung durch die Eltern von Patricia und Luisa. Die Ergebnisse dieser Umsetzung ermöglichen eine kritische Reflexion hinsichtlich der Nützlichkeit des modifizierten Fördervorschlags.

Fallbeispiel Patricia

Patricia hat im Bereich der Gleichgewichtswahrnehmung (vestibuläre Wahrnehmung) und der Wahrnehmung des Körpers über die Haut (somatische Wahrnehmung) schon vielfältige Erfahrungen gesammelt. Sie kann sich auf Lageveränderungen einstellen. Nach dem Aufwachen weist ein Zittern des ganzen Körpers darauf hin, dass sie sich wahrscheinlich zuerst im Raum orientieren muss. In der Ergotherapie hat sie verschiedene Schaukelerfahrungen gesammelt.

Patricia kennt die Berührung ihrer Haut durch Familienmitglieder, kann Massagen, sowie den Kontakt mit Wasser, Badeschaum und Waschhandschuhen sicher einordnen. Im Bereich der vibratorischen Wahrnehmung hat sie bisher noch nicht viele Erfahrungen gesammelt. Eine Stimulation durch eine orofaziale Therapie nach Castillo Morales hat zu einer wesentlichen Verbesserung der Esssituation geführt.

Man kann relativ sicher sagen, dass Patricia über Augen und Ohren Reize wahrnimmt. Die sehr unterschiedlichen Reaktionen auf die wahrgenommene Reize zeigen jedoch, dass die Weiterleitung der Reize ins Gehirn und die dort stattfindende Verarbeitung nicht immer ohne Schwierigkeiten verlaufen. Über die Förderung der vibratorischen Wahrnehmung kann die Verbindung zur auditiven Wahrnehmung verbessert werden, so dass Patricia zukünftig mit vibratorischen und zunehmend auch akustischen Reizen einen subjektiven Sinn verbinden und diese auch mit mehr Aufmerksamkeit wahrnehmen kann.

Zu Beginn können Patricia Vibrationsreize spürbar gemacht werden, indem ein schwingendes (und gleichzeitig klingendes) Objekt an ihren Körper gebracht wird. In Abhängigkeit von ihrer Befindlichkeit und ihren Reaktionen auf diese Reize kann sie in wiederholten gleichbleibenden Situationen

Vibrationserfahrungen und somit Körpererfahrungen sammeln. In folgenden Fördersituationen kann der Schwerpunkt der Vibrationserfahrung auf einem oder mehreren Körperteilen liegen, die Patricia weniger bewusst sind. Da das schwingende Objekt (z. B. Gitarre) beim Schwingen auch gleichzeitig akustische Reize erzeugt, kann Patricia die Verbindung von Vibration und auditiver Komponente der Gitarre nachvollziehen und selbst bestimmen, welcher der Reize in ihrem Erleben im Vordergrund steht.

Neben der Wahrnehmungsförderung in diesen Situationen kann Patricias Eigenaktivität gefördert werden. Da sie sich von Musik sehr angesprochen fühlt, kann die Gitarre eine hohe Motivation auf Patricia ausüben. Sie kann zunehmend zum eigenen „Spiel“ auf der Gitarre hingeführt werden, indem zunächst ihre Hände zum Spiel auf der Gitarre geführt werden und sie nach und nach Möglichkeiten der Schwingungs- und Tonproduktion kennen und umsetzen lernt.

Auch die Ebene der Kommunikation und Interaktion kann in der Fördersituation zwischen Patricia und ihrer Mutter gefördert werden. In Abhängigkeit von ihrem schwankenden Verhalten nimmt Patricia an Interaktions- und Kommunikationssituationen teil, indem sie den Blickkontakt zu anwesenden Personen sucht, eine beteiligte Person berührt oder lautierend mit dieser spricht. Ihre Bedürfnisse teilt sie mit, indem sie auf entsprechende Gegenstände schaut oder versucht nach diesen zu greifen. Die Mutter kann Patricias Kommunikationsart aufgreifen und durch das Spiegeln von Patricias Verhaltensweisen zeigen, dass sie Patricia verstanden hat. Sie kann auf Blick- oder Berührungssignale Patricias reagieren, indem sie die Gitarre nur zu spielen beginnt, wenn Patricia ein „Startsignal“ gibt oder die Fördersituation durch Blicke oder Aktionen lenkt.

Eine wesentliche Grundvoraussetzung für den Aufbau von kommunikativem Verhalten ist wechselseitiges Handeln (Turn-Taking). Für eine zufriedenstellende Kommunikation in dieser Fördersituation ist es vorteilhaft, wenn Patricia und ihre Mutter sich beim Spielen auf der Gitarre abwechseln, das Verhalten des anderen spiegeln oder imitieren und neue Verhaltensweisen hinzufügen.

Fallbeispiel Luisa

Luisa hat im Bereich der Gleichgewichtswahrnehmung (vestibuläre Wahrnehmung) schon vielfältige Erfahrungen gesammelt. Sie schaukelt gerne – solange sich die Schaukelrichtung auf eine Ebene beschränkt. Dabei lacht sie viel. Bei Lageveränderungen benötigt sie einen Moment, um sich auf die veränderte Lage einzustellen. Dies äußert sich in einem den ganzen Körper betreffenden Zittern (Ataxie) und einem suchenden Blick durch den Raum. Luisa orientiert sich unter anderem über ihre auditive Wahrnehmungsfähigkeit. Sie hört bekannte Stimmen und Geräusche und reagiert auf diese. Bekannte visuelle Wahrnehmungsinformationen helfen ihr, Situationen zu strukturieren. So bedeutet das Fläschchen auf dem Tisch für sie, dass sie gleich Frühstück bekommt.

Im Bereich der somatischen Wahrnehmung hat Luisa schon einige Massageerfahrungen gesammelt. Sie empfindet großflächigen Hautkontakt als angenehm, entspannt sich und lächelt, wenn sie gestreichelt oder massiert wird. Bei punktuellem Druck und während des Abtrocknens ist sie – besonders an den Füßen – sehr empfindlich; sie versucht den betroffenen Körperteil wegzuziehen, versteift ihren Körper und lautiert ungehalten. Dies weist darauf hin, dass sie nicht alle Körperwahrnehmungen sicher einordnen kann. Ihre Mutter ist der Ansicht, dass Luisa in ihrem Körper noch nicht zuhause sei.

Massagen nach dem Vorbild der basalen Stimulation sollen Luisas Körpergefühl und Körperbewusstsein verbessern und ihr reichhaltige Hautwahrnehmungen ermöglichen. Dabei können schwerpunktmäßig die Körperteile mit besonderer Vorsicht massiert werden, an denen sie besonders empfindlich ist, um eine Abwehrhaltung abzubauen und sie diese bewusster wahrnehmen zu lassen. Wenn bei der Massage eine besondere Reihenfolge eingehalten wird, beginnend bei der Körpermitte und von dort bis zu den Extremitäten vordringend, nimmt Luisa ihren gesamten Körper wahr und kann so auch die Extremitäten als zum Körper zugehörig erfahren.

Diese Fördersituationen können genutzt werden, um mit Luisa in Interaktion zu treten und zu kommunizieren. Luisa kommuniziert stark über Mimik und Blickkontakt. Sie äußert Bedürfnisse, indem sie in zielgerichteten Bewegungen zu Dingen, die sie haben möchte, hinfasst und auf sie schlägt. Sind diese außer Reichweite, schaut Luisa sie intensiv an. Ihr scheint bewusst zu sein, dass sie so mit ihrer Mutter in Kontakt treten kann und dies wiederum zu einem gewünschten Effekt führt. Auf die Förderung der somatischen Wahrnehmung ist dies übertragbar. Dazu wird die Massagesituation so gestaltet, dass Luisa lernt, dass sie durch ihr Verhalten die Fördersituation mitgestalten kann. Die Fördersituation sollte dann beginnen, wenn Luisas Aufmerksamkeit auf der Mutter als massierende Person liegt. Beim Übergang der Massage von einem Körperteil zum nächsten berührt die Mutter das entsprechende Körperteil und wartet ab, bis Luisa mit ihren Augen in diese Richtung blickt. So kann die Massage nach und nach auf Luisas Blicke abgestimmt werden, und Luisa lernt, mit ihren Blicken die Förderung mitzugestalten. Die Massage kann auch auf Luisas Bewegungen abgestimmt werden, indem zuerst der Körperteil massiert wird, den Luisa bewegt oder der Mutter entgegenstreckt.

Um Luisas Eigenaktivität anzuregen und ihr Aktivitätspotential zu erweitern, kann die Mutter über das Führen von Luisas Händen Möglichkeiten aufzeigen, wie Luisa sich selbst Berührungserfahrungen vermitteln kann. Nach und nach kann Luisa die Bewegungsabläufe kennenlernen und sie im Rahmen ihrer motorischen Fähigkeiten ausführen und weiterentwickeln.

11.4.3 Umsetzung der Förderung durch die Eltern

Umsetzung durch Patricias Eltern

Patricias Eltern haben sich als langfristiges Ziel gesetzt, dass sich Patricia über Bedeutungen akustischer Signale den Tagesablauf strukturieren kann. Über die vibratorische Wahrnehmung soll die Beachtung akustischer Reize gefördert werden. Da Patricia ein großes Interesse an Musik zeigt und hier zeitgleich Schwingungen und Töne produziert werden, wollen ihre Eltern die Förderung mit einem Musikinstrument gestalten – sie wählen eine Gitarre, die mit ihrem großen Resonanzkörper gut am menschlichen Körper anliegt und deren Schwingungen gut spürbar sind.

In der konkreten Situation im Wohnzimmer auf dem Fußboden zeigt die Mutter Patricia die Gitarre, lässt diese klingen und erzählt ihr, was jetzt geschehen soll. Sie legt die Gitarre so auf Patricias Schoß, dass die Seite des Resonanzkörpers gleichzeitig auch den Bauch berührt. Nun schlägt sie die tiefe E-Saite an und wartet Patricias Reaktion ab. Dieser Vorgang wird mehrmals wiederholt. Da Patricias Reaktionen Interesse und Wohlbefinden ausdrücken, entscheiden sich die Eltern für die Förderung des Lernziels 25: Patricia sammelt akusto-vibratorische Erfahrungen auf einem schwingend-klingenden Instrument. Im Verlauf der ersten Förderung kommt ein weiteres Lernziel hinzu, nämlich Lernziel 29: Patricia produziert Schwingungen und Töne auf der Gitarre.

Bei beiden Lernzielen wird eine interaktive Zielkomponente mit einbezogen. Abwechselnd werden die Saiten von Patricia – im Rahmen ihrer Möglichkeiten – und von der Mutter angeschlagen. Die Mutter greift Patricias weitere Aktivitäten auf, imitiert diese und macht neue Spielmöglichkeiten vor. Die Fördersituation wird nicht täglich gestaltet, da Patricias jeweilige Befindlichkeit berücksichtigt wird und der Alltag nicht immer Raum für Förderung lässt. Patricia wird ca. ein- bis zweimal in der Woche mit der Gitarre gefördert. Die Mutter protokolliert die Sitzungen nicht, da ihr dies zeitlich nicht möglich ist. Sie berichtet aber mit einem sehr genauen Blick auf ihre Tochter über deren Reaktionen.

Umsetzung durch Luisas Mutter

Luisas Mutter hat sich für ihre Tochter das langfristige Ziel gesteckt, den Aufbau von Körpergefühl zu unterstützen, damit sich Luisa in ihrem Körper zuhause fühlt. Als Fördermittel wählt sie Massagen, da sie diese schon vor längerer Zeit zusammen mit Luisa durchgeführt hat und Luisa diese Situationen kennt. Den Förderschwerpunkt möchte sie dabei auf die Füße legen, an denen Luisa sehr empfindlich ist. Gleichzeitig soll so das langfristige Ziel der Krankengymnastik unterstützt werden, wo die Gewichtsübernahme auf die Füße angebahnt wird.

In der Fördersituation hat die Mutter einen Heizstrahler über dem Bett angebracht und Massageöl bereitgestellt. Sie entkleidet Luisa und erzählt ihr, was nun passieren soll. Dabei hat die Verfasserin die Massagesituation stichwortartig protokolliert und in einem Beobachtungsprotokoll zusammengefasst. Da Luisa die Massage zu genießen scheint und den Anschein macht, in sich hineinzuhorchen, werden die Lernziele 1 und 2b aufgestellt: Luisa erfährt ihre gesamte Körperoberfläche und in besonderem Maß ihre Füße durch Berührungserfahrungen über die Hände ihrer Mutter.

Die Massage lehnt sich an die Vorlage der basalen Stimulation (Fröhlich, 2001) und der Babymassage nach Scheibler-Shrestha und Lehmann (2002) an. Die Förderung findet im Durchschnitt dreimal wöchentlich statt. Da Luisa zwischendurch schwer erkrankt, wird die Förderung für drei Wochen ausgesetzt. Die Mutter protokolliert die Fördersituationen stichpunktartig in einer Tabelle.

11.4.4 Ergebnisse der Förderung für Kinder und Eltern

Ergebnisse für Patricia

Die Bandbreite von Patricias Verhalten als Reaktion auf die Förderung ist reichhaltig und schwankt sehr nach ihrer Befindlichkeit. Ging es ihr nicht gut, hat sie dies klar zum Ausdruck gebracht, und die Fördersituation verlief ganz anders als an den Tagen, an denen es ihr gut ging und sie viel Motivation und Interesse an der Förderung zeigte. Gelegentlich gelang es durch die Förderung, ihre Stimmung positiv zu verändern und sie zur Mitarbeit zu motivieren.

Wenn es Patricia schlecht ging und ihre Motivation zum Gitarrenspiel nicht sehr groß war, sah sie weder die Gitarre noch die Mutter an und lautierte ungehalten. In einer extremen Situation fing sie an zu schreien und zu weinen und verkrampfte sich anhaltend. Sie ließ sich lange Zeit nicht wieder beruhigen. Es gab auch Tage, an denen ihre Befindlichkeit nicht sehr gut war und sie sich deswegen kaum aktiv an der Fördersituation beteiligt hat. Dann hat sie das „Töne produzieren“ ihrer Mutter überlassen und Schwingungen an ihrem Körper und am Mundbereich gespürt. Dabei hat sie ihren Mund an die schwingende Gitarre gehalten und die Zunge herausgestreckt oder ihr Kinn auf der Gitarre abgelegt. Gelegentlich kam dann ihre linke Hand zur Gitarre, klopfte vereinzelt darauf oder strich über die Saiten.

Oft hat Patricia begeistert die Förderung mitgestaltet und sehr aktiv mit der Gitarre gearbeitet. Dabei hat sie viel gelacht, gegrinst und gelächelt. Zu Beginn lies sie sich ihre Hand erst führen, produzierte dann aber in Eigeninitiative Schwingungen auf der Gitarre durch Trommeln mit der linken Hand, Klopfen, das Abrollen ihrer Finger und Zupfen an den Saiten. Wenn sie ihren Oberkörper zur Gitarre beugte, wollte sie ihren Mund an der Gitarre spüren. Wurde diese dann in Mundhöhe gehalten, sorgte Patricia für ein intensives Schwingungserlebnis an Lippen, Zähnen, Kinn und ihrer Zunge, indem sie diese an die schwingende Gitarre brachte. Ein besonderes Maß an Eigenaktivität zeigte sie in der letzten protokollierten Fördersequenz, in der sich ihre sonst inaktive rechte Hand viel bewegte und auf der Gitarre trommelte.

Patricias vermehrte Aufmerksamkeit und Aktivität lässt sich an mehreren Zeichen festhalten. So steigert sich das Tempo ihrer Handstereotypie, bevor sie diese löst und an die Gitarre fasst. Sie zeigt zunehmendes Zähneknirschen, prustet und produziert Speichelblasen. Sie macht Kaubewegungen, schmatzt und schnalzt. An ihrem Gesichtsausdruck ist abzulesen, dass sie Schwingungen wahrgenommen hat – dass sie in sich hineinhorcht.

Durch intensiven Blickkontakt zwischen Patricia und ihrer Mutter kam Interaktion zustande. Patricia schaute ihre Mutter sehr intensiv an und wechselte mit dem Blick zwischen ihrer Mutter und der Gitarre – vielleicht, um ihre Mutter dazu aufzufordern, Schwingungen und Töne zu produzieren. Zeitweise kam ein wechselseitiges Handeln zustande, indem Patricia auf der Gitarre trommelte und die Mutter dieses Verhalten aufgriff. An der häufigen Produktion von Lauten und dem Mitsingen ganzer Tonfolgen ist zu erkennen, dass für Patricia auch die auditive Komponente an der Arbeit mit der Gitarre bedeutsam war.

Aufgrund ihres aktiven Verhaltens und ihrer Reaktionen kann der Schluss gezogen werden, dass Patricia die ihr gestellten Lernziele 25 und 29 erreicht hat und dass die interaktive Zielkomponente ebenfalls einbezogen wurde. Sie hat akusto-vibratorische Erfahrungen mit der Gitarre gesammelt sowie selbst Schwingungen und Töne produziert. Dabei trat sie immer in Interaktion mit ihrer Mutter.

Ergebnisse für Luisa

Luisas Reaktionen auf die Massagen der Mutter waren relativ einheitlich und unabhängig von ihrer Befindlichkeit. Ihr Anteil an Eigenaktivität in der Fördersituation war gering, ihre Aufgabe lag bei dem Spüren und Wahrnehmen der Berührungsreize über die Haut.

Bei der Massage des Körpers, der Arme und Beine lag sie meist ruhig da und hat gelegentlich Hände und Arme sowie Beine und Füße bewegt. Ihre linke Hand hat sich beim Massieren von Brust und Bauch zu einer Faust geschlossen und wieder geöffnet. Luisa legte ihre Hand auf die streichende Hand der Mutter und führte so die streichende Bewegung mit aus. Das Schließen und Öffnen dieser Faust kann als Wechsel zwischen An- und Entspannung interpretiert werden.

Bei Überkreuzbewegungen der Massage auf ihrer Brust gelangten Luisas Hände in die typische Stereotypie. Ihr Blick war während der Fördersituation oft bei den anwesenden Personen. Sie richtete den Blick zur Mutter, wenn diese die Massage bei einem neuen Körperteil begann. Es scheint, dass sie die Mutter als Reizauslöser wahrnimmt und zeigen möchte, dass sie eine Veränderung am Körper spürt.

Ihr Gesichtsausdruck zeigte ein „in sich Spüren“. Es schien, als würde sie überlegen, an welcher Stelle ihres Körpers die Massage stattfindet. Sie wendete den Blick zum rechten Arm und ihrer Hand, als diese massiert wurden.

Beim Wechsel zum linken Arm wird die rechte Hand aktiv; liegt sie zunächst auf dem Bauch, wandert sie zum Mund, der Daumen wird in den Mund gesteckt und danach streicht sie über Brust und Bauch. Vielleicht spürt Luisa so die massierte Hand im Mund nach.

Als die Massage zu den Beinen übergeht, atmet Luisa tief ein. Das kann ein Zeichen intensiven Spürens sein. Während der Beinmassage wechseln ihre Hände von einer Stereotypie in eine Bewegung zum Mund und wieder in die Stereotypie. Sie blinzelt und öffnet den Mund leicht. Gleichzeitig stemmt sie ihre Beine bei der Massage gegen die Brust der Mutter. Davon sind die Mutter und die Krankengymnastin sehr begeistert, da diese Übung die geplante Hinführung zum Stehen und die Gewichtsübernahme auf die Füße unterstützt.

Luisas Reaktion auf die Massage der Füße hebt sich von anderen Reaktionen ab. Sie ballt ihre Hände zu Fäusten und zittert, ihr ganzer Körper ist von dieser Ataxie betroffen, der Kopf wendet sich nach rechts. Hände und Augen gehen auf und zu. Ihre Hände wechseln zu einer langsamen Stereotypie. Die Reaktionen zeigen deutlich, dass die Massage der Füße mit einer Unsicherheit für Luisa verbunden ist; das heißt, dass sie diese spürt, aber nicht sicher einordnen kann, was da vor sich geht.

Die Umlagerung auf den Bauch begleitet sie mit einem Blick zur Mutter. Ihr Körper zeigt eine leichte Ataxie. Wahrscheinlich braucht sie einen Moment, um einzuordnen, was mit ihr passiert und in welcher Lage sie sich im Raum befindet. Bei der Massage des Rückens, der Beine und der Füße liegt Luisas rechte Hand auf dem Bettrahmen, die linke Hand legt sie darauf und bewegt ihre Finger. Sie beginnt zu stöhnen und steigert die Lautstärke, was die Mutter als Zeichen des Wohlbefindens interpretiert. Luisa hebt dabei den Kopf und dreht ihn hin und her – vielleicht weil sie in Bauchlage nicht sehen kann, was hinter ihrem Rücken passiert. Sie zieht hörbar Luft ein und ihre Hände nesteln an der Bettunterlage. Beim Umlagern zurück in die Rückenlage hält sie sich an der Unterlage fest, beißt dann in ihre linke Hand und grinst. Das Festhalten kann ein Zeichen der Unsicherheit sein, da sie nicht einschätzen kann, was nun passiert.

Abgesehen von der Fußmassage scheint Luisa die Massage zu genießen; zumindest weist ihr lockerer Muskeltonus auf Entspannung hin. Sie verfolgt die Massage der unterschiedlichen Körperteile mit den Augen und teilweise durch Handauflegen auf die massierende Hand der Mutter und scheint diese auch einordnen zu können. Kann sie eine Berührung nicht einordnen, dann wird sie unsicher, ihr Körper zittert und sie verspannt sich. Darauf weisen ihre anhaltend geballten Hände hin.

Die Lernziele 1 und 2b scheint Luisa teilweise erreicht zu haben. Sie nimmt ihre Körperoberfläche wahr und ordnet Berührungsreize an dieser ein. Die Massage der Füße ordnet sie noch nicht sicher ein. Es gelingt ihr aber besser mit der Berührung der Füße etwas zu verbinden, wenn die Mutter beim Massieren die Gesamtreihenfolge der basalen Stimulation einhält und beginnend am Körper, über die Arme, zu den Beinen und Füßen vordringt. In der Bauchlage kann Luisa die Berührung der Füße entspannter verfolgen. Bei einer Wiederholung der Fußmassage gelingt es ihr besser, sich auf diese einzulassen.

Die Bedeutung des Fördervorschlags für Patricias Eltern

Patricias Mutter ging nach der konkreten diagnostischen Situation, die fest geplant war, relativ spontan mit der Förderung durch die Gitarre um. Vorab hat sie sich zwar immer einen ungefähren Verlauf überlegt, aber da Patricias Reaktion auf die Situation in Abhängigkeit von ihrer Befindlichkeit stark variierte, musste sie spontan auf deren Zustand und ihre jeweilige Motivation zur Mitarbeit eingehen. Dies gelang der Mutter, die ihre Tochter sehr gut kennt und kleinste Signale von ihr richtig einzuschätzen weiß, sehr gut. Kein sogenannter Experte hätte sich derart an Patricias Bedürfnisse anpassen können wie sie. Spontane Alltagspausen wurden genutzt, um eine Fördersituation zu gestalten, keine Termine im Voraus festgelegt. Meist gelang ihr das ein- bis zweimal in der Woche.

Das Schreiben von Protokollen zur Reflexion der Fördersituationen war ihr zeitlich und organisatorisch nicht möglich, da die Pflege und Versorgung der beiden Kinder mit teilweise schwerster Behinderung gewährleistet werden musste. Trotzdem konnte die Mutter immer bis in kleinste Einzelheiten über den Förderverlauf und Patricias Reaktionen Auskunft geben und schätzte den Stand und die Fähigkeiten ihrer Tochter sehr realistisch ein.

Förderort war meist der Wohnzimmerfußboden oder das Kinderbett im Schlafzimmer, da Patricia dort bequem und sicher sitzen konnte und besonders im Schlafzimmer eine ruhige Atmosphäre herrschte. Störungen durch andere Familienmitglieder ließen sich nicht immer vollständig ausräumen, aber da Patricia dies gewohnt ist, schien es ihr nichts auszumachen. Die Gestaltung der Fördersituation war immer so ausgerichtet, dass Patricia ein Höchstmaß an Eigenaktivität und Interaktion ermöglicht wurde.

Zu Beginn jeder Förderung findet das Zusammenkommen mit der Gitarre statt. Die Mutter schlägt die Saiten an und lässt in einer darauf folgenden Pause Patricia Raum für eine Antwort. Dann greift die Mutter Patricias Verhalten auf und spiegelt es ihr, bahnt ein wechselseitiges Verhalten an und macht ihr neue Handlungsvorschläge. Oft singt sie auch ein Lied und lässt Patricia dazu trommeln. Sie probiert aus, wie Patricia an den unterschiedlichen Körperstellen (Kopf, Rücken, Füße, Knie) auf die Schwingungen der Gitarre reagiert. Wenn sie merkt, dass Patricias Aufmerksamkeit nachlässt und diese nicht mehr durch neue Verhaltensvariationen neu geweckt werden kann, hört sie auf zu fördern.

Für Patricias Mutter war der Fördervorschlag positiv, da er ihre Tochter in einer Weise fördert, die ihren Interessen und Wünschen angepasst ist. Sie hat gesehen, wie viel Spaß Patricia am Spiel mit der Gitarre hat und dadurch neue Verhaltensweisen entwickelt, die sie vorher nicht zeigte. So hat Patricia nach dem Fühlen der Schwingungen im Mundbereich durch das Befühlen der Zunge mit der Mutter über die Situation kommuniziert und ihr mitgeteilt, wie gut ihr das gefallen hat. Auch der Einsatz der rechten, sonst kaum aktiven Hand, wurde mit der Gitarre gefördert.

Die Mutter überlegt sich, wie sie die Förderung weiter gestalten wird. Sie plant, mit Murmeln im Klangkörper der Gitarre das Schwingungserlebnis zu erhöhen und sucht nach weiteren Instrumenten, die zur auditiven Wahrnehmung hinführen und diese verstärkt fördern. Konkrete Fördersituationen hat sie hier noch nicht vorgesehen, befindet sie sich doch noch in der Planungsphase. Mit dem Fördervorschlag geht sehr selbstständig und eigenverantwortlich um, indem sie ihn nach Patricias Bedürfnissen und ihren Mitteln individuell modifiziert.

Patricias Mutter ist für die Umsetzung des Fördervorschlags eine sehr geeignete Person gewesen, da sie und die restliche Familie sehr engagiert und motiviert mit der Familienbegleiterin zusammenarbeiteten und keine Mühen scheuten, Informationen zu geben und sich Gedanken über die Förderung zu machen. Da sie ihre Tochter von klein auf neben den diversen Therapien zuhause förderte, hat sie einen guten diagnostischen Blick für ihre Tochter, gestaltet Fördersituationen nach Patricias Bedürfnissen und hat viele Ideen, die sie umsetzen möchte.

Die Bedeutung des Fördervorschlags für Luisas Mutter

Die Zusammenarbeit mit Luisas Mutter sollte sich zu Beginn der Forschung auf ein Interview zu ihren Erfahrungen mit der Umsetzung des Programms „Kleine Schritte“ beschränken. Als sie von der Art des Fördervorschlags erfuhr, bat sie, an der Umsetzung des Fördervorschlags teilnehmen zu dürfen, da er genau den Bereich fördere, für den sie schon lange nach Förderideen für ihre Tochter suche. Sie wünschte sich Vorschläge für die Förderung von Luisas Körpergefühl durch „professionelle“ Massage.

Zu Beginn der Förderung hält sie sich sehr genau an die vorgeschlagene Durchführung der basalen Stimulation. Die diagnostische Überprüfung von Luisas Reaktionen auf die Massage wurde mit Unterstützung der Familienbegleiterin als zweite Person durchgeführt, da sie sich anfangs auf die korrekte Durchführung der Massage konzentrieren musste. In der gemeinsamen Reflexion der Ergebnisse hat sie sich dafür entschieden, diese Art der Förderung fortzuführen, weil sie Luisa sehr gut tut.

Vor der Massage badet sie Luisa meistens, denn dann ist das Kind aufgewärmt, entkleidet und aufgrund der vielen Berührungen durch das Wasser, das Waschen und Abtrocknen auf weitere Berührungen vorbereitet. Die Massage wird auf Luisas Bett durchgeführt, über dem ein Heizstrahler angebracht ist, der verhindert, dass Luisa während der Massage zu stark auskühlt. Da Luisa sehr anfällig für Bronchitis und andere Erkrankungen ist, beschränkt die Mutter die Dauer der Massage auf eine viertel Stunde, um eine Unterkühlung zu vermeiden. Sie fördert mindestens dreimal in der Woche, wenn es Luisas Gesundheitszustand zulässt. Nach der Förderung führt sie ein Kurzprotokoll, in dem sie die wichtigsten Reaktionen Luisas festhält (s. Anhang 3). Sie merkt, dass es Luisa während der Massage gut geht und versucht in besonderem Maß die Füße Luisas zu massieren, um deren Empfindsamkeit abzuschwächen und so Luisa auf das Stehen vorzubereiten.

Je länger die Förderung stattfindet, desto routinierter massiert Luisas Mutter und passt sich den Vorlieben ihrer Tochter und ihrem Förderinteresse an. Beim Umfassen von Luisas Beinen stellt sie diese gegen ihre Brust, damit sich Luisa mit den Füßen gegen sie stemmen kann und zusätzlich zum Körperempfinden auch die Gewichtsübernahme auf die Füße angebahnt wird. Während den Förderungen ist Luisas Bruder meist anwesend und sorgt gelegentlich für eine Ablenkung der Mutter oder von Luisa, aber das beeinträchtigt Luisas Verhalten in der Fördersituation nicht maßgeblich, da sie es gewohnt ist, ihren Bruder um sich zu haben und einen sehr intensiven Kontakt zu ihm hat.

11.4.5 Kritische Reflexion der Ergebnisse

Der theoretisch entwickelte Fördervorschlag wurde in der Praxis von zwei Familien umgesetzt und in zwei Einzelfällen am Beispiel des Rett-Syndroms überprüft. Es steht noch aus, diesen Fördervorschlag in der großen Gruppe der Kinder mit schwersten Behinderungen auf seine Nützlichkeit hin zu überprüfen.

Da jede Familie individuell ist und somit sehr subjektiv mit den einzelnen Lernzielen und deren Umsetzung umgeht, können die Ergebnisse dieser Einzelfallstudie nicht auf alle Familien mit Kindern mit schwerster Behinderung übertragen werden. Es muss jeweils im konkreten Einzelfall neu geschaut werden, ob der Vorschlag für die jeweilige Familie geeignet ist und wie diese ihn nutzen kann, um ihr Kind zu fördern.

Zusammenfassende Überprüfung der Arbeitshypothesen

Der Vorschlag zur Förderung der basalen Wahrnehmung war für beide Familien, die mit ihm gearbeitet haben, eine sinnvolle Anregung zur Unterstützung der Entfaltung der basalen Wahrnehmungsfähigkeiten von Patricia und Luisa. Patricia hat sich in den Monaten der Zusammenarbeit zwischen ihrer Familie und der Familienbegleiterin weiterentwickelt und viele neue Erfahrungen gesammelt.

Bei Luisa ist es schwer, in der kurzen Zeit der Einzelfallstudie konkrete Fortschritte zu benennen. Es kann nicht sicher festgestellt werden, in welchem Maß die somatische Stimulation zu Wahrnehmungsleistungen in ihrem Inneren führte. Aufgrund ihrer Reaktionen kann nur vermutet werden, dass sie die Berührung ihrer Haut wahrgenommen hat und dies langfristig zu einer Verbesserung ihres Körpergefühls führt. Luisas Mutter beurteilt die Fördersituationen trotzdem positiv, da sie so Situationen schuf, in denen sie zusätzlich zur Wahrnehmungsförderung in Interaktion mit Luisa trat und dafür sorgte, dass Luisa sich wohl fühlt.

Der Vorschlag zur Förderung der basalen Wahrnehmung hatte demnach für die Kinder und ihre Eltern positive Effekte. Sie konnten die Förderung gut in ihren Alltag einbinden und empfanden diese nicht als zusätzlichen Förderaufwand, sondern als Umgestaltung alltäglicher Situationen. Der Fördervorschlag ist kein starres Programm. Die Eltern können individuelle Ziele auswählen und diese frei zusammenstellen. Sie sind völlig frei in der Gestaltung ihrer Fördersituationen.

Die Zusammenarbeit zwischen Eltern und Kind stärkt die gemeinsame Beziehung. Die Eltern können den Blick auf das lenken, was ihr Kind kann – im Gegensatz zum Programm „Kleine Schritte", bei dem die Eltern von Kindern mit schwerster Behinderung doch schnell an die Grenzen dessen stoßen, was ihr Kind im Rahmen dieses Programms leisten kann. Dennoch ist dieser Vorschlag sicher nicht für jede Familie eine leichte Lösung zur Förderung ihres Kindes, da es zunächst schon mit zusätzlichem Aufwand verbunden ist, sich mit der Vorgehensweise dieses Programms auseinander zu setzen. Durch die Offenheit des Programms kann es für einige Eltern schwierig werden, ihre Ziele mit Förderinhalten zu füllen. Bei Problemen kann es schwer werden, die Situation zu analysieren, um die Ursachen für die Schwierigkeiten zu finden und die Situation zu verbessern.

Der modifizierte Fördervorschlag erhebt nicht den Anspruch der Vollständigkeit. Er hat eher die Funktion einer Ideensammlung für die Wahrnehmungsförderung von Kindern mit schwerster Behinderung, mit der Eltern offen und möglichst selbstständig Fördermöglichkeiten für ihr Kind erarbeiten können.

12 „Kleine Schritte" beim Mathematik-Unterricht in der Unterstufe der Förderschule mit dem Förderschwerpunkt „Geistige Entwicklung"

Mathia Wennekamp

12.1 Einleitung

An der Universität Dortmund wurde 2002 unter der Leitung von Prof. Dr. M. Haveman ein Projekt zur Erhebung der Möglichkeiten und Grenzen des Frühförderprogramms „Kleine Schritte" in Familien durchgeführt (Haveman, 2004).

Bei vielen angehenden Lehrerinnen und Lehrern, die bei diesem Projekt als Familienbegleiter fungierten, kam in Gesprächen die Fragestellung auf, ob der Einsatz von „Kleine Schritte" Möglichkeiten bei dem Erwerb von Fertigkeiten auch im schulischen Bereich anbieten kann. Neben den Eltern, die in erster Linie mit diesem Programm angesprochen werden, können darüber hinaus auch Lehrer und andere Fachleute mit „Kleine Schritte" arbeiten (Pieterse, 2001a, 10). Das Programm enthält entwicklungsorientierte Abfolgen mit Aufgaben. Durch eine Einschätzung der Fähigkeiten des Kindes könnte auch in der Schule festgestellt werden, auf welcher Lernstufe es sich befindet und entsprechend gefördert werden.

Im Rahmen einer Staatsarbeit wurde der Impuls aufgenommen, Möglichkeiten des Einsatzes von „Kleine Schritte" kritisch im Unterstufenunterricht zu untersuchen. Da dieses Programm als Frühförderprogramm für Kinder bis zu einem Alter von vier Jahren ausgewiesen ist (Pieterse, 2001a, 16), bietet sich für den Einsatz in der Unterstufe eines der drei Folgehefte an, wie „Kleine Schritte, Zählen und Zahlen".

12.2 Eine Fortsetzung des Programms „Kleine Schritte"

Wie schon in Kapitel 4 durch Cora Halder beschrieben, war es ein wichtiges Ziel der Autorinnen des Macquarie-Programms, Kinder mit einer Entwicklungsverzögerung besser auf den Einstieg in die Schule vorzubereiten. Durch das gezielte Üben von vorschulischen Fertigkeiten sollten sie, gerade in den beiden ersten Schuljahren, möglichst gut auf den Lehrplan vorbereitet sein. Mit Hilfe des erweiterten Programms, mit dem das Lesen (Frühes Lesen, Heft

9), das Schreiben (Zeichnen und das Vorbereiten auf das Schreiben, Heft 10) und Rechnen (Zählen und Zahlen, Heft 11) geübt wird, kann dabei eine gute Basis gelegt werden. Dieses Programm wurde speziell entwickelt, um Vorschulkindern, u. a. mit Down-Syndrom, einige Basiskenntnisse über das Zählen und über die Zahlen zu vermitteln und sie dadurch auf eine Aufnahme und Integration in eine reguläre Schule vorzubereiten.

Das Programm „Kleine Schritte, Zählen und Zahlen“ ist so konzipiert, dass die Kinder am Ende der Lerneinheit folgende Fertigkeiten besitzen:

1. Eine Teilmenge von einem bis zehn Gegenständen zählen können.
2. Identische Zahlen von eins bis zehn zuordnen können.
3. Von eins bis zehn zählen und dabei gleichzeitig auf die dazugehörigen Zahlen zeigen können.

In diesem Programm werden die notwendigen Eingangsfähigkeiten genannt, über die das Kind verfügen soll, die Reihenfolge der Ziele behandelt und die Lehrmethoden dargelegt. Differenzierte Angaben weisen zudem darauf hin, welches Material und welche Lehrmethode für jeden einzelnen Schritt der Reihe verwendet werden kann. Die genaue Beschreibung der Ziele, das erwartete Verhalten oder eine vorher festgelegte Leistung vom Kind, erleichtert den Eltern oder Lehrern die Beurteilung, ob das Kind den jeweiligen Schritt beherrscht. Das Programm beinhaltet eine Einstufung nach dem Schwierigkeitsgrad und eine Anzahl aufeinanderfolgender Schritte, die es Vorschulkindern ermöglichen sollen, Zahlen zu verstehen, zu lernen und einfache Zählübungen durchzuführen. Die Aufgaben von Kapitel 1 (Zählen lernen) und Kapitel 2 (Zahlen kennen lernen) können gleichzeitig in Angriff genommen werden. In diesen beiden Programmteilen werden Fertigkeiten unterrichtet, die Voraussetzung für die Übungen in Kapitel 3 (Das Koordinieren von Zählen und das Zahlen erkennen) sind. Bevor das Kind mit dem Programm gefördert werden kann, sollte es über gewisse Basisfähigkeiten verfügen, die im Heft beschrieben sind.

Die Reihenfolge der aufeinanderfolgenden Schritte des Programms ist nicht nur zu Beginn der Kapitel 1, 2 und 3 aufgeführt, sondern findet sich ebenfalls in der Prüfliste „Zählen und Zahlen“ am Ende des Heftes wieder. Diese Prüfliste kann auch bei der Einschätzung von Kindern hilfreich sein, die schon ein wenig zählen können oder über ein Vorwissen in Bezug auf Zahlen verfügen.

Die jeweiligen Ziele erreicht das Kind, indem es sich Schritt für Schritt die aufgelisteten Aufgaben erarbeitet. Diese Aufgaben sind einfach und klar umschrieben, das angestrebte Ziel, die Art und Weise wie man das Kind einschätzt und unterrichtet, gehen deutlich daraus hervor. Ein Ziel ist erreicht, wenn das Kind ohne Hilfe die Aufgabe erledigen kann (nach einem Kriterium, dass vorher festgelegt wurde) und in der Lage ist, diese Leistung auch bei nachfolgenden Versuchen wieder zu zeigen.

Das Programm „Kleine Schritte, Zählen und Zahlen“ dient der Vorbereitung auf die Regelschule und enthält daher Lernziele, die für die meisten Kinder in der Unterstufe an der Förderschule mit dem Förderschwerpunkt „Geistige Entwicklung“ aktuell sind.

12.3 Gemeinsame Grundlagen

Für den Einsatz des Programms „Kleine Schritte“ im (Mathematik-)Unterricht sind gemeinsame theoretische Ausgangspunkte für die Erziehung von Kindern mit geistiger Behinderung und deren Unterricht eine grundlegende Voraussetzung: Nach den Richtlinien von 1980 hat sich der Unterricht an der Lernausgangslage des einzelnen Schülers und der Lerngruppe zu orientieren (Kultusministerium, 1980, 15). Um jedem Schüler ein individuelles Lernangebot zu sichern, ist die Lehrerin oder der Lehrer zur beobachtenden Lernbegleitung verpflichtet. Die Ergebnisse der lernbegleitenden Diagnostik haben Konsequenzen für die darauf aufbauende Planung und Durchführung des Unterrichts (Ministerium für Schule und Weiterbildung, 2002, 8).

Bei dem Frühförderprogramm „Kleine Schritte“ ist für die Erstellung eines Förderplans die Einschätzung des Kindes durch gezielte Beobachtung Voraussetzung (Pieterse, 2001b, 5). Jedes Kind hat ein individuelles Programm, das mit Hilfe einer entwicklungsorientierten Prüfliste erstellt wird. Die Lernziele helfen Eltern und Lehrern, die zu bewältigende Aufgabe nicht aus den Augen zu verlieren. Das Programm kann auch bei kleineren Kinder-Gruppen eingesetzt werden, die auf demselben Niveau arbeiten (Pieterse, 2001a, 12).

Der Unterricht ist so zu planen, dass er den Lernbedürfnissen und Interessen aller Schüler gerecht wird (Kultusministerium, 1980, 14). In der Vor- und Unterstufe werden grundlegende Verhaltensweisen hauptsächlich durch spielendes Lernen eingeübt (Kultusministerium, 1980, 23). Das Programm „Kleine Schritte“ kann flexibel eingesetzt werden, um den Bedürfnissen jedes Kindes gerecht zu werden (Pieterse, 2001a, 10). Durch das Spiel kann das Kind Fertigkeiten erlernen, üben und sie in unterschiedlichen Situationen anwenden (Pieterse, 2001b, 46).

Schmitz und Scharlau (1991, 22–23) betonen eine entwicklungsorientierte Förderung. Schüler mit geistiger Behinderung haben auf jeder Entwicklungsstufe ein Anrecht darauf, die Welt aus mathematischer Sicht zu erfahren. Mit dem Programm „Kleine Schritte“ werden Fertigkeiten der normalen kindlichen Entwicklung gelehrt. Es konzentriert sich auf die einzelnen Entwicklungsschritte eines Kindes, die durch die Abfolgen des Programms transparent werden (Pieterse, 2001a, 12).

Im Bereich Mathematik in der Förderschule mit dem Förderschwerpunkt „Geistige Entwicklung“ werden Fähigkeiten und Fertigkeiten entwickelt – von der Reizunterscheidung bis hin zur Fähigkeit, mathematische Operationen anzuwenden (Ministerium für Schule und Weiterbildung, 2002, 7). Differenzierter werden die Inhalte in den Richtlinien des Bayrischen Staatsministeriums (2003, 178) dargestellt: Der Mathematikunterricht an der Förderschule mit dem Förderschwerpunkt „Geistige Entwicklung“ umfasst den Inhaltsbereich „Mengen und Zahlen“, die Einführung der Zahlen, die Mächtigkeit von Mengen, die Ordnungszahlen und die Zahlenreihen.

Der Zählzahlaspekt stellt einen Zusammenhang zu anderen Zahlaspekten her und ist bei ihrer Entwicklung von Bedeutung. Unter dem Gesichtspunkt der Kindgemäßheit und Lebensbedeutsamkeit nimmt er für Schüler mit einer geistigen Behinderung eine zentrale verbindende Stellung ein (Reich, 1995, 8). Auch das überarbeitete Curriculum des Programms „Kleine Schritte, Zählen und Zahlen“ legt Wert auf die frühe Entwicklung von Zählfertigkeiten, den Gebrauch von Zahlen und das Assoziieren von Zahlen mit Reihen (Pieterse, 2002, 7). Eines der Ziele der Autoren des Macquarie-Programms war es, Kinder mit Entwicklungsverzögerung auf die Regelschule vorzubereiten (Halder, 2002, 5). Dies bedeutet, dass die Aufgaben dieses Programms aktuelle Lernziele für Schüler in der Unterstufe an der Förderschule mit dem Förderschwerpunkt „Geistige Entwicklung“ sein können.

Die Zusammenarbeit zwischen Schule und Eltern ermöglicht eine wechselseitige Ergänzung der häuslichen und schulischen Erziehung. Lehrer und Erziehungsberechtigte sollen sich über Interessen und Verhaltensweisen des Kindes austauschen. Die Mitwirkung der Eltern am Schulleben ist wünschenswert (Kultusministerium, 1980, 9–10). Für Schülerinnen und Schüler mit dem Förderschwerpunkt „Geistige Entwicklung“ erfolgen Unterricht und Erziehung in Zusammenarbeit von Schule, häuslichem Umfeld und außerschulischen Partnern, wie z. B. der Frühförderung (Ministerium für Schule und Weiterbildung, 2002, 17).

Ein Grundprinzip des Programms „Kleine Schritte“ ist, dass Eltern die wichtigsten Lehrer des Kindes sind. Neben den Bedürfnissen des Kindes werden bei der Förderung mit diesem Programm auch die der Eltern berücksichtigt. Sie kennen ihr Kind am besten und die Pädagogen können von ihnen entscheidende Informationen erhalten. Der regelmäßige Informationsaustausch mit den Eltern ermöglicht, dass in der Schule und zu Hause auf die gleichen Ziele hingearbeitet wird (Pieterse, 2001a, 10–13).

12.4 Das Programm „Kleine Schritte, Zählen und Zahlen“

Dieses Folgeheft beinhaltet Übungen für die Entwicklung von Basiskenntnissen über das Zählen und die Zahlen. Nach Pieterse (2002, 7) wurde der Aufbau des Programms „Kleine Schritte, Zählen und Zahlen“ in Übereinstimmung mit neuester Literatur (z. B. Gelman) überarbeitet. Dabei wird mehr Wert auf die kindliche Entwicklung der Zählfähigkeit, den Gebrauch von Zahlen und das Assoziieren von Zahlreihen gelegt. Zuordnungs- und Vergleichsübungen wurden zu einem späteren Zeitpunkt in das Programm aufgenommen (Pieterse, 2002, 7).

12.4.1 Voraussetzungen

Im Heft „Kleine Schritte, Zählen und Zahlen“ wird auf keine Abfolge eines anderen Heftes aus der Reihe hingewiesen, das vorausgehende Lernziele enthält. Es werden die notwendigen Fähigkeiten aufgezeigt, über die das Kind verfügen sollte, bevor mit diesem Programm begonnen wird. Ruhig am Tisch sitzen soll es können und Blickkontakt zum Erwachsenen aufnehmen. Bevor das Kind auf eine Anweisung reagiert, muss es sich diese genau anhören. Bei verbalen Anweisungen soll es in der Lage sein, Wörter mehr oder weniger deutlich nachzusprechen und bestimmte Handlungen durchzuführen (Pieterse, 2002, 8).

Auf der Suche nach Voraussetzungen in den ersten Heften von „Kleine Schritte“ wird man im Heft 5 „Feinmotorik“ im zehnten Kapitel fündig. Als Vorbereitung auf die Schule wird eine Abfolge von Übungen zum Thema „Zuordnen, Sortieren und Auswählen“ dargestellt (Pieterse, 2001e, 87). Die Übung *FM.J.81 „Gibt einen Gegenstand nach Aufforderung“* thematisiert dabei das Unterrichten von ersten Zahlfertigkeiten. Darüber hinaus werden in diesem Heft keine direkten Übungen mit Zahlen angegeben.

Da es im kindlichen Spiel ganz natürlich ist, Gegenstände zu zählen oder Zahlreime aufzusagen, kann dem Kind das Zählen beigebracht werden, wenn es die erforderlichen sprachlichen Fähigkeiten besitzt. Zunächst lernen Kinder das mechanische Zählen, indem sie die Eltern imitieren. Dabei besitzen sie noch kein Zahlverständnis. Wenn das Kind die Zahlen in der falschen Reihenfolge sagt oder eine Zahl auslässt, sollten die Eltern von Anfang an korrigieren. Es soll darauf geachtet werden, dass das Kind häufig die richtige Zählreihenfolge hört (Pieterse, 2001e, 88). Für weitere Informationen zur Zahlenmethode wird auf das zweite Heft des Macquarie-Programms verwiesen (Pieterse, 2001e, 88). Dabei ist anzumerken, dass bei der Veröffentlichung des Heftes „Feinmotorik“ noch nicht auf das Heft „Kleine Schritte, Zählen und Zahlen“ verwiesen werden konnte, da dieses erst ein Jahr später in Deutschland erschien.

Bei einer näheren Analyse kann festgestellt werden, dass die Abfolge „Zuordnen, Sortieren und Auswählen: Vorbereitung auf die Schule“ unter anderem Übungen zu den Eigenschaften Farbe, Form und Größe enthält. Das Verständnis für diese Merkmale wird durch das Zuordnen, Sortieren und schließlich das Auswählen angebahnt. Farbe, Form und Größe sind Lerninhalte aus dem pränumerischen Bereich des Mathematikunterrichts an der Förderschule mit dem Förderschwerpunkt „Geistige Entwicklung“ (Bayrisches Staatsministerium, 2003, 176). Diese Abfolge aus „Kleine Schritte, Feinmotorik“ könnte daher auch relevante Lernziele für den schulischen Bereich beinhalten.

Es wird darauf hingewiesen, dass es in dem Heft keine direkten Übungen mit Zahlen gibt. Begründet wird dies mit der Auffassung, Kinder würden von selbst zu zählen beginnen, wenn sie auf dem Entwicklungsstand eines Vier- bis Fünfjährigen arbeiten (Pieterse, 2001e, 88). Diese Auffassung widerspricht jedoch Ergebnissen von Untersuchungen zum Zählen bei Kindern mit einer geistigen Behinderung (vgl. Baroody, 1986, 1988; Ezawa, 1996). Baroody (1986, 289–300) konnte beispielsweise in einer Untersuchung aufzeigen, dass Kinder mit einer geistigen Behinderung Zählen nicht spontan im Alltag erlernen, sondern dazu Anregung und Unterstützung benötigen.

12.4.2 Entwicklungsorientierte Abfolgen

Das Programm „Zählen und Zahlen“ betont die Bedeutung der frühen Entwicklung von Zählfertigkeiten. Mit den Lerneinheiten des Heftes „Zählen und Zahlen“ besitzen die Kinder nach der Durchführung dieses Programms drei Fähigkeiten. Sie sind in der Lage, eine Teilmenge von einem bis zu zehn Gegenständen zu zählen. Den Gegenständen können die Ziffern von eins bis zehn zugeordnet werden. Und, während die Kinder von eins bis zehn zählen, können sie gleichzeitig auf die zugehörige Zahl zeigen. Die Prüfliste kann auch für die Einschätzung von Kindern benutzt werden, die schon etwas zählen können oder einige Zahlen kennen (Pieterse, 2002, 7). Die Einschätzung entspricht der Vorgehensweise des Frühförderprogramms „Kleine Schritte“ (Pieterse, 2002, 9). Ein Ziel ist erreicht, wenn das Kind die gestellte Aufgabe ohne Hilfe erledigen kann. Diese Leistung soll es auch bei nachfolgenden Versuchen wiederholen können. In diesem Programm geht man davon aus, dass ein Kind die Aufgabe beherrscht, wenn es an drei aufeinanderfolgenden Tagen bei fünf Versuchen vier richtige Ergebnisse erzielt. Die Unterrichtstechniken Auffordern und Demonstrieren, Hilfestellung geben und Verstärken, werden auch im Programm „Zählen und Zahlen“ benutzt. Um dem Kind viele Zählerfahrungen zu vermitteln, sollen die erworbenen Fähigkeiten in unterschiedlichen Situationen geübt werden (Pieterse, 2002, 8–9).

Das Programm „Kleine Schritte, Zählen und Zahlen“ ist in drei Übungsabfolgen gegliedert. Der Aufbau entspricht der Reihenfolge, in der sie entwicklungsgemäß gelernt werden sollen. Die erste Abfolge stellt Aufgaben zum Thema „Zählen lernen“ vor. Sie kann mit den Übungen der zweiten Abfolge „Zahlen kennen lernen“ ergänzt werden. Diese beiden Programmteile sind Voraussetzung für die Übungen im dritten Kapitel „Das Koordinieren von Zählen und Erkennen von Zahlen“ (Pieterse, 2002, 10). In einem ergänzenden Programm werden noch weitere Übungen aufgelistet (Pieterse, 2002, 27). Wie die Fähigkeit einzuschätzen und zu unterrichten ist, wird für jede Aufgabe ausführlich beschrieben, oder es folgen Verweise auf Erläuterungen bei ähnlichen Aufgabenstellungen (Pieterse, 2002, 12).

Bei einer näheren Betrachtung der Abfolgen kann zusammenfassend festgehalten werden, dass die Prüfliste des Heftes „Zählen und Zahlen“ entsprechend einem aktuellen Modell der Zählentwicklung nach Fuson (1988) mit dem verbalen Zählen und dem bloßen Rezitieren der Zahlwortreihe beginnt (vgl. auch Moser-Opitz, 2002, 86). Die Aufgaben werden zunächst im Zahlenraum bis fünf und schließlich bis zehn geübt. Die Zählkompetenz wird durch Aufgaben zum Zählen von Gegenständen und zur kardinalen Bedeutung vervollständigt (z. B. ZZ.A.2 „Zählt fünf in einer Reihe liegende Gegenstände“). Dabei werden Übungen zunächst auf der enaktiven, danach auf der ikonischen und schließlich in sprachlicher Form auf der symbolischen Ebene durchgeführt. Auch der erhöhte Schwierigkeitsgrad, ungeordnete Gegenstände zu zählen, nachdem sie in einer Reihe gezählt werden können, wird, genau wie das Auszählen vor dem Abzählen, berücksichtigt.

In der dritten Abfolge „Das Koordinieren von Zählen und Zahlen“ werden die ersten beiden Abfolgen zusammengeführt, wodurch die kardinale Bedeutung des Zählens betont wird. Die Aufgaben des ergänzenden Programms beinhalten Übungen im Zahlenraum bis zwanzig. Ein Übergang zwischen Zählen und der Wertigkeit von Zahlen wird durch die Aufgaben *ZZ.D. 45 „Nennt die jeweils größere Zahl“* und *ZZ.D. 46 „Nennt die jeweils kleinere Zahl“* hergestellt. Auch weitere Möglichkeiten zur Bestimmung einer Menge werden durch Schätzen und Eins-zu-Eins-Zuordnung geübt. Nach dem herzustellenden Vergleich von Mengen endet die Abfolge mit ersten Additionsaufgaben.

Folgende Aspekte des ergänzenden Programms sind kritisch zu sehen: Für diese Aufgaben ist nur eine Prüfliste abgedruckt. Genauere Informationen und Anregungen für Zwischenschritte fehlen. Daher ist es auch schwieriger, die entwicklungsorientierte Abfolge nachzuvollziehen. Bei Aufgabe *ZZ.D.40 „Schreibt die Zahlen von eins bis zehn“* kann vermutet werden, dass dieses Lernziel für viele Kinder mit einer geistigen Behinderung umfangreicher ist. Das Schreiben von Ziffern erfordert differenzierte Fertigkeiten. Nach Blümer, Gräwe und Opitz (1999, 27) können sensomotorische und feinmotorische Störungen bei vielen Schülern das Schreiben von Zahlen erschweren. Diese Aufgabe muss höchstwahrscheinlich in mehrere Zwischenschritte aufgegliedert werden. In Aufgabe *ZZ.D.42* soll die folgende Zahl benannt werden. Der Vorgänger einer Zahl wird nicht geübt. Den Aufgaben, bei denen die kleinere bzw. größere Zahl benannt werden soll, geht keine Übung voraus, die im Sinne der Repräsentationsebenen mit konkreten Objekten und ihrem Vergleich durchgeführt wird. Auch die Aufgaben zur Herstellung von Reihen mit einem Gegenstand mehr bzw. weniger erweisen sich als komplex, da ihnen keine Übungen zu mehr oder weniger ohne konkrete Zahlangaben vorausgehen. Auf dieser Grundlage beinhaltet auch das letzte Lernziel *ZZ.D.52 „Addiert zu einer Zahl jeweils eins oder zwei“* mehrere und vielseitigere Anforderungen.

12.5 Die Untersuchung

Die Untersuchung wurde in einer Unterstufenklasse einer Förderschule mit dem Förderschwerpunkt „Geistige Entwicklung“ 2005 in Nordrhein-Westfalen durchgeführt. Die Klasse bestand aus elf Kindern, drei Schülerinnen und acht Schülern im Alter zwischen sieben und zehn Jahren.

12.5.1 Hypothesen

Zum Einsatz von „Kleine Schritte, Zählen und Zahlen" in der Schule wurde folgende Fragestellung formuliert: Ist der Einsatz von „Kleine Schritte, Zählen und Zahlen" im Unterricht in der Unterstufe Förderschule mit dem Förderschwerpunkt „Geistige Entwicklung" möglich und erfolgreich? Und durch folgende Hypothesen konkretisiert:

1. Das Programm „Kleine Schritte, Zählen und Zahlen" kann ohne Probleme im schulischen Unterricht der Unterstufenklasse eingesetzt werden.
2. Durch die entwicklungsorientierte Förderung können mit dem Programm „Kleine Schritte, Zählen und Zahlen" Lernfortschritte erzielt werden.
3. Unterrichtsinhalte können zu Hause geübt und gefestigt werden.

Für die Untersuchung der Hypothesen war eine Einschätzung des individuellen Lernstandes im Bereich Zählen und Zahlen von jedem Schüler Voraussetzung. Die Einschätzung liefert eine genaue Aussage darüber, was ein Kind kann und was nicht und gibt Aufschluss über die Fähigkeit, die als nächste gelehrt werden kann (Pieterse; 2001b, 5). Aktuelle Lernziele konnten für eine entwicklungsorientierte Förderung im Unterricht und das Üben und Vertiefen von Unterrichtsinhalten zu Hause von jedem Schüler festgestellt werden.

Die Richtlinien fordern einen handlungsbezogenen Unterricht, der dem praxisgeleiteten und situationsverhafteten Lernen des Schülers mit einer geistigen Behinderung entspricht. Dabei wird von den Bedürfnissen, Interessen, Erfahrungen und Ansprüchen des Schülers ausgegangen (Kultusministerium, 1980, 13).

Mit der *ersten Hypothese* wurde untersucht, ob sich das Programm mit seinen entwicklungsorientierten Abfolgen im Rahmen einer Unterrichtsreihe zu einem Thema durchführen lässt, zu dem alle Schüler einen Bezug haben. Ebenfalls wurde überprüft, ob bei dem Einsatz „Kleine Schritte, Zählen und Zahlen" ein handlungsbezogener und schülerorientierter Unterricht durchgeführt werden kann.

Bei der Überprüfung der *zweiten Hypothese* wurde mit Hilfe der Einschätzungen die Unterrichtsplanung auf die individuellen Lernziele der Schüler abgestimmt. Die Schüler erhielten einmal in der Woche Mathematikunterricht, bei dem sie nach der Abfolge von „Kleine Schritte, Zählen und Zahlen" gefördert wurden. Nach fünf Stunden, innerhalb derer die Schüler im Unterricht entsprechend ihrer Lernziele unterrichtet wurden, konnte durch eine weitere Einschätzung festgestellt werden, ob die Schüler Lernfortschritte erzielt hatten.

Zur Untersuchung der *dritten Hypothese* wurden die Eltern der Schüler in einem Gespräch befragt. Auf dieser Grundlage konnten mit den individuellen Lernzielen des Kindes Übungsmöglichkeiten entwickelt werden. Nach 32 Tagen wurden die Eltern anhand eines schriftlichen Fragebogens über den Einsatz der Übungen befragt.

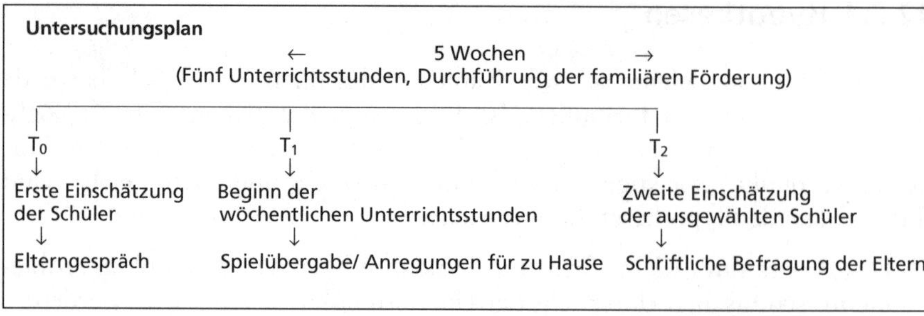

Abb. 12.1: Untersuchungsplan

12.5.2 Die Einschätzung der Schüler

Alle Schüler wurden mit Hilfe der entwicklungsorientierten Abfolgen des Buches „Kleine Schritte, Zählen und Zahlen“ eingeschätzt. Da sich einige Schüler im Mathematikunterricht mit Übungen zu Formen, Farben und Größen beschäftigten, wurden die Aufgaben zu diesen Eigenschaften aus dem Buch Feinmotorik „Zuordnen, Sortieren und Auswählen“ der Prüfliste vorangestellt.

Da die Aufgabenabfolgen sehr umfassend sind, wurden die Schüler grob nach den Erfahrungen der Mathematiklehrerin eingeschätzt. So konnte die Einschätzung in einem zeitlich begrenzten Rahmen von maximal 20 Minuten erfolgen. Beim Überschreiten der Zeit wurde die Überprüfung an einem anderen Tag fortgesetzt. Wie im Programm „Kleine Schritte“ empfohlen, begann jeder Schüler mit einer Aufgabe, die er schon beherrscht (Pieterse, 2001b, 9). Dies sollte ihn motivieren, weitere Aufgaben zu bearbeiten. Die Einschätzung der Schüler wurde einzeln, in einem separaten, ruhigen Raum durchgeführt. Für jede Aufgabe wurden bestimmte Materialien und Aufforderungen verwendet, um unter gleichen und kontrollierten Ausgangsbedingungen die Lernziele der Schüler vergleichen zu können. Eine Aufgabe galt dabei als gekonnt, wenn der Schüler sie drei Mal ohne Hilfestellung durchführen konnte. Das aktuelle Lernziel entsprach der ersten Aufgabe in der Abfolge, bei der der Schüler Hilfestellung benötigte oder die er nicht allein bewältigen konnte.

Bei den Lernzielen der Schüler zeigten sich deutliche Unterschiede. Das Lernziel von zwei Schülern beinhaltete eine Übung zu Formen und war daher dem pränumerischen Bereich zuzuordnen. Fünf Schüler konnten Lernziele aus der ersten Prüfliste von „Kleine Schritte, Zählen und Zahlen“ zugeordnet werden. Die Ziele der weiteren vier Schüler befanden sich im ergänzenden Programm. Somit bestand nach dieser Einschätzung der Unterstufenklasse eine große Heterogenität der Lernziele im Fach Mathematik.

12.6 Einsatz von „Kleine Schritte, Zählen und Zahlen" im Unterricht

Da viele Schüler auf einem Bauernhof wohnten oder ein Haustier hatten, konnte für die Unterrichtsstunden das Thema „Bauernhof“ gewählt werden, das an den unmittelbaren Erlebnis- und Erfahrungsbereich der Schüler anknüpft (Kultusministerium, 1980, 21). Der *Ablauf* bestand aus folgender Grundstruktur:

- *Einstiegsphase:* Singen der abgewandelten Version des Liedes „Jörg hat einen Bauernhof“ (Künzel, 1998, 4), in dem die Zahlwörter von eins bis fünf vorkommen.
- *Erste Arbeitsphase:* Ein Playmobilbauernhof wird als Tischtheater benutzt, das verschiedene Tiere enthält, deren Anzahl festgelegt ist. Die Lehrerin erzählt eine Geschichte, in der verschiedene Zahlbegriffe enthalten sind, während die Schüler abwechselnd die Figuren bewegen und so Aufgaben lösen, die ihrem Lernstand entsprechen.
- *Übergangsphase:* Das Zählen wird in einem ausgewählten Spiel aufgegriffen. Die Schüler hören und üben das Zählen und sollen sich vor der zweiten Arbeitsphase zur Auflockerung bewegen. Beispielsweise zählt ein Schüler laut bis fünf und zeigt die Zahlen mit den Fingern. Nennt er die Zahl fünf und hebt eine Hand dabei hoch, müssen alle Schüler aufstehen und ihren Platz wechseln.
- *Hinführungsphase:* Die Schüler werden in ihre individuellen Aufgaben mit konkreten Materialien eingeführt, die sie anschließend bearbeiten sollen.
- *Einzelarbeitsphase:* Die Schüler arbeiten nach ihrem jeweiligen individuellen Lerntempo. Die Aufgaben sind nach ihren individuellen Möglichkeiten und Interessen ausgerichtet.
- *Abschluss:* Die Schüler bekommen auf einer Symbolkarte mit fünf Feldern einen Stempel. So erhalten sie eine zeitliche Orientierung bezüglich der Unterrichtsstunden mit dem Bauern Jörg. Gleichzeitig soll dieses Wertesystem zum Zählen der Stempel anregen.

Während der Durchführung der Unterrichtseinheiten konnte festgestellt werden, dass die entwicklungsorientierten Abfolgen so formuliert sind, dass individuelle Aufgaben für jedes Kind in den Unterricht integriert werden konnten. So erhielt ein Schüler Haselnüsse, Eicheln und Äpfel, die er gerne auf dem Schulhof sammelte, und übte mit ihnen, fünf in einer Reihe liegende Gegenstände zu zählen *(ZZ.A.)*. Mit diesem Material konnte sein Interesse aufgegriffen werden. Eine Schülerin hatte Schwierigkeiten, zehn in einer Reihe liegende Gegenstände zu zählen *(ZZ.A.6)*, die mehrere Merkmale aufwiesen. Aufgrund der Zielformulierung konnten Zwischenschritte erkannt und verfolgt werden. Die Schülerin lernte mit Hilfe von Materialien mit langsam steigender Merkmalanzahl, sich nicht mehr beim Zählvorgang ablenken zu lassen. Ein weiterer Vorteil dieser entwicklungsorientierten Abfolgen war die Möglichkeit der gezielten Überprüfung, ob jeder Schüler nach einer Unterrichtseinheit sein Lernziel erreicht hatte. Auf dieser Basis konnte die folgende Unterrichtsstunde unter Berücksichtigung des aktuellen Lernstandes geplant werden.

Die Abfolgen von „Kleine Schritte, Zählen und Zahlen“ waren auch bei einer abwechselungsreichen Gestaltung des Unterrichts anwendbar. So erhielt jeder Schüler entsprechend seines individuellen Lernstandes in der ersten Arbeitsphase eine Aufgabe, die er an dem Bauernhof handelnd löste (siehe erste Arbeitsphase). Beispielsweise hat ein Schüler überprüft, ob alle Kühe noch auf der Wiese stehen und somit das Zählen von zehn in einer Reihe liegenden Gegenständen geübt. Auf Grundlage der Lernzielabfolgen von „Kleine Schritte Zählen und Zahlen“ konnten neben den Bauernhofgeschichten ein Bauernhoflied, Bewegungsspiele (siehe Beispiel in der Übergangsphase) sowie Gruppen- und Einzelarbeiten mit den unterschiedlichsten Materialien geplant und somit ein kind- und handlungsorientierter Unterricht durchgeführt werden. Die *erste Hypothese* „Das Programm ‚Kleine Schritte, Zählen und Zahlen‘ kann ohne Probleme im schulischen Unterricht der Unterstufenklasse eingesetzt werden“ konnte in dieser Untersuchung somit bestätigt werden.

Die *zweite Hypothese* wurde mit Hilfe einer Schülerin und zwei Schülern überprüft, die aufgrund unterschiedlicher Einschränkungen individuelle Fördermaßnahmen benötigten. In folgenden Bereichen unterschieden sie sich am deutlichsten: *Peter* verständigte sich im Gegensatz zu seinen beiden Mitschülern durch Gesten, Laute und undeutlich artikulierte Wörter. *Sina* zeigte schwerwiegende Konzentrationsstörungen, die sie teilweise stark bei der Bearbeitung bestimmter Aufgaben einschränkten. *Steven* hatte zwei Schulwechsel erfahren. Schnell wich er Aufgaben aus, bei denen er sich überfordert fühlte.

Für die drei Schüler wurden fünf Unterrichtsstunden in Mathematik durchgeführt, die sich an ihren eingeschätzten individuellen Lernzielen nach „Kleine Schritte, Zählen und Zahlen“ orientierten. Die fünf Stunden hatten einen zeitlichen Abstand von einer Woche, da dem Kriterium von regelmäßigen und dafür kurzen Sitzungen (Pieterse, 2002, 9) aus organisatorischen Gründen nicht nachgegangen werden konnte. Daher wurde versucht, die Unterrichtsstunden mit unterschiedlichen Phasen abwechselungsreich zu gestalten. In den ersten drei Unterrichtsphasen wurden Peter, Sina und Steven mit ihren Mitschülern und anschließend in einer separaten Lerngruppe unterrichtet.

12.6.1 Resultate

Für *Peter* wurde in der ersten Einschätzung aus der Abfolge „Zählen und Zahlen“ das Lernziel ZZ.A.1 *„Zählt auswendig von eins bis fünf“* festgelegt. Da sich Peter sprachlich nur sehr undeutlich artikulieren konnte und die

Einstellung seines Hörgerätes sich noch in der Testphase befand, wurde das Lernziel umformuliert: „Zählt von eins bis fünf, indem er die Zahlen von eins bis fünf mit seinen Fingern darstellt“. Dieses Lernziel ließ sich mit den MAKATON-Gebärden, die Peter als Sprachunterstützung lernte, verbinden. Um Peter zum Zählen zu motivieren, wurde dieses Lernziel in Verbindung mit den Lernzielen ZZ.A.2 „Zählt fünf in einer Reihe liegende Gegenstände“ und ZZ.A.3 „Zählt fünf Abbildungen“ geübt.

In der zweiten Einschätzung beherrschte Peter das Darstellen der Zahlen von eins bis fünf und das Zählen von drei Gegenständen und Abbildungen sicher. Die Zahlen vier und fünf vertauschte er teilweise. Gleichzeitig konnte Peter bei bis zu drei Gegenständen oder Bildern sicher angeben, wie viele sich in einer Reihe befinden. Damit waren Lernfortschritte bei Peter nach fünf Wochen deutlich erkennbar.

Sinas Lernziel der ersten Einschätzung wurde bei der Aufgabe *ZZ.A.6 „Zählt zehn in einer Reihe liegende Gegenstände“* festgelegt. Sie war in der Lage, Gegenstände zu zählen, die nur wenige Merkmale aufwiesen. Bei differenzierten Gegenständen, wie etwa Korken mit Abbildungen, wurde sie jedoch vom Zählen abgelenkt. Da Gegenstände, die im Alltag gezählt werden, auch komplexere optische Eigenschaften haben können, wurde dieses Lernziel beibehalten und mit dem Zählen von Gegenständen mit mehreren Eigenschaften erweitert. Ergänzend zählte Sina auch Abbildungen, da sie dies aus dem Unterricht gewohnt war. In den folgenden Stunden zeigte sie eine extreme Unruhe und konnte sich auf das Unterrichtsgeschehen kaum konzentrieren. Nach einem Gespräch mit der Lehrerin stellte sich heraus, dass das Medikament „Ritalin“ bei Sina abgesetzt worden war und sie nun „Concerta“ einnahm. Seit dieser Umstellung war diese Verhaltensänderung während des gesamten Schultages zu beobachten. Um sie nicht zu überfordern, wurde die Anzahl der Gegenstände und Abbildungen auf bis zu fünf reduziert und ebenfalls die Anzahl der Aufgaben. Auch bei diesen Maßnahmen reagierte Sina mit steigender motorischer Unruhe und Provokationen gegenüber ihren Mitschülern. Die einzige Möglichkeit für sie, um zur Ruhe zu kommen, war das Puzzeln,. Daher erhielt sie in den folgenden Stunden ein Puzzle, auf dem sie anschließend Abbildungen zählen konnte. Auch die Anzahl der Puzzleteile wurde im Verlauf der Stunden reduziert, um Sina Erfolgserlebnisse zu ermöglichen.

Dennoch war sie in der zweiten Einschätzung in der Lage, die zehn in einer Reihe liegenden Korken zu zählen. Möglicherweise hat sie durch das regelmäßige Beobachten ihrer Mitschüler und durch das Zählen von bis zu fünf Gegenständen und Abbildungen mit vielfältigen Eigenschaften gelernt, sich nicht vom Zählvorgang ablenken zu lassen. Daher war festzustellen, dass Sina trotz ihrer Medikamentenumstellung und erheblichen Konzentrationsschwierigkeiten von der ersten bis zur zweiten Einschätzung einen Lernfortschritt zeigte.

Für *Steven* wurde nach der ersten Einschätzung das Lernziel *ZZ.A.7 „Zählt zehn in einer Reihe liegende Gegenstände“* festgehalten. Er zeigte Schwierigkeiten bei der Koordination von Zahlwort und dem Zeigen. Da

Steven im regulären Unterricht sowohl mit Gegenständen als auch mit Abbildungen arbeitete, wurde das Lernziel ZZ.A.7 „Zählt zehn Abbildungen“ ergänzt. Damit er sich nicht an die gleichbleibende Anzahl der Gegenstände gewöhnen konnte, variierte die Anzahl der Abbildungen und Gegenstände im Zahlenraum von eins bis zehn. Steven hatte während seiner bisherigen Schullaufbahn schon die Zahlen von eins bis zehn kennen gelernt und konnte sie auch schreiben. Diese Fähigkeit wurde genutzt, um die Übungen abwechslungsreich zu gestalten und mit Bekanntem zu verknüpfen. Daher wurden aus der Abfolge „Das Koordinieren von Zählen und Zahlen“ gleichzeitig die folgenden Lernziele geübt: ZZ.C.31 „Wählt die Zahl, die mit der Gesamtzahl einer Reihe von Gegenständen übereinstimmt (von eins bis zehn), ZZ.C.32 „Zählt aus einer größeren Menge eine Anzahl Gegenstände, die übereinstimmt mit der Anzahl der Gegenstände, die übereinstimmt mit einer ihm gezeigten Zahl“ und ZZ.C.38 „Ordnet Reihen von Gegenständen Zahlkärtchen zu, die übereinstimmen mit der Anzahl der Gegenstände in der jeweiligen Reihe (von eins bis zehn)“.

In der zweiten Einschätzung hatte Steven die Lernziele der ersten Einschätzung erreicht. Er hatte gelernt, beim Zählen von bis zu zehn in einer Reihe liegende Gegenstände, das Zahlwort mit dem Zeigen auf das Objekt zu koordinieren. Nach fünf Wochen wurde mit der zweiten Einschätzung deutlich, dass Steven Lernfortschritte gemacht hatte.

Zusammenfassend kann festgestellt werden, dass alle drei Schüler in fünf Wochen nach den Abfolgen von „Kleine Schritte, Zählen und Zahlen“ Lernfortschritte gemacht haben. Damit konnte die zweite Hypothese „Durch die entwicklungsorientierte Förderung können mit dem Programm ‚Kleine Schritte, Zählen und Zahlen‘ Lernfortschritte erzielt werden“ bestätigt werden. Es ist jedoch zu betonen, dass diese Lernfortschritte nicht unmittelbar auf die Förderung im Unterricht zurückzuführen waren. Alle Schüler der Unterstufe hatten entsprechend ihres individuellen Lernstandes Spiele für zu Hause erhalten, mit denen Unterrichtsinhalte geübt werden konnten. Gleichzeitig erhielten ihre Eltern Anregungen für den Einsatz der Übung im Alltag an. Daher kann von einer Interdependenz der beiden Hypothesen gesprochen werden.

12.7 Das Üben von Unterrichtsinhalten zu Hause

Das Programm „Kleine Schritte“ sieht Eltern als wichtigste Lehrer des Kindes an. Obwohl verschiedene Fachkräfte eine wichtige Rolle bei der Erziehung des Kindes spielen, verbringen die Eltern die meiste Zeit mit ihrem Kind und kennen es am besten (Pieterse, 2001a, 10). In der Schule soll eine Zusammenarbeit mit den Erziehungsberechtigten angestrebt werden, da sich häusliche und schulische Erziehung wechselseitig ergänzen (Kultusministerium,

1980, 9). Übungsphasen werden als erforderlich angesehen, um Erlerntes zu festigen und zu erhalten (Kultusministerium, 1980, 14).

Dem Üben wird auch beim Programm „Kleine Schritte" eine wesentliche Bedeutung zugewiesen, da es dem Kind hilft, neu erlernte Fertigkeiten einzuprägen und sie auf andere Materialien und Situationen zu erweitern (Pieterse, 2001b, 46). Zur Überprüfung der dritten Hypothese „Unterrichtsinhalte können zu Hause geübt und gefestigt werden" sollte daher das Üben von Unterrichtsinhalten nach wesentlichen Grundsätzen von „Kleine Schritte" erprobt werden. Im Gegensatz zur Förderung im Unterricht konnten bei diesen Übungen im Elternhaus alle Schüler und Eltern der Unterstufenklasse einbezogen werden.

Bei der Durchführung orientierten sich die Übungen der Schüler an der ersten Einschätzung nach der Prüfliste von „Kleine Schritte, Feinmotorik" und „Kleine Schritte, Zählen und Zahlen". Es wurde versucht, sich nach den wesentlichen Grundsätzen des Programms „Kleine Schritte" zu richten. Eine Einschätzung des Kindes durch die Eltern konnte nicht durchgeführt werden. Die Klassenlehrerinnen befürchteten Überforderungen der Eltern und negative Konsequenzen für die Kooperation zwischen Schule und Elternhaus, die aktuell angebahnt wurde.

12.7.1 Elternbefragung

Der erste Kontakt zu den Eltern der Unterstufenklasse wurde schriftlich aufgenommen. Nach der Vorstellung der eigenen Person wurde den Eltern ein Gespräch angeboten, in dem gemeinsam Möglichkeiten der mathematischen Förderung im familiären Alltag gefunden werden sollten. Ziel des Gesprächs war es, von den Eltern Informationen über das Kind und seine Freizeitaktivitäten in der Familie zu erhalten. So konnten familiäre Möglichkeiten festgehalten werden, die neben dem individuellen Entwicklungsstand des Kindes Voraussetzung für die individuelle Förderung sind (Pieterse, 2001a, 12).

Einleitend wurde den Eltern erläutert, dass wir in unserem Alltag Zahlen begegnen. Wenn Zahlen benutzt werden, erhalten sie einen Sinn. Gleichzeitig sind die Eltern die wichtigsten Bezugspersonen ihrer Kinder und sie lernen im Alltag von ihnen (Pieterse, 2001a, 13). Daher wurden die Eltern gefragt, ob sie Interesse daran haben, gemeinsam Möglichkeiten zu finden, wie sie häufig, ohne zusätzlichen Zeitaufwand, Fertigkeiten üben können. Zu betonen war dabei, dass diese Übungen nicht als Belastung empfunden werden sollen. Informationen über den Alltag des Kindes und der Familie wiesen auf passende Umsetzungsmöglichkeiten hin. Für das Gespräch wurde ein Leitfragebogen entworfen. Um den individuellen Situationen und Bedürfnissen der Eltern und Kinder gerecht zu werden, wurden offene Fragestellungen verwendet. Die Fragen bezogen sich auf die Freizeitbeschäftigungen des Schülers und die Personen, mit denen das Kind seine Freizeit hauptsächlich verbringt. Um einen Überblick über die Fördermöglichkeiten zu erhalten, wurden Aktivitätsbereiche aufgezeigt, in die Übungen integriert werden konnten: In Form eines Spieles, in Alltagssituationen oder als Übungsmaterialien bzw. Arbeitsblätter, die das Kind mit einer Bezugsperson bearbeitet. Einige Übungsmöglichkeiten lagen bereit, um unsicheren Eltern Beispiele nennen zu können und sie zu Ideen anzuregen. Weitere Ideen der Eltern konnten ergänzt werden.

Tab. 12.1: Vorstellung der Schüler

Schüler	Lernziel	Freizeitbeschäftigungen	Personen, mit denen Kind Freizeit verbringt	Interessensbereiche für Vorschläge
Chris	Addiert zu einer Zahl jeweils eins oder zwei	• Computer spielen • Fernsehen • Karten oder Schach spielen • Kettcar oder Trecker fahren • in Opas Schusterwerkstatt spielen	• Eltern • Großvater	• Spiele • Kochen • Einkaufen
Felix	Wählt drei Formen aus	• mit Autos spielen • an der Tafel malen und Magnete anheften • mit dem Ball spielen • mit dem Fahrrad fahren • auf dem Hof mit den Tieren spielen	• Großvater • kleiner Bruder • Freund	• Spiele • Bewegungsspiele
Mario	Nennt die jeweils folgende Zahl	• Sammelkarten tauschen • Fahrrad fahren • draußen spielen	• Nachbarjungen	• kurze Spiele, mit denen er sich auch alleine beschäftigen kann
Peter	Zählt von eins bis fünf (mit Gebärden)	• mit Autos spielen • Fernsehen • Kartenspiele • Kettcar fahren • Fahrrad fahren • draußen spielen	• Eltern • Nachbarkinder	• Würfelspiele • Kartenspiele
Mia	Zählt von eins bis fünf	• Lieder singen • Kartenspiele • Memory spielen • Trecker fahren	• Mutter • Nachbarkinder	• Bewegungsspiele

Schüler	**Lernziel**	**Freizeitbeschäftigungen**	**Personen, mit denen Kind Freizeit verbringt**	**Interessensbereiche für Vorschläge**
André	Zählt von eins bis fünf	• mit Duplo- und Legosteinen spielen • Rollenspiele • Schaukeln • Spielen im Sand • mit Autos spielen • mit Kreide malen • Fahrrad fahren	• Eltern • Bruder	• Spiele, bei denen er nicht merkt, dass etwas von ihm verlangt wird
Sina	Zählt zehn in einer Reihe liegende Gegenstände	• Puzzle • Brettspiele • Malen • Computerspiele • Spazieren gehen	• Mutter • Freund der Mutter • Großeltern • Nachbarkinder	• Spiel • Einkaufen
Bastian	Nennt die jeweils größere Zahl	• mit Playmobil spielen • Computerspiele • Mensch ärgere dich nicht • im Haushalt helfen • Handball spielen • Fahrrad fahren	• Mutter • Bruder	• Spiel • im Haushalt
Steven	Zählt zehn in einer Reihe liegende Gegenstände	• mit Playmobil und Lego spielen • mit Autos spielen • Umgang mit technischen Geräten	• zwei Geschwister • Vater	• kurze Spiele • Arbeitsblätter • im Haushalt
Jessica	Wählt drei Formen aus	• spielt mit Puppen • mit Playmobil spielen • Spazieren gehen	• Eltern • Geschwister	• Spiel für die ganze Familie

Insgesamt waren zehn der elf Familien an individuell angepassten Übungsformen interessiert. Alle zehn Familien zeigten Interesse an der Förderung ihrer Kinder in Form eines Spiels. Eine Familie erklärte, dass sie froh wären, wenn sie ein Spiel zur Verfügung hätten, das sie mit ihrer Tochter spielen könnten, da die handelsüblichen Spiele einen hohen Schwierigkeitsgrad hätten und deshalb kaum durchzuführen wären. Eine andere Mutter sprach sich für eine spielerische Förderung aus, da ihr Sohn zu Hause schon Arbeitsblätter vom Logopäden bearbeiten müsse. Ihr wäre es lieber, wenn ihr Kind nach einem langen Schultag spielen könnte. Sieben der neun Eltern waren zusätzlich an Übungen in alltäglichen Situationen interessiert. Erwähnenswert ist in diesem Zusammenhang, dass viele Eltern in dem Gespräch beschrieben, wie sie bereits mathematische Inhalte im Alltag mit ihren Kindern üben. Beim Einkaufen berichtete eine Mutter, fordere sie ihre Tochter regelmäßig auf, eine bestimmte Anzahl von Lebensmittelsorten abzuzählen. Ein Schüler erhielt wöchentlich Taschengeld, bei dessen Übergabe er den Betrag genau abzählte. Ein Vater übte mit seinem Sohn das Lesen von Zahlen, indem er ihn auf Preisschilder verwies.

12.7.2 Entwicklung von Übungsmöglichkeiten

Bei der Konstruktion des Spiels und den beispielhaften Anregungen war entscheidend, sowohl den Eltern gerecht zu werden, die Schwierigkeiten bei der Umsetzung von Übungen haben, als auch kreativen Eltern die Möglichkeit zu geben, eigene Ideen bei der Förderung ihrer Kinder zu entwickeln. Daher wurden die Spiele mit konkreten Anweisungen in Form einer Spielanleitung vorgegeben, die Anregungen für den Alltag waren hingegen nur beispielhaft angeführt. Mit Hilfe der gewonnenen Informationen wurde für jeden Schüler und seine Familie ein *individuelles Spiel* entwickelt, mit dem das aktuelle Lernziel des jeweiligen Schülers geübt werden konnte. Das Thema und die Form des Spiels waren dabei den Freizeitbeschäftigungen und den Vorstellungen der Eltern angepasst.

In den Spielanleitungen wurde den Eltern zunächst das kurzfristige Lernziel erklärt, das in diesem Spiel gefestigt werden sollte. Die Lernziele sollten den Eltern helfen, die zu bewältigende Aufgabe nicht aus den Augen zu verlieren (vgl. Pieterse, 2001a, 12). So haben sie die Möglichkeit, Lernfortschritte bei ihrem Kind gezielt zu beobachten. Anschließend folgte eine Beschreibung der Spieldurchführung. Die Spiele wurden so konzipiert, dass sie das Kind mit den Personen spielen konnte, mit denen es seine Freizeit verbringt. Das Spiel musste sowohl für das Kind als auch für die anderen Mitspieler verständlich sein. Mario verbrachte seine Freizeit ausschließlich mit Nachbarjungen. Sein Spiel musste demnach von ihm und den anderen Kindern erfassbar und durchführbar sein, ohne regelmäßige Hilfe der Erwachsenen in Anspruch nehmen zu müssen. Es wurden Variationsmöglichkeiten angegeben, die das Spiel abwechselungsreich gestalteten. Die Schüler sollten lernen, dass es verschiedene Möglichkeiten gibt, diese Fertigkeit anzuwenden (vgl. Pieterse, 2001b, 47). Andererseits erhielten die Spiele dadurch auch einen höheren Schwierigkeitsgrad. Wenn das Kind die Übung nach Ansicht der Eltern beherrschte, konnten sie neue Spielregeln einführen.

Die *Anregungen für den Alltag* ergaben sich aus den Lernzielen der Schüler und den Interessensbereichen für Vorschläge. Dabei wurde betont, dass diese nur beispielhafte Ideen sind und an die Eltern plädiert, eigene Möglichkeiten der Umsetzung im Alltag zu finden. Eine Kombination des Spiels mit dem Einsatz in alltäglichen Situationen konnte das Kind unterstützen, die Übung auch in anderen Situationen anzuwenden (vgl. Pieterse, 2001b, 46).

Die Werkstatt

Übung
In diesem Spiel sollen *Gegenstände abgezählt und die entsprechende Zahl zugeordnet werden.*

Das Spiel:
Die Püppchen werden auf das rote Startfeld gestellt. Gegenstände aus der Werkstatt, wie Schrauben, Nägel u.ä. werden geordnet in ein Schälchen gelegt. Die Anzahl einer Sorte sollte zwischen eins und zehn liegen. Es wird der Reihe nach gewürfelt. Gelangt ein Spieler auf ein grünes Feld, wird für ihn von einem Mitspieler ein Schälchen ausgesucht. Diese Gegenstände werden vom Spieler in eine Reihe gelegt und gezählt. Zählt er richtig, darf er ein Feld nach vorne. Zählt er falsch, muss er ein Feld zurück. Wer zuerst das rote Feld wieder erreicht, hat gewonnen.

Variationsmöglichkeiten:
Die Gegenstände sollen zunächst in eine Reihe gelegt und gezählt werden. Dabei wird jeder gezählte Gegenstand zur Seite geschoben oder mit dem Zeigefinger angetippt. Zur Erhöhung des Schwierigkeitsgrades soll den Gegenständen in einer Reihe die entsprechende Zahl zugeordnet werden (Zahlen müssen noch ausgeschnitten werden).

Abb. 12.2: Ein Beispiel

Steven interessierte sich sehr für Werkzeug und sein aktuelles Lernziel war das „Zählen von bis zu zehn Gegenständen, die in einer Reihe liegen“. Daher wurde das Thema „Werkstatt“ gewählt. Das Spiel enthielt verschiedene Gegenstände, die in einer Werkstatt zu finden sind und gezählt werden können. Sie sollten aus dem Haushalt der Eltern geliehen werden und konnten zur abwechslungsreichen Gestaltung des Spiels regelmäßig ausgetauscht werden.

Der Vater berichtete, das gemeinsame Spiel mit Steven dürfe nicht zu lange dauern, da dieser sonst schnell die Lust verliert. Außerdem käme er erst abends nach Hause und hätte dann nicht die Zeit und Lust, ein langwieriges Spiel mit seinem Sohn zu spielen. Es wurde daher die Form des Brettspiels mit einer reduzierten Anzahl von Spielfeldern gewählt. Da bei dem Würfelspiel das Gewinnen nicht nur von der richtigen Bearbeitung der Aufgaben abhängt, konnten auch die Eltern, obwohl sie abzählen können, das Spiel verlieren. Wenn Steven das Abzählen sicher beherrschte, konnten die Aufgaben erweitert werden, indem jeder Reihe das entsprechende Zahlkärtchen zugeordnet wurde.

Das Zählen von Gegenständen erhält im Alltag beispielsweise beim Einkaufen einen Sinn. Eine gewünschte Anzahl eines Lebensmittels wird abgezählt. Steven konnte in diesen oder anderen Alltagssituationen das Zählen anwenden und üben. Seine Motivation zum Zählen sollte so gesteigert werden, da er möglicherweise einen Sinn in dieser Tätigkeit erkennen konnte.

12.7.3 Ergebnisse

Nach einem Zeitraum von fünf Wochen wurden die Eltern schriftlich über den Einsatz der Übungen befragt. Dabei war es unter anderem entscheidend, den Eltern nicht das Gefühl zu geben, in ihrer Rolle als Eltern überprüft zu werden. Ziel der Befragung war, Informationen über das Üben von Unterrichtsinhalten im häuslichen Umfeld zu erhalten. Neun der zehn Familien beantworteten den Fragebogen, die zehnte Familie meldete sich telefonisch. Die Mutter erklärte, dass sie ein Kind bekommen hat und daher keine Zeit hatte, das Spiel mit ihrer Tochter zu spielen. Sie würde dies aber nachholen, wenn sich die Familie an die neuen Bedingungen gewöhnt hätte.

Auf die erste Frage haben acht der neun Eltern geantwortet, dass ihrem Kind das Spiel gefallen hat. Die Antworten der zweiten Frage konnten gleichermaßen zusammengefasst werden. 89 Prozent der Eltern, die die Übung zu Hause einsetzten, gaben an, das Spiel habe ihnen gut beziehungsweise sehr gut gefallen. Eine Mutter äußerte dabei im Kommentar: „Das Tierglücksrad bot viele Möglichkeiten, über die Tiere zu sprechen (Name, Tiergeräusch, Tiere wurden aktiv nachgespielt, Vornamen wurden verteilt, wer ist der Besitzer usw.). Besonders viel Spaß hatte André, wenn wir zu dritt oder viert gespielt haben. (...).“

Bei der Häufigkeit des Spieleinsatzes zeigten sich in den Familien große Unterschiede. Vier Kinder spielten nach den Angaben der Eltern das Spiel weniger als drei Mal. Genauso viele Schüler spielten das Spiel mehr als fünf Mal. In einer Familie wurde das Spiel drei bis fünf Mal gespielt. In einigen Kommentaren der Eltern wurden dabei Gründe für den seltenen Einsatz deutlich: „Es lag nicht an Bastian, dass er es nicht so oft spielte. Ich war in den letzten Wochen so sehr mit Lernen beschäftigt, hatte zu wenig Zeit für ihn. Werde es auf jeden Fall nachholen.“ Dabei ist ergänzend anzumerken, dass sich diese Mutter in diesem Zeitraum auf eine Abschlussprüfung vorbereitet hat. „Das Ziel des Spieles ‚plus 1 oder 2‘ haben wir hauptsächlich im Alltagsgeschehen einbezogen, z. B. Geld, Heuballen, Süßigkeiten oder sonstige Gelegenheiten. Da Chris sehr viel draußen war, haben wir nicht so oft das Spiel benutzt.“ Diese Familie hatte das aktuelle Spielbedürfnis ihres Sohnes berücksichtigt und anders als ursprünglich geplant, die Übung schwerpunktmäßig im Alltag eingesetzt.

Bei der Regelmäßigkeit des Einsatzes nutzten vier der neun Familien das Spiel mehr als einmal pro Woche, während eine gleiche Anzahl von Eltern angaben, das Spiel nicht regelmäßig gespielt zu haben. Eine Familie führte das Spiel einmal in der Woche durch. Eine Familie erklärte den unregelmäßigen Spieleinsatz folgendermaßen: „Bei schönem Wetter ist Steven viel im Garten am Spielen, deshalb haben wir das Spiel unregelmäßig gespielt. (...).“

Beim Umgang mit Problemen gab eine der neun Familien an, dass ihr Kind häufig Schwierigkeiten hatte, und drei Eltern antworteten, dass selten Probleme auftraten. Bei der folgenden Frage gaben diese vier Familien an, dass sie die Probleme selbstständig lösen konnten. Die übrigen fünf Familien hatten keine Schwierigkeiten mit der Spieldurchführung. Demnach kann zusammenfassend festgehalten werden, dass bei Problemen des Kindes mit dem Spiel alle Eltern in der Lage waren, diese selbstständig zu lösen. Die Mutter von Sina begründete die Schwierigkeiten ihrer Tochter: „Sina hat zurzeit Schwierigkeiten, das Spiel durchzuführen, da wir Probleme mit der Medikamentenumstellung haben." Andrés Mutter schilderte ihre Beobachtungen und Vermutungen zu den Schwierigkeiten ihres Sohnes: „(...) Anfängliche Schwierigkeiten gab es beim Aufsagen der Zahlen. Meiner Meinung hatte dies auch mit der Sprachmelodie zu tun. Generell war das Zählen tagesformabhängig (manchmal klappte nichts, dann ging es bis vier oder auch bis fünf). Seit circa zwei Wochen kann André *hier zu Hause* immer zu jeder Tageszeit, auch wenn er müde oder unkonzentriert ist, bis fünf zählen. Wie sieht es in der Schule aus? (...)."

Auf die sechste Frage antworteten acht der neun Eltern. Sieben dieser acht Familien haben Variationsmöglichkeiten des Spiels eingesetzt. Damit hatten 78 Prozent der Familien das Spiel flexibel eingesetzt und so den Schwierigkeitsgrad leicht erhöht.

Auch die siebte Frage nach dem Einsatz der Übung in Alltagssituationen wurde von acht Eltern beantwortet. Sie zeigten einstimmig, dass sie diese Übung im Alltag eingesetzt haben. Damit konnte festgehalten werden, dass die meisten Eltern, nämlich 89 Prozent, Möglichkeiten fanden, Lernziele ihrer Kinder in den Alltag zu integrieren. Dazu kommentierten die Eltern von Chris: „Das Ziel des Spieles ‚plus 1 oder 2' haben wir hauptsächlich im Alltagsgeschehen einbezogen, z. B. Geld, Heuballen, Süßigkeiten oder sonstige Gelegenheiten. (...)." Die Mutter von Felix hat das Lernziel vom Geben einer Form mit dem Benennen einer Form erweitert: „Felix war beim Erkennen der Formen und Legen der vorgezeichneten Bilder sehr sicher. Probleme traten auf, wenn ich ihm Gegenstände des Alltags zeigte und er diese benennen sollte. Die Logopädin will zukünftig ähnliche Spiele mit ihm durchführen." Demnach hat die Mutter eine Möglichkeit gefunden, diese Übung sinnvoll mit einem anderen Förderbereich zu verbinden.

Andrés Mutter beschrieb einen vielfältigen Einsatz der Übung bei anderen Spielen: „(...) Da es beim Spiel um das Aufsagen der Zahlen von eins bis fünf ging, haben wir viele Möglichkeiten gefunden, das Aufsagen einzusetzen:

- vor jedem Schuss beim Fußballspielen (statt Anlauf)
- beim Boule spielen
- bevor ein Gegenstand aus einem Krabbelsack gezogen wurde, über den wir gesprochen haben (Form, Farbe, Name), haben wir ‚angezählt'
- wir haben ein Puzzle ausgesucht und zusammen fertiggestellt (bevor man abwechselnd ein Teil nehmen durfte, wurde ‚ausgezählt'
- Wettspiele aller Art; wer kann den größten Schritt machen oder werfen ... und vorher wird ‚ausgezählt'

Besonders toll fand ich, dass André auch eigene Ideen entwickelte. Wir haben ein Spiel mit leichten Quizfragen. Bevor man eine Frage aussuchen durfte, mussten wieder die Zahlen von eins bis fünf aufgesagt werden.“

Von den neun Familien, beobachteten sechs Eltern Lernfortschritte bei ihren Kindern. Die drei Familien, die keine Fortschritte beobachteten, kommentierten diese Tatsache anschließend: „(...) Lernfortschritte: Zeitraum zu kurz, zu beurteilen. (...).“ „Es lag nicht an Bastian, dass er es nicht so oft spielte. Ich war in den letzten Wochen so sehr mit Lernen beschäftigt, hatte zu wenig Zeit für ihn. Werde es auf jeden Fall nachholen.“ Bei Bastian konnte seine Mutter vermutlich keine Lernfortschritte feststellen, da sie die Übung nur selten mit ihm durchführen konnte. „Mia hatte eigentlich vorher schon keine Probleme bis fünf zu zählen. Wir üben aber weiterhin mit alltäglichen Dingen, wie Bonbons zählen, Weintrauben etc.“ Obwohl die Tochter die Übung zu Hause schon beherrschte, wurde diese im Alltag weiterhin gefestigt. Bei dieser Familie wäre eine Rücksprache interessant gewesen, in welchen Situationen ihr Kind zu Hause bis fünf zählt. Diese Informationen könnten Hinweise für die Unterrichtsgestaltung in der Schule liefern. Es könnte nach Rücksprache mit den Eltern ein neues Lernziel festgelegt werden.

55 Prozent Familien gaben an, ihr Kind werde das Spiel voraussichtlich weiter benutzen, die anderen 44 Prozent antworteten mit vielleicht. Damit kann eine weitere Festigung der Übung durch das Spiel nicht ausgeschlossen werden. Eine Familie kommentierte: „Unser Ziel: Schwierigkeitsgrad langsam steigern, Zahlenraum erweitern, Zahlen bis sechs mit den Augen zu erfassen, ohne abzuzählen.“ Die Eltern wollten weiter mit ihrem Kind üben und hatten sich klare Teilziele für dessen weitere Förderung gesteckt.

Zusammenfassend kann festgehalten werden, dass die Hypothese „Unterrichtsinhalte können zu Hause geübt und gefestigt werden“ nach dieser Untersuchung nicht eindeutig zu beantworten ist, da die Ergebnisse teilweise sehr unterschiedlich ausgefallen sind. Es gilt zu berücksichtigen, dass eine Familie kein Interesse zeigte und eine weitere Familie keine Zeit zur Förderung hatte. Dennoch konnte anhand der Befragungsergebnisse in dieser Unterstufenklasse eine klare Tendenz dahingehend festgestellt werden, dass Unterrichtsinhalte zu Hause geübt und gefestigt werden können: Zehn der elf Familien, also 91 Prozent, zeigten Bereitschaft und Interesse, gemeinsam Möglichkeiten zu finden, Unterrichtsinhalte zu Hause mit ihrem Kind zu üben. Neun der elf Familien (82 Prozent) erprobten diese Förderung. Fast die Hälfte der Kinder nutzte das Spiel häufig und/oder regelmäßig. Dabei ist jedoch anzumerken, dass einige Familien im ersten Gespräch die Förderung durch ein konkretes Spiel bevorzugten, die Übung dann aber schwerpunktmäßig im Alltag einsetzten. Der unregelmäßige oder seltene Einsatz des Spiels deutet demnach nicht auf eine seltene Förderung hin.

Fast allen Eltern (89 Prozent) hat das Spiel gut gefallen, was darauf hindeutet, dass durch die Gespräche mit den Eltern in den meisten Fällen gemeinsam eine Art der Förderung gefunden werden konnte, die sich den Vorstellungen der Familien anpasste. Wenn das Kind bei der Übung des

Lernziels in Form des Spiels Schwierigkeiten zeigte, waren alle Eltern in der Lage, die Probleme selbstständig zu lösen. Über die zunächst bevorzugte Förderung in Form eines konkreten Spiels hinaus, fanden 89 Prozent der Eltern Möglichkeiten, die Übung auch in alltägliche Situationen einzubinden. Dabei zeigten sich teilweise kreative und vielseitige spielerische Anwendungen und das Verbinden der Übung mit anderen Förderbereichen, in diesem Fall mit der logopädischen Förderung.

Über die Hälfte der Eltern, nämlich 67 Prozent, die Übungen mit ihren Kindern zu Hause durchgeführt hatten, bemerkten Lernfortschritte bei ihrem Kind. Gleichzeitig wurde jedoch auch deutlich, dass Einflüsse, wie Medikamentenumstellungen oder aktuelle Familiensituationen, wie Abschlussprüfungen eines Elternteils oder die Geburt eines Kindes, die Förderung von Unterrichtsinhalten in der Familie einschränken oder über einen gewissen Zeitraum verhindern können. Auch wenn versucht wird, gemeinsam mit den Eltern eine an die Bedürfnisse der Familie angepasste Fördermöglichkeiten zu finden, zeigt sich, dass aktuelle Einflüsse und Ereignisse das Üben im häuslichen Umfeld beeinflussen.

Ein wesentlicher Faktor, der das Üben und Vertiefen von Unterrichtsinhalten zu Hause begünstigte, war die Motivation der Eltern. Diese könnte durch die klaren Lernziele und die flexible Anpassung der Übungen an die Interessen und Vorstellungen der Eltern und Schüler, wie es das Programm „Kleine Schritte“ fordert, bei vielen Familien verstärkt worden sein. Entscheidend wäre es gewesen, von den Eltern zu erfahren, ob sie an einer weiteren Förderung der Unterrichtsinhalte in der Familie interessiert sind. Diese Fragestellung war jedoch aus organisatorischen Gründen nicht möglich. Die Klassenlehrerinnen befürchteten, dass die Eltern nach Abschluss dieser Durchführung Forderungen stellen würden, denen sie nicht gerecht werden könnten.

Nach diesen ersten Ansatzpunkten würde es sich anbieten, diese als Grundlage zu nutzen, um gemeinsam mit den Eltern Umsetzungsmöglichkeiten zu optimieren und/oder neue Lernziele evaluierend festzulegen. Natürlich wäre es ein hoher zusätzlicher Zeitaufwand für die Lehrerinnen, für jedes Kind Spiele herzustellen. Dennoch könnten in Gesprächen Möglichkeiten gefunden werden, gemeinsam abgesprochene konkrete Lernziele in Spiele des Kindes oder in den Alltag mit dem Kind einzubauen. Die Förderung von Unterrichtsinhalten im familiären Umfeld könnte evaluierend fortgesetzt werden.

12.8 Schlussbetrachtung

Die dargestellte Untersuchung wurde ausschließlich in einer Unterstufenklasse durchgeführt. Sie zeigt jedoch einige grundlegende Ergebnisse auf, die

Ausgangspunkt für eine Überarbeitung des Programms und für dessen Einsatz in anderen Klassen sein können. Darüber hinaus werden auch Ansätze für weitere Untersuchungen, besonders bezüglich der Kooperation mit Eltern oder anderen Institutionen, deutlich.

Im Mathematikunterricht an der Förderschule mit dem Förderschwerpunkt „Geistige Entwicklung“ wird im Gegensatz zu der Grundschule mit pränumerischen Inhalten begonnen, bevor der Zahlbegriff angebahnt wird (Bayrisches Staatsministerium, 2003, 175ff). Pränumerische Übungen finden sich als Voraussetzung für „Kleine Schritte, Zählen und Zahlen“ im Buch „Kleine Schritte, Feinmotorik“. Im Gegensatz zum Heft „Zählen und Zahlen“ werden hier Fertigkeiten des Zählens in den Hintergrund gestellt. Die Autoren von „Kleine Schritte“ begründen dieses Vorgehen damit, dass Zahlenfertigkeiten von selbst kommen, wenn das Kind auf dem Stand eines Vier- bis Fünfjährigen arbeitet. Diese Aussage erweist sich als kritisch und lässt sich mit Untersuchungsergebnissen von Baroody (1986, 289f) widerlegen, bei denen deutlich wurde, dass Kinder mit einer geistigen Behinderung beim Zählerwerb gezielte Anregung und Unterstützung brauchen. Eine Überarbeitung der Abfolge zur Vorbereitung auf die Schule, einhergehend mit Anknüpfungspunkten zu dem ein Jahr später erschienenen Heft „Kleine Schritte, Zählen und Zahlen“, wäre wünschenswert.

Die Analyse der Abfolgen von „Kleine Schritte, Zählen und Zahlen“ zeigte auf, dass sie Aspekte des Zählens enthalten, die nach dem aktuellen Modell der Zählentwicklung von Fuson (Moser-Opitz, 2002, 86f) entscheidend sind. In den ersten Abfolgen sind die Lernziele nachvollziehbar und kleinschrittig. Lernziele des Zählens und der Zahlen werden miteinander verbunden und in Kommentaren verdeutlicht. Das ergänzende Programm zeigt jedoch teilweise Lernziele auf, die mehrere Anforderungen beinhalten und in mehrere kleine Zwischenschritte unterteilt werden müssen. Begleitende Erklärungen könnten beim Festlegen kurzfristiger Lernziele hilfreich sein.

Eine direkte Anknüpfung an die ersten Hefte des Frühförderprogramms „Kleine Schritte“ könnte den Übergang von der Frühförderung und/oder dem Kindergarten zur Schule erleichtern, da an die konkreten, aktuellen Lernziele des Kindes angeknüpft werden kann. Darüber hinaus kann mit einer Einschätzung der aktuelle Lernstand des Kindes ermittelt werden. Die Lernziele sind jedoch so formuliert, dass sie verändert oder variiert und damit individuell angepasst werden können.

Die Einschätzung nach diesem Programm kann die Ermittlung von Unsicherheiten und Fertigkeiten unterstützen und wesentliche Informationen liefern, „wo das Kind bei der Anbahnung des Zahlbegriffs gerade steht„. Bei der Einschätzung der Unterstufenschüler nach den Abfolgen von „Kleine Schritte, Feinmotorik“ und „Kleine Schritte, Zählen und Zahlen“ zeigte sich eine große Heterogenität bezüglich der aktuellen Lernziele, die auch in anderen Klassen vorhanden sein kann. Mit Hilfe einer Einschätzung der Schüler erhält der Lehrer einen Überblick über die aktuellen Lernziele seiner Schüler, was eine am Lernstand der Schüler orientierte Unterrichtsplanung unterstützen kann.

Neben den Bedürfnissen orientiert sich die Förderschule mit dem Förderschwerpunkt „Geistige Entwicklung" an Neigungen und Fähigkeiten der Schüler (Ministerium für Schule und Weiterbildung, 2002, 5). Parallel zu einem lebensnahen Mathematikunterricht kann es ein systematisch aufgebauter Unterricht den Schülern ermöglichen, komplexe Lernsituationen schrittweise zu bewältigen (Gräwe, 1996, 101–102). In den Durchführungen der Unterrichtsstunden nach den formulierten Lernzielen von „Kleine Schritte, Zählen und Zahlen" zeigte sich, dass die mathematischen Aufgaben mit den Thema „Bauernhof" verbunden werden konnten, zu dem alle Schüler Bezug hatten. Dabei war es zum einen möglich, die Aufgaben mit alltäglichen Problemstellungen zu verbinden, wie dem Zählen von Tieren. Zum anderen konnten die Schüler ihre Fertigkeiten durch systematisch aufgebaute vielfältige Übungen gemeinsam, in der Kleingruppe und einzeln durchführen und vertiefen. Nach dieser Unterrichtsreihe konnte bestätigt werden, dass im Sinne der ersten Hypothese das Programm „Kleine Schritte, Zählen und Zahlen" problemlos im Unterstufenunterricht eingesetzt werden kann.

Die zweite Hypothese „Durch die entwicklungsorientierte Förderung können mit dem Programm „Kleine Schritte, Zählen und Zahlen" Lernfortschritte erzielt werden" konnte in dieser Untersuchung bestätigt werden. Alle drei Kinder zeigten Lernfortschritte, was den sinnvollen Einsatz dieses Programms zur Anbahnung des Zahlbegriffs im Unterricht bestärkt. „Kleine Schritte, Zählen und Zahlen" erweist sich zur Anbahnung des Zählaspektes und seiner Verbindung mit Zahlen als empfehlenswert. Gerade wegen des besonderen Stellenwertes des Zählaspektes und der notwendigen Anregung und Unterstützung bei Kindern mit einer Entwicklungsverzögerung erweist sich dieses Programm im Unterricht als sinnvoll.

Weitere Möglichkeiten für den Einsatz von Unterrichtsinhalten zeigten sich in der Untersuchung der dritten Hypothese „Unterrichtsinhalte können zu Hause geübt und gefestigt werden". Hier bevorzugten die Eltern die von „Kleine Schritte" erwähnten Möglichkeiten des konkreten Spiels und der Einbindung in das Alltagsleben. Es zeigte sich eine klare Tendenz, dass Unterrichtsinhalte zu Hause geübt werden können, jedoch durch Ereignisse oder Veränderungen beeinflusst werden. Es bestand die Möglichkeit einer evaluierenden Fortsetzung der häuslichen Förderung in dieser Unterstufe. Neben der Motivation der Eltern waren die konkreten Lernziele und Grundprinzipien von „Kleine Schritte" möglicherweise ein wesentlicher Faktor, der das Üben in der Familie begünstigte. Die Hervorhebung der Rolle der Eltern und die Berücksichtigung der familiären Bedürfnisse können sich positiv ausgewirkt haben. Möglicherweise wirkt sich dieses Konzept auch positiv auf die Zusammenarbeit von Lehrern und Eltern bei der Förderung des Kindes aus. Während den beiden Untersuchungen dieser Arbeit zeigte sich ein enger Zusammenhang zwischen der ersten und zweiten Hypothese. Die Unterrichtsinhalte wurden sowohl in der Schule als auch zu Hause geübt. Es kann die Vermutung geäußert werden, dass sich diese Zusammenarbeit auf die Lernfortschritte einiger Kinder positiv ausgewirkt hat.

Nach diesen Darstellungen kann festgehalten werden, dass „Kleine Schritte, Zählen und Zahlen“ im Unterricht in der Unterstufe an der Förderschule mit dem Förderschwerpunkt „Geistige Entwicklung“ aufgrund der entwicklungsorientierten Abfolgen und seinen Grundprinzipien zur Übung und Festigung von Lerninhalten sinnvolle Einsatzmöglichkeiten bietet. Entscheidend bei der Umsetzung von „Kleine Schritte“ ist jedoch, dass die entwicklungsorientierten Abfolgen als grobe Richtschnur zu sehen sind. Auch wenn die Abfolgen sich an der kindlichen Entwicklung orientieren, verläuft diese doch bei jedem Kind unterschiedlich. Die individuellen Fertigkeiten und Bedürfnisse des Kindes dürfen nicht in den Hintergrund einer von „Leistungstabellen“ kontrollierten Förderung geraten. Lernabfolgen sind nicht als ein produktorientiertes Lernen zu sehen, das einen offenen und kreativen Unterricht verdrängt. „Kleine Schritte“ sollte ein Hilfsmittel sein, das bei der Festlegung individueller Lernziele im Unterricht und zur Konkretisierung der Lernfortschritte eines Kindes unter anderem zur internen Evaluation genutzt werden kann. Nur der kreative und variable Einsatz von „Kleine Schritte“ – mit seinen Grundlagen, Inhalten und Prinzipien – ist eine sinnvolle Ergänzung des Mathematikunterrichts in der Förderschule mit dem Förderschwerpunkt „Geistige Entwicklung“.

Literatur

AAP Committee on Children with Disabilities (2001). Developmental surveillance and screening of infants and young children. Pediatrics, 108, 192–195.

Abbeduto, L. & Boudreau, D. (2004). Theoretical influences on research on language development and intervention in individuals with mental retardation. Mental Retardation and Developmental Disabilities Research Reviews, 10, 184–192.

Abbeduto, L., Pavetto, M., Kesin, E., Weissman, M., Karadottir, S., O'Brien, A. & Cawthon, S. (2001). The linguistic and cognitive profile of Down syndrome: Evidence from a comparison with fragile X syndrome. Down Syndrome: Research and Practice, 7, 9–15.

Abbeduto, L. (2003, Ed.). International review of research in mental retardation, Vol. 27. New York: Academic Press.

Affleck, G., McGrade, B. & McQueeney, M. (1982a). Promise of relationship focused early intervention in developing disabilities. The Journal of Special Education, 16, 413–430.

Affleck, G., McGrade, B., McQueeney, M. & Allen, D. (1982b). Relationship-focused early intervention in developing disabilities. Exceptional Children, 49, 3, 259–261.

Ainsworth, M., Blehar, M., Waters, E. & Wall, S.(1978). Pattern of attachment – A psychological study of the strange situation. Hillsdale, NJ: Lawrence Erlbaum Associates.

Akerström, M. & Sanner, G. (1993). Movement patterns in children with Down's syndrome: a pilot study. Physiotherapy Theory and Practice, 9, 33–41.

Amorosa, H. & Noterdaeme, M. (2003). Rezeptive Sprachstörungen. Ein Therapiemanual. Göttingen: Hogrefe.

Anders, W. & Weddemar, S. (2002). Häute scho(e)n berührt? Körperkontakt in Entwicklung und Erziehung, 2. Aufl. Dortmund: Borgmann publishing.

Aunio, P., Ee, J., Lim, S., Hautamäki, J. & Van Luit, J. (2004). Young children's number sense in Finland, Hong Kong and Singapore. International Journal of Early Years Education, 12, 3, 195–216.

Aviezer, O., Van Ijzendoorn, M., Sagi, A. & Schuengel, C. (1994). „Children of the dream" revisited: 70 years of collective early child-care in Israeli Kibbutzim. Psychological Bulletin, 116, 99–116.

Avtur, C., Ozyurek, M., Kircali-Iftar, G., Sucuoglu, B., Davasligil, U. & Ergenc, H. (2001). Kucuk adimlar projesi uygulamalarinin degerlendirilmesi ve yayginlastirma onerileri (Evaluating the Small Step project and suggestions for widening the practices). Paper presented at the meeting of the International Conference on Special Education: Interaction and Collaboration, Antalya, Turkey.

Aylward, G. (1997). Conceptual issues in developmental screening and assessment. Journal of Development and Behavior in Pediatrics,18, 340–349.

Azar, S. & Rohrbeck, C. (1986). Child abuse and unrealistic expectations: Further validation of the parent opinion questionnaire. Journal of Consulting and Clinical Psychology, 54, 857–868.

Bailey, D., Skinner, D., Hatton, D. & Roberts, J. (2000). Family experiences and factors associated with the diagnosis of fragile X syndrome. Journal for Development and Behavior in Pediatrics, 21, 315–321.

Bailey, D., Skinner, D. & Sparkman, K. (2003). Discovering fragile X syndrome: family experiences and perceptions. Pediatrics, 111, 407–416.

Baldewig, M.(2004). Effektivität des Frühförderprogramms „Kleine Schritte" in den Bereichen Sprache, Motorik, persönliche und soziale Fähigkeiten bei Kindern mit Down-Syndrom. Diplomarbeit im Handlungsfeld Sondererziehung und Rehabilitation bei Kindern und Jugendlichen mit geistiger Behinderung. Universität Dortmund.

Baroody, A.J. (1986). Counting ability of moderately und mildly handicapped children. Education and Training of Mentally Retarded, No. 4, 289–300.

Baroody, A.J. (1988). Number-Comparison Learning by Children Classified as Mentally Retarded. American Journal on Mental Retardation, No. 5, 461–471.

Baumert, J., Deutsches-PISA-Konsortium (2002, Eds.). PISA 2000 – Die Länder der Bundesrepublik Deutschland im Vergleich. Opladen: Leske & Budrich.

Baudisch, W. & Schmetz, D. (1996). Mathematik- und Sachunterricht im Primar- und Sekundarbereich – Beispiele sonderpädagogischer Förderung. Frankfurt am Main: Moritz Diesterweg.

Bayrisches Staatsministerium für Unterricht und Kultus (2003). Lehrplan für den Förderschwerpunkt geistige Entwicklung. München: Hintermaier.

Belsky, J., Garduque, L. & Hrincir, E. (1984). Assessing performance, competence and executive capacity in infant play: Relations to home environment and security of attachment. Developmental Psychology, 20, 406–417.

Benasich, A. & Brooks-Gunn, J. (1996). Maternal attitudes and knowledge of childrearing: Associations with family and child outcomes. Child Development, 67, 1186–1205.

Bereiter, C. & Engelmann, S. (1966). Teaching disadvantaged children in the preschool. Englewood Cliffs, NJ.: Prentice-Hall.

Bereiter, C. (1986a). Does direct instruction cause delinquency? Early Childhood Research Quarterly, I, 289–292.

Bereiter, C. (1986b). Mountains of evidence said to contradict study effects of preschool (Letter to the Editor). Educational Leadership, 5, 37.

Berheide, M. (2002). Sprachanbahnung durch frühes Lesen am Beispiel eines Kindes mit Down-Syndrom. Die Sprachheilarbeit, 47, 80–83.

Bird, G. & Buckley, S. (2000). Handbuch für Lehrer von Kindern mit Down-Syndrom. Zirndorf: G & S.

Blair, C., Ramey, C. & Hardin, J. (1995). Early intervention for low birth weight, premature infants: participation and intellectual development. American Journal of Mental Retardation, 99, 5, 542–554.

Block, M. (1991). Motor development in children with Down syndrom. A review of the literature. Adapted Physical Activity Quarterly, 8, 179–209.

Blümer, T., Gräwe, R. & Opitz, M. (1999). Rechnen mit Zalo Zifferli, Band 3, Umgang mit Zahlen. Donauwörth: Auer.

Bornstein, M. (2003). Symbolspiel in der frühen Kindheit: verhaltensanalytische, experimentelle und ökologische Aspekte. In: Papousek, M. & von Gotard, A.

(Eds.). Spiel und Kreativität in der frühen Kindheit, 76–111. Stuttgart: Pfeiffer bei Klett-Cotta.

Bornstein, M. & Tamis-LeMonda, C. (1997). Maternal responsiveness and infant mental abilities: Specific predictive relations. Infant Behavior and Development, 20, 3, 283–296.

Bos, W. (2003, Hrsg.). Erste Ergebnisse aus IGLU, Schülerleistungen am Ende der 4. Jahrgangsstufe im internationalen Vergleich. Münster: Waxmann.

Brady, N. & Warren, S. (2003). Language interventions of children with mental retardation. In: Abbeduto, L. (Ed.). International Review of Research in Mental retardation, Vol. 27. New York: Academic Press, 231–254.

Brock, J. & Jarrold, C. (2005). Serial order reconstruction in Down syndrome: evidence for a selective deficit in verbal short-term memory. Journal of Child Psychology and Psychiatry, 46, 304–315.

Bromwich, R. (1976). Focus on maternal behavior in infant intervention. American Journal Orthopsychiatry, 46, 3, 439–446.

Bromwich, R. (1978). Working with parents and infants: an interactional approach. Austin, Tx: Pro-ed. Inc.

Brown, W. (2005). Sometimes the null hypothesis is useful information. Journal of Early Intervention, 27, 2, 87–91.

Bruer, J. (1999). The myth of the first three years: A new understanding of early brain development and lifelong learning. New York: The Free Press.

Bruil, J. & Fekkes, M. (2002). Kwaliteit van leven, gezondheid en gedrag van kinderen met Down syndroom. DOWN+UP, 60, 35.

Bruner, J. (1985). Child's talk: Learning to use language. New York: Norton.

Bruner, J. (1993). Wie das Kind sprechen lernt. Bern: Huber

Büchner, C. (2000). Frühförderung in Europa – Gemeinsames und Unterschiedliches. Schweizerische Zeitschrift für Heilpädagogik X, 4–8.

Bundesministerium für Familie, Senioren, Frauen und Jugend (1999). Die Familie im Spiegel der amtlichen Statistik. Bonn.

Bundesvereinigung Lebenshilfe (1975, Ed.). Frühe Hilfen – Wirksamste Hilfen: Bericht der 8. Studientagung der Bundesvereinigung Lebenshilfe für geistig Behinderte e.V. Marburg.

Bundesvereinigung Lebenshilfe e.V. (1987, Ed.). Kinder mit Down-Syndrom: Wachsen und Lernen. Marburg: Lebenshilfe-Verlag.

Bundesvereinigung Lebenshilfe (1997, Ed.). Ein Kind auf seinem Weg ins Leben: erste Informationen für Eltern von Kindern mit Down-Syndrom. Marburg: Lebenshilfe-Verlag.

Bundesvereinigung Lebenshilfe e.V. (2002, Ed.). Familien mit behinderten Angehörigen – Lebenswelten, Bedarfe, Anforderungen. Marburg: Lebenshilfe-Verlag.

Bus, A. & Van Ijzendoorn, M. (1997). Affective dimensions of mother-infant picturebook reading. Journal of School Psychology, 35, 1, 47–60.

Carmichael, B., Pernbrey., Turner, G. & Barnicoat, A. (1999). A diagnosis of fragile X syndrome: the experiences of parents. Journal for Intellectual Disability Research, 43, 47–53.

Carr, J. (1978). Down-Syndrom in früher Kindheit. Reihe Behindertenhilfe durch Erziehung. Unterricht und Therapie, Bd. 5. München: Reinhardt.

Carr, J. (1988). Six weeks to twenty-one years old: A longitudinal study of children with Down syndrome and their families. Journal of Child Psychology and Psychiatry, 29, 407–431.

Caselli, M., Vicari, S., Longobardi, E., Lami, L., Pizzoli, C. & Stella, G. (1998). Gestures and words in early development of children with Down syndrome. Journal of Speech, Language and Hearing Research, 41, 1125–1135.
Casto, G. & Mastropieri, M. (1986). The efficacy of early intervention programs. A meta-analysis. Exceptional Children, 52, 417–424.
Chapman, R., Schwartz, S. & Kay-Raining Bird, E. (1991). Language skills of children and adolescents with Down syndrome: I. Comprehension. Journal of Speech and Hearing Research, 34, 1105–1120.
Chapman, R., Seung, H., Schwartz, S. & Kay-Raining Bird, E. (1998). Language skills of children and adults with Down syndrome: Production deficits. Journal of Speech, Language and Hearing Research, 41, 861–873.
Chapman, R., Seung, H., Schwartz, S. & Kay-Raining Bird, E. (2000). Language production in children and adolescents with Down syndrome: The role of comprehension. Journal of Speech, Language and Hearing Research, 43, 340–350.
Chomsky, N. (1965). Aspects of Theory of Syntax. Cambridge, MA: MIT Press.
Chomsky, N. (1975). Reflections on Language. New York: Pantheon.
Chomsky, N. (1988). Language and Problems of Knowledge. The Managua Lectures. Cambridge, MA: MIT Press.
Cicchetti, D. & Serafica, F. (1981). Interplay among behavioral systems: Illustrations from the study of attachment, affiliation, and wariness in young children with Down syndrome. Developmental Psychology, 17, 36–49.
Clarke-Stewart, K. (1977). A review of research and some propositions for policy. Child care in the family. New York: Academic Press.
Cloerkes, G.(1997). Soziologie der Behinderten. Heidelberg: Edition Schindele.
Cole, K., Mills, P., Jenkins, J. & Dale, P. (2005). Early intervention curricula and subsequent adolescent social development: a longitudinal examination. Journal of Early Intervention, 27, 2, 71–82.
Conolly, B., Morgan, S., Russell, F. & Fulliton, W. (1993). A longitudinal study of children with Down syndrome who experienced early intervention programming. Physical Therapy, 73, 170–179.
Cooper, D. (1981). Der Tod der Familie. Reinbeck: Rowohlt-Verlag.
Cowie, V. (1970). A study of the early development of mongols. Oxford: Pergamon Press.
Crnic, K. & Stormshak, E. (1997). The effectiveness of providing social support for families of children at risk. In: Guralnick, M. (Ed.). The effectiveness of early intervention, 209–225. Baltimore: Brookers Publisher.
Crombie, M. & Gunn, P. (1998). Early interventions, families, and adolescents with Down syndrome. Iternational Journal of Disability, Development and Education, 45, 253–281.
Dahle, A. & McCollister, F. (1986). Hearing and otologic disorders in children with Down syndrome. American Journal of Mental Deficiency, 90, 636–642.
Damast, A., Tamis-LeMonda, C. & Bornstein, M. (1996). Mother-child play: Sequential interactions and the relation between maternal beliefs and behaviors. Child Development, 67, 1752–1766.
Davasligil, U. & Gungormus, O. (2001). Kucuk adimlar erken egitim programinin gelisimsel sorunu elanogrenciler uzerindeki etkisinin incelenmesi. (Analyses of the effects of the Small Step Early Intervention Program on the children who have developmental problems). Poster presented at the meeting of the International Conference on Special Education: Interaction and Collaboration, Antalya, Turkey.

Davies, B. (1996). Auditory disorders. In: Stratford, B. & Gunn, P. (Eds.). New approaches to Down syndrome, 100–121. London: Cassell.

DeBaryshe, B. (1993). Joint picture-book reading correlates of early oral language skill. Journal of Child Language, 20, 455–461.

Deckner, D., Adamson, L. & Bakeman, R. (2006). Child and maternal contributions to reading: Effects on language and literacy development, Applied Developmental Psychology, 27, 31–41.

De Graaf, E. (1995). Evaluatie Project Vroeghulp. DOWN+UP, 30, 12–17.

Deutscher Bildungsrat (1974). Empfehlungen der Bildungskommission. Zur pädagogischen Förderung behinderter und von Behinderung bedrohter Kinder und Jugendlicher. Stuttgart: Ernst Klett.

Deutsches Down-Syndrom InfoCenter (2001). Kleine Schritte – Frühförderprogramm für Kinder mit einer Entwicklungsverzögerung. Hefte 1 bis 8 (Original erschienen 1989: The Macquarie Program, Macquarie University, Australia). Nürnberg: Eigenverlag.

Deutsches Down-Syndrom InfoCenter (2002). Kleine Schritte – Frühförderprogramm für Kinder mit einer Entwicklungsverzögerung. Heft 9 – Frühes Lesen (Original erschienen 1989: The Macquarie Program, Reading Program, Macquarie University, Australia). Nürnberg: Eigenverlag.

Diamond, K. (2005). Understanding intervention outcomes. Journal of Early Intervention, 27, 2, 83–86.

Diekmann, A. (1998). Empirische Sozialforschung. Hamburg: Rowohlt.

Dittmann, W. (1992, Ed.). Kinder und Jugendliche mit Down-Syndrom: Aspekte ihres Lebens. Bad Heilbronn: Klinkhardt.

Dönhoff, K. (1992). Frühförderung und geistige Behinderung – Chancen, Probleme und Grenzen. Heilpädagogische Forschung, 18, 122–131.

Donner, D.(2003). Sprachanbahnung in der Frühförderung bei Kindern mit Down-Syndrom; ein Vergleich von Förderkonzepten. Staatsarbeit für das Lehramt für Sonderpädagogik, Universität Dortmund.

Dong, W. & Greenough, W. (2004). Plasticity of nonneural brain tissue: roles in developmental disorders. Mental Retardation and Developmental Disabilities Research Reviews, 10, 85–90.

Downing, J. & Siegel-Causey, E. (1988). Enhancing the nonsymbolic communicative behavior of children with multiple impairments. Language, Speech, and Hearing Services in Schools, 19, 338–348.

Dunst, C. & Trivette, C. (1987). Enabling and empowering families: conceptual and intervention issues. School Psychology Review, 16, 4, 443–456.

Dunst, C., Snyder, S. & Mankinen, N. (1989). Efficacy of early intervention. In: Wang, M., Reynolds, M. & Walberg, H. (Hrsg.). Handbook of Special Education, Vol. 3., Low Incidence Conditions. Oxford: Pergamon Press.

Dyer, S., Gunn, P., Rauh, H. & Berry, P. (1990). Motor development in Down syndrome children: an analysis of the motor scale of the Bayley Scales of Infant Development. In: Vermeer A. (Ed.). Motor development, adapted physical activity and mental retardation, 7–20. Basel: Karger AG.

EADSNE (1997). Participation of pupils and students with special educational needs in the Socrates Programme. Middelfart: European Agency for Development in Special Needs Education.

EADSNE (1998). Frühförderung in Europa. Organisation von Unterstützungsdiensten für Kinder und ihre Familien. Trends in 17 europäischen Ländern. Middelfart, Dänemark.

EAESF (2001). Sonderpädagogische Förderung in Europa. Europäische Agentur für Entwicklungen in der sonderpädagogischen Förderung. Middelfart, Dänemark.

Ezawa, B. (1996). Zählen und Rechnen bei geistig behinderten Schülern. Frankfurt am Main: Peter Lang GmbH.

Feldman, R. & Greenbaum, C.(1997). Affect regulation and synchronacy in mother-infant play as precursors to the development of symbolic competence. Infant Mental Health Journal, 18, 4–23.

Feuerstein, R., Rand, Y., Hoffmann, M. & Miller, R. (1980). Instrumental enrichment: Redevelopment of cognitive functions of retarded performers. Baltimore: University Park Press.

First, L. & Palfrey, J. (1994). Current concepts: the infant or young child with developmental delay. New England Journal for Medicine, 330, 478–483.

Fischer, E. (2000). Wahrnehmungsförderung. Handeln und sinnliche Erkenntnis bei Kindern und Jugendlichen, 2. Aufl. Dortmund: Borgmann publishing.

Flehmig, I. (2001). Normale Entwicklung des Säuglings und ihre Abweichungen. Stuttgart: Thieme.

Fodor, J. (1983). The modularity of the mind. Cambridge, MA: MIT Press.

Frankenberg, W., Dodds, J., Archer, P., Shapiro, H. & Bresnick, B. (1992). The Denver II: A major revision and restandardization of the Denver developmental screening test. Pediatrics, 89, 91–97.

Fröhlich, A. (1977). Wahrnehmungsstörungen und Wahrnehmungstraining bei Körperbehinderten. Rheinstetten-Neu: Schindele.

Fröhlich, A. (2001). Basale Stimulation. Das Konzept, 3. Aufl. Düsseldorf: Verlag selbstbestimmtes Leben.

Fröhlich, W.D. (1998). Wörterbuch Psychologie. München: dtv.

Fuson, K. (1988). Children's Counting and Concepts of Number. New York: Springer.

Garber, H. (1988). The Milwaukee Project: preventing mental retardation in children. Washington, DC: American Association on Mental Retardation.

Gersten, R. (1986). Response to „Consequences of three preschool curriculum models through age 15". Early Childhood Research Quarterly, I, 293–302.

Gibson, D. & Harris, A. (1988). Aggregating early intervention effects for Down syndrome persons: patterning and longevity of benefits. Journal of Mental Deficiency Research, 32, 1–17.

Glascoe, P. (1993). The usefulness of the Batelle Developmental Inventory Screening Test. Clinical Pediatrics, 32, 273–280.

Glascoe, F. (2002). The Brigance infant and toddler screen. Journal for Development and Behavior in Pediatrics, 23, 145–150.

Glascoe, F. (2005). Screening for developmental and behavioral problems. Mental Retardation and Developmental Disabilities Research Reviews, 11, 173–179.

Goldstein, E.B. (1997). Wahrnehmungspsychologie. Eine Einführung. Heidelberg, Berlin, Oxford: Spektrum.

Gräwe, R. (1996). Struktur- und niveauorientierter Mathematikunterricht in der Schule für Geistigbehinderte. In: Baudisch, W. & Schmetz, D. (1996). Mathematik- und Sachunterricht im Primar- und Sekundarbereich – Beispiele sonderpädagogischer Förderung. Frankfurt am Main: Moritz Diesterweg.

Gray, S., Ramsey, B. & Klaus, R.(1982). From 3 to 20: The early training project. Baltimore:University Park Press.

Greenwood, C., Carta, J., Hart, B., Kamps, D., Terry, D., Delquadri, J., Walker, D. & Riley, T. (1992). Out of the laboratory and into the community. Twenty-six years of applied behavior analysis at the Juniper Gardens Children's Center. American Psychologist, 47, 1464–1474.

Grossmann, K. & Grossmann, K. (1991). Attachment quality as an organizer of emotional and behavioral responses in longitudinal perspective. In: Parkes, C., Stevenson-Hinde, J. & Marris, P. (Eds.). Attachment across the life cycle, 93–114. London: Tavistock.

Gülle, A. (2004). Frühe Förderung der basalen Wahrnehmung von Kindern mit schwersten Behinderungen; ein Fördervorschlag angelehnt an das Förderprogramm „Kleine Schritte". Staatsarbeit für das Lehramt für Sonderpädagogik. Universität Dortmund.

Guralnick, M. (1997, Ed.). The effectiveness of early intervention. Baltimore, MD: Paul H. Brooks.

Guralnick, M. (1998). Effectiveness of early intervention for vulnerable children: a developmental perspective. American Journal of Mental Retardation, 102, 4, 319–345.

Haack, K. (2005). Sozialgesetzbuch IX – Rehabilitation und Teilhabe behinderter Menschen. www.sgb-ix-umsetzen.de/index.php/nav/tpc/nid/1/aid/221 *11.09.2006

Halder, C. (1997). Frühes Lesenlernen zur Sprachanbahnung. In: Wilken, E. (Ed.). Neue Perspektiven für Menschen mit Down-Syndrom. Dokumentation der Fachtagung Down-Syndrom, September 1996, Hannover, 54–61. Rückersdorf: Selbsthilfegruppe für Menschen mit Down-Syndrom und ihre Freunde e.V.. Erlangen: Selbstverlag.

Halder, C. (2002). Vorwort. In: Pieterse, M. & Cairns, M. (2002). Kleine Schritte, Frühförderprogramm für Kinder mit einer Entwicklungsverzögerung, Buch 11: Zählen und Zahlen. Nürnberg: Deutsches Down-Syndrom InfoCenter.

Haley, S. (1987). Sequence of development of postural reactions by infants with Down syndrome. Developmental Medicine and Child Neurology, 29, 674–679.

Hart, C. & Burts, D. (1997). Integrated curriculum and developmentally appropriate practice: Birth to age 8. New York: SUNY.

Haveman, M. & Buntinx, W. (1993, Eds.). Family needs and family support in mental retardation: An international perspective. Maastricht: SWIHC.

Haveman, M., Van Berkum, G., Reijnders, R. & Heller, T. (1997). Differences in service needs, time demands, and caregiving burden among parents of persons with mental retardation across the life cycle. Family Relations, 46, 417–425.

Haveman, M.(2000). Familien mit geistig behinderten Kindern in den Niederlanden – zwischen Eigentätigkeit, Netzwerken und Dienstleistungen. In: Kettschau, I., Methfessel, B. & Piorkowsky, M.(Eds.). Familie 2000. Bildung für Familien und Haushalte, Europäische Perspektiven,163–181. Hohengehren: Schneider.

Haveman, M. et al. (2004). Das Programm „Kleine Schritte" für Kinder mit Entwicklungsverzögerung (Fachtagung vom 17. September 2004). Dortmund: Rehabilitation und Pädagogik bei geistiger Behinderung, Projekt „Kleine Schritte".

Hechinger, F. (1986). Preschool programs. New York Times, 17.

Hedderich, I. & Dehlinger, E.(1998). Bewegung und Lagerung im Unterricht mit schwerstbehinderten Kindern. München: Reinhardt.

Heller, T. (1993). Family support programs and policies: Are they adressing family needs across the life span? In: Haveman, M. & Buntinx,W. (Eds.). Family needs and family support in mental retardation, 25–37. Maastricht: SWIHC.

Heller, T., Miller, A. & Hsieh, K. (1999). Impact of a consumer-directed family support program on adults with developmental disabilities and their family caregivers. Family Relations, 48, 419–427.

Hessisches Sozialministerium & Bundesvereinigung Lebenshilfe e.V. (2001, Eds.). An-Sichten über Frühförderung; Ergebnisse aus Wissenschaft und Praxis. Marburg: Lebenshilfe-Verlag.

Hetherington, E. (1983, Ed.). Socialisation, personality, and social development. Handbook of child psychology, Vol. IV. New York: Wiley.

Hettinger, J. (1996). Selbstverletzendes Verhalten, Stereotypien und Kommunikation: Die Förderung der Kommunikation bei Menschen mit geistiger Behinderung oder Autismussyndrom, die selbstverletzendes Verhalten zeigen. Heidelberg: Winter.

Hoff-Ginsberg, E. (1991). Mother-child conversation in different social classes and communicative settings. Child Development, 62, 782–796.

Hohmann, M., Banet, B. & Weikart, D. (1979). Young children in action. A manual for preschool educators. Ypsilanti,MI: High/Scope Press.

Hohmeier, J. (1996). Frühe Hilfen für ausländische Familien mit behinderten Kindern. Geistige Behinderung, 3, 241–248.

Horstmann, T. & Leyendecker, C. (1997, Ed.). Frühförderung und Frühbehandlung. Wissenschaftliche Grundlagen, praxisorientierte Ansätze und Perspektiven interdisziplinarer Zusammenarbeit. Heidelberg: Edition Schindele.

Huang, K-Y., O'Brien Caughy, M., Genevro, J. & Miller, T. (2005). Maternal knowledge of child development and quality of parenting among white, african-american and hispanic mothers. Applied Developmental Psychology, 26, 149–170.

Jacobsen, T., Edelstein, W. & Hofmann, V. (1994). A longitudinal study of the relation between representations of attachment in childhood and cognitive functioning in childhood and adolescense. Developmental Psychology, 30, 112–124.

Jarrold, C. & Baddeley, A. (1997). Short-term memory for verbal and visuo-spatial information in Down's syndrome. Cognitive Neuropsychiatry, 2, 101–122.

Jarrold, C., Baddeley, A. & Phillips, C. (2002). Verbal short-term memory in Down syndrome: A problem of memory, audition, or speech? Journal of Speech, Language, and Hearing Research, 45, 531–544.

Jetter, K. (1999). Diagnostik in der Frühförderung. In: Wilken, E. (Ed.). Frühförderung von Kindern mit Behinderung, 69–81. Stuttgart: Kohlhammer.

Joachim, H. Meilensteine. Frankfurt am Main. Internet: http://de.geocities.com/kinderphysiotherapie/meilensteine.htm, Stand: Juli 2004.

Jobling, M. & Gunn, P. (1995). The motor proficiency of children and adolescents with Down syndrome. In: Vermeer, A. & Davis, W. (Eds.). Medicine and sport science, Vol. 40: Physical and motor development in mental retardation, 181–190. Basel: Karger.

Jobling, M. (1998). Motor development in school-aged children with Down syndrome. International Journal of Disability, Development and Education, 45, 283–293.

Jonas, M.(1990). Behinderte Kinder – behinderte Mütter? Frankfurt a. M.: Fischer.

Jusczyk, P. & Hohne, E. (1997). Infants' memory for spoken words. Science, 277, 5334, 1984–1986.

Kagan, J. (1998). Three seductive ideas. Cambridge, MA: Harvard University Press.

Kaiser, A. & Hester, P. (1994). Generalized effects of enhanced milieu teaching. Journal of Speech, Hearing and Language Research, 37, 1320–1340.

Kalbe, U. (1993). Cerebral-Parese im Kindesalter. Stuttgart: Fischer.

Kane, G. (1992). Entwicklung früher Kommunikation und Beginn des Sprechens. Geistige Behinderung, 4, 303–319.

Karass, J. & Braungart-Rieker, J. (2005). Effects of shared parent-infant book reading on early language acquisition, Applied Developmental Psychology, 26, 133–148.

Kargin, T. (2004). Effectiveness of a family-focussed early intervention program in the education of children with hearing impairments living in rural areas. International Journal of Disability, Development and Education, 51, 4, 401–418.

Karmiloff-Smith, A., Scerif, G. & Thomas, M. (2002). Different approaches to relating genotype to phenotype in developmental disorders. Developmental Psychobiology, 40, 311–322.

Kempermann, G. & Gage, F. (2002a). Genetic determinants of adult hippocampal neurogenesis correlate with acquisition, but not probe trial performance, in the water maze task. European Journal of Neuroscience, 16, 129–136.

Kempermann, G. & Gage, F. (2002b). Genetic influence on phenotypic differentiation in adult hippocampal neurogenesis. Developmental Brain Research, 134, 1–12.

Kempermann, G., Gast, D., Kronenberg, G., Yamaguchi, M. & Gage, F. (2003). Early determination and long-term persistence of adult-generated new neurons in the hippocampus of mice. Development, 130, 391–399.

Kettschau, I., Methfessel, B. & Piorkowsky, M. (2000, Eds.). Familie 2000; Bildung für Familien und Haushalte. Europäische Perspektiven. Hohengehren: Schneider.

Kobal, G. (2001). Kucuk adimlar erken egitim programi (Small Step Early Intervention Program). Publication of the Association of Support for Mentally Retarded, Istanbul, Turkey.

Kiphard, E.J. (2002). Wie weit ist ein Kind entwickelt? Dortmund: Modernes Lernen.

Knauer, S. (2002). PISA und die Integrationspädagogik: du bist mir so nah und doch so fern. Zeitschrift für Heilpädagogik, 53, 10–13.

Koch, K.(1999). Frühfördersystem. Überblick, Analyse und perspektivischer Ausblick. Neuwied: Luchterhand.

Krogh, S. (1997). How children develop and why it matters. The foundation for the developmentally appropriate integrated early education curriculum. In: Hart, C. & Burts, D. (Eds.). Integrated curriculum and developmentally appropriate practice: Birth to age 8, 29–48. New York: SUNY.

Künzel, B. (1998). Onkel Jörg hat einen Bauernhof. In: Rinkens, H.-D. & Hönisch, K. (1998). Welt der Zahl 1, Praxisbegleiter. Hannover: Schroedel.

Kuorelahti, M. (2006). Developing inclusive school; experiences from the field. Case Jyväskylä. In: Von Stechow, E. & Hofmann, C. (Eds.).Sonderpädagogik und PISA, 143–153. Bad Heilbrunn: Klinkhardt.

Lane, D. & Stratford, B. (1987). Current approaches to Down syndrome. East Sussex, Great Brittain: Holt, Rinehart & Winston.

Lappe, D., Wevelsiep, R & Haveman, M. (2002). Ein Zwischenbericht zum Verlauf des Forschungprojektes Kleine Schritte. Fakultät Rehabilitationswissenschaften, Universität Dortmund.

Largo, R. & Benz,C.(2003). Spielend lernen.In: Papousek, H. & Von Gontard, A. (Eds.). Spiel und Kreativität in der frühen Kindheit, 56–75. Stuttgart: Pfeiffer bei Klett-Cotta.

Lauteslager, P. (1991). Syndroom van Down; motoriek in ontwikkeling. Nederlands Tijdschrift voor Fysiotherapie, 101, 260–269.

Lauteslager, P. (2000). Kinderen met het syndroom van Down; motorische ontwikkeling en behandeling. Dissertation. University of Utrecht. Amersfoort, 's Heeren Loo Zorggroep.

Laws, G. & Bishop, D. (2003). A comparison of language in adolescents with Down syndrome and children with specific language impairment. Journal of Speech, Language and Hearing Research, 46, 1324–1339.

Lazar, I. & Darlington, R. (1982). Lasting effects of early education: A report from the consortium for longitudinal studies. Monographs of the Society for research in child development, 47, 93–102.

Lard, J. & Dezeteux, C. (2002). Sing for inherited metabolic disease in newborn infants using tandem mass spectrometry. British Medical Journal, 324, 4–5.

Lettko, M. (1977). Grunlagen der psychophysiologischen Wahrnehmung. In: Fröhlich, A. (Ed.). Wahrnehmungsstörungen und Wahrnehmungstraining bei Körperbehinderten. Rheinstetten: Schindele.

Lewis, M. (2004). Environmental complexity and cental nervous system development and function. Mental Retardation and Developmental Disabilities Research Reviews 10, 91–95.

Lindberg, B. (1994). Rett-Syndrom. Eine Übersicht über psychologische und pädagogische Erfahrungen, 2. Aufl. Wien: WUV Universitäts-Verlag.

Lowenthal, E. (1986). Changing expectations: A challenge for parents and professionals. Exceptional Parents 16, 48–50.

Lydic, J. & Steele, C. (1979). Assessment of the quality of sitting and gait patterns in children with Down's syndrome. Physical Therapy, 59, 1489–1494.

Macklin, E. (1987). Nontraditional family forms. In: Sussman, M. & Steinmetz, S. (Eds.). Handbook of marriage and the family, 317–353. New York: Plenum Press.

Main, M. & Cassidy, J. (1988). Categories of response to reunion with the parent at age six: Predictable from infant attachment classifications and stable over a 1-month period. Developmental Psychology, 24, 415–426.

Mall, M. (1995). Kommunikation mit schwer geistig behinderten Menschen. Rheinstetten: Schindele.

Marcell, M. & Cohen, S. (1992). Hearing abilities of Down syndrome and other intellectually impaired adolescents. Research in Developmental Disabilities, 13, 533–551.

Marcell, M., Ridgeway, M., Sewell, D. & Whelan, M. (1995). Sentence imitation by adolescents and young adults with Down syndrome and other intellectual disabilities. Journal of Intellectual Disability Research, 39, 215–232.

Martin, S., Ramey, C. & Ramey, S. (1990). The prevention of intellectual impairment in children of impoverished families: findings of a randomized trial of educational day care. American Journal of Public Health, 80, 844–847.

Meisels, S. (1989). Can developmental screening tests identify children who are developmentally at risk? Pediatrics, 83, 578–585.

Mervis, C., Robinson, B. & Rowe, M. (2003). Language abilities of individuals with Williams syndrome. In: Abbeduto, L. (Hrsg.). International review of research in mental retardation, Vol. 27. New York: Academic Press.

Miettinen, A. (1997). Data on demographic and related variables in selected European countries. Helsinki: The Population Research Institute.

Miller, A. (1988). Parents' beliefs about children's cognitive development. Child Development, 59, 259–285.

Miller, J. (1988). The developmental asynchrony of language development in children with Down syndrome. In: Nadel, L. (Hrsg.). The psychobiology of Down syndrome, 167–198. Cambridge, MA: MIT Press.

Miller, J. (1999). Profiles of language development in children with Down syndrome. In: Miller, J., Leahy, M. & Leavitt, L. (Hrsg.). Improving the communication of people with Down syndrome, 11–39. Baltimore, MD: Paul Brookes Publishing.

Mills, P., Cole, K., Jenkins, J. & Dale, P. (2002). Early exposure to direct instruction and subsequent juvenile delinquency: A prospective evaluation. Exceptional Children, 69, 85–96.

Minkowitz, C., Matthew, B. & Strobino, D. (1998). Have professional recommendations and consumer demand altered pediatric practice regarding child development? Journal for Urban Health, 75, 739–750.

Ministerium für Schule und Weiterbildung des Landes Nordrhein-Westfalen (2002). Richtlinien für den Förderschwerpunkt Geistige Entwicklung (Entwurf). Internet: http://www.verband-sonderpaedagogik-nrw.de/02_Aktuelles/Richtlinien/Geistige%20Entwicklung.pdf, Stand: 20.07.2006.

Ministerium für Schule, Wissenschaft und Forschung des Landes Nordrhein-Westfalen (1980). Richtlinien und Lehrpläne für die Schule für Geistigbehinderte (Sonderschule) in Nordrhein-Westfalen. Düsseldorf: Ritterbach.

Mirrett, P., Bailey, D., Roberts, J. & Hatton, D. (2004). Developmental screening and detection of developmental delays in infants and toddlers with Fragile X syndrome. Developmental and Behavioral Pediatrics, 25, 1, 21–27.

Moser-Opitz, E. (2002). Zählen Zahlbegriff Rechnen. Theoretische Grundlagen und eine empirische Untersuchung zum mathematischen Erstunterricht in Sonderklassen. Bern, Stuttgart, Wien: Paul Haupt.

Morris, A., Vaughan, S. & Vaccaro, P. (1982). Measurements of neuromuscular tone and strength in Down's syndrome children. Journal of Mental Deficiency Research, 26, 41–46.

Mühl, H. (2000). Einführung in die Geistigbehindertenpädagogik. Stuttgart: Kohlhammer.

Müller-Zurek, C. (2002). Die Situation von Eltern aus Elternperspektive. In: Bundes vereinigung Lebenshilfe e.V. (Ed.). Familien mit behinderten Angehörigen; Lebenswelten, Bedarfe, Anforderungen, 30–34. Marburg: Lebenshilfe-Verlag.

Nadel, L. (1988, Ed.). The psychobiology of Down syndrome. Cambridge, MA: MIT Press.

National Education Association (1977). The DARCEE teacher's guide (preschool series) and DARCEE resource unit materials. Project on utilization of inservice education. R & D outcomes. Washington, DC.

Needlman, R. & Silverstein, M. (2004). Pediatric interventions to support reading aloud: how good is the evidence? Developmental and Behavioral Pediatrics, 25, 5, 352–363.

Neuhäuser, G. (1989). Frühförderung im medizinischen Bereich. Bisherige Entwicklungen, gegenwärtiger Stand, Perspektiven. In: Speck, O. & Thurmair, M. (Ed.). Fortschritte der Frühförderung entwicklungsgefährdeter Kinder. München: Reinhardt.

Neuhäuser, G. (2001). Entwicklung und Entwicklungsstörungen. In: Hessisches Sozialministerium und Bundesvereinigung Lebenshilfe e.V. (Ed.). Ansichten über Frühförderung. Ergebnisse aus Wissenschaft und Praxis, 299–310. Marburg: Lebenshilfe-Verlag.

NICHD-ECCRN (2003). Does amount of time spent in child care predict socioemotional adjustment during the transition to kindergarten? Early Child Care Research Network. Child Development, 74, 976–1005.

NICHD-ECCRN & Duncan, G. (2003). Modeling the impacts of child care quality on children's preschool cognitive development. Child Development, 74, 1454–1475.

Odom, S., Yoder, P. & Hill, G. (1988). Developmental intervention for infants with handicaps: purpose and programs. The Journal of Special Education, 22, I, 11–24.

Oelwein, P. (2002). Kinder mit Down-Syndrom lernen lesen: ein Praxisbuch für Eltern und Lehrer. Zierendorf/Fürth: G & S.

Oerter, R., Röper, G. & Noam, G. (1999, Eds.). Klinische Entwicklungspsychologie. Ein Lehrbuch. Weinheim: Beltz.

Oerter, R. (2003). Als-ob-Spiele als Form der Daseinsbewältigung in der frühen Kindheit.In: Papousek, M. & Von Gotard, A. (Eds.). Spiel und Kreativität in der frühen Kindheit, 155–173. Stuttgart: Pfeiffer bei Klett-Cotta.

Onnen-Isemann, C. (2002). Pluralisierung familialer Lebensformen – Chancen und Belastungen für Familien. In: Bundesvereinigung Lebenshilfe e.V. (Ed.). Familien mit behinderten Angehörigen, – Lebenswelten, Bedarfe, Anforderungen, 24–29. Marburg: Lebenshilfe-Verlag.

Opp, G., Fingerle, M. & Freytag, H. (1999, Eds.). Was Kinder stärkt – Erziehung zwischen Risiko und Rezilienz. München: Reinhardt.

Osofsky, J. (1987, Ed.). Handbook of infant development. New York: Wiley.

Papousek, H. (1986). Intuitive parenting, a didactic counterpart to the infant's precocity in integrative capacities. In: Osofsky, J. (Ed.). Handbook of infant development, 2nd Edition. New York: Wiley.

Papousek, H. (2003). Spiel in der Wiege der Menschheit. In: Papousek, M. & Von Gontard, A. (Eds.). Spiel und Kreativität in der Kindheit,17–55, Leben lernen 159. Stuttgart: Pfeiffer bei Klett-Cotta.

Papousek, M. & Von Gontard, A. (2003, Eds.). Spiel und Kreativität in der frühen Kindheit. Leben lernen, 159. Stuttgart: Pfeiffer bei Klett-Cotta.

Papousek, H. & Papousek, M. (1987). Intuitive parenting: A dialectic counterpartto the infant's integrative competence.In: Osofsky, J. (Ed.). Handbook of infant development, 669–720. New York:Wiley.

Papousek, H. & Papousek, M. (1992). Beyond emotional bonding: the role of preverbal communication in mental growth and health. Infant Mental Health Journal, 13, 11, 43–53.

Payne, A., Whitehurst, G. & Angell, A. (1994). The role of home literacy environment in the development of language ability in preschool children from low-income families. Early Childhood Research Quarterly, 9, 3–4, 427–440.

Parker, A. Bronks, R. & Snyder, C. (1986). Walking patterns in Down's syndrome. Journal of Mental Deficiency Research, 30, 317–330.

Parkes, C., Stevenson-Hinde, J. & Morris, P. (1991, Eds.). Attachment across the life cycle. London: Tavistock.

Pennington, B., Moon, J., Edgin, J., Stedron, J. & Nadel, L. (2003). The neuropsychology of Down syndrome: Evidence for hippocampal dysfunction. Child Development, 74, 75–93.

Perry, M., Wells, F. & Dezan, L. (1983). Parent characteristics in abusing and nonabusing families. Journal of Clinical Child Psychology, 12, 329–335.

Piaget, J. (1962). Play, dreams, and imitation. New York: Norton.

Piaget, J. & Inhelder, B. (1986). Die Psychologie des Kindes. München: dtv.

Pieterse, M. & Center, Y. (1984). The integration of eight Down syndrome children into regular schools. Australia and New Zealand Journal of Developmental Disabilities, 10, 11–20.

Pieterse, M. & Treloar, R. (1989). Small Steps. An early intervention program for children with developmental delays. Sydney Macquarie University.
Pieterse, M., Treloar, R., Cairns, S. & Brar, E. (2001a). Kleine Schritte, Frühförderprogramm für Kinder mit einer Entwicklungsverzögerung, Buch 1: Einführung in das Programm Kleine Schritte. Nürnberg: Deutsches Down-Syndrom InfoCenter.
Pieterse, M., Treloar, R., Cairns, S. & Brar, E. (2001b). Kleine Schritte, Frühförderprogramm für Kinder mit einer Entwicklungsverzögerung, Buch 2: Das Programm für ihr Kind. Nürnberg: Deutsches Down-Syndrom InfoCenter.
Pieterse, M., Treloar, R., Cairns, S. & Brar, E. (2001c). Kleine Schritte, Frühförderprogramm für Kinder mit einer Entwicklungsverzögerung, Buch 5: Feinmotorik. Nürnberg: Deutsches Down-Syndrom InfoCenter.
Pieterse, M. & Cairns, M. (2002). Kleine Schritte, Frühförderprogramm für Kinder mit einer Entwicklungsverzögerung, Buch 11: Zählen und Zahlen. Nürnberg: Deutsches Down-Syndrom InfoCenter.
Pinker, S. (1996). The Language Instinct. New York: Norton.
Praschak, W. (1999). Frühförderung schwerstgeschädigter Säuglinge und Kleinkinder. In: Wilken, E. (Hrsg.). Frühförderung von Kindern mit Behinderung. Eine Einführung in Theorie und Praxis. Stuttgart: Kohlhammer.
Prenzel, M., PISA-Konsortium-Deutschland (2004, Eds.). Der Bildungsstand der Jugendlichen in Deutschland: Ergebnisse des zweiten internationalen Vergleichs. Münster: Waxmann.
Pueschel, S. (1995, Ed.). Down-Syndrom: Für eine bessere Zukunft. Stuttgart: Thieme.
Ramey, C. & Ramey, S. (1992). Effective early intervention. Mental Retardation, 30, 337–345.
Ramey, C., Bryant, D., Wasik, B., Sparling, J., Fendt, K. & LaVange, L. (1992). The Infant Health and Development Program for low birth weight, premature infant: program elements, family participation, and child intelligence. Pediatrics, 89, 454–465.
Rauh, H. & Calvet-Kruppa, C. (1992). Sozial-emotionales Verhalten bei Kleinkindern mit Down-Syndrom. Symposiumbeitrag. 38. Kongress der Deutschen Gesellschaft für Psychologie, Trier.
Rauh, H. (1995). Geistige Behinderung. In: Oerter, R. & Montada, L. (Eds.). Entwicklungspsychologie, 3. Auflage. Weinheim: Beltz.
Rauh, H. (1997). Kleinkinder mit Down-Syndrom: Entwicklungsverläufe und Entwicklungsprobleme. In: Horstmann, T. & Leyendecker, C. (Hrsg.). Frühförderung und Frühbehandlung. Wissenschaftliche Grundlagen,praxisorientierte Ansätze und Perspektiven interdisziplinärer Zusammenarbeit, 212–235. Heidelberg: Edition Schindele.
Rauh, H. (1999). Entwicklungsprognose am Beispiel der Entwicklung von Kindern mit Down-Syndrom. In: Oerter, R., Röper, G. & Noam, G. (Hrsg.). Klinische Entwicklungspsychologie. Ein Lehrbuch, 195–217. Weinheim: Beltz.
Rauh, H., Arens, D. & Calvet-Kruppa (1999). Vulnerabilität und Resilienz bei Kleinkindern mit geistiger Behinderung. In: Opp, G., Fingerle, M. & Freytag. H. (Hrsg.). Was Kinder stärkt – Erziehung zwischen Risiko und Resilienz, München: Reinhardt.
Rauh, H. (2002). Kognitives Entwicklungstempo und Verhalten. Leben mit Down-Syndrom, 39, 6–10.
Rauh, H. (2000). Kognitives Entwicklungstempo und Verhalten bei Kindern mit Down-Syndrom. Frühförderung interdisziplinär, 19, 130–139.

Reich, F. (1995). Anbahnung des Zahlbegriffs bei Geistigbehinderten: Geistigbehinderte lernen zählen. Dortmund: Verlag modernes Lernen.

Reich, S. (2005). What do mothers know? Maternal knowledge of child development. Infant Mental Health Journal, 26, 143–156.

Riemann, I. (2001). Selbstevaluation in der Frühförderung. In: Hessisches Sozialministerium & Bundesvereinigung Lebenshilfe e.V. (Eds.). An-Sichten über Frühförderung; Ergebnisse aus Wissenschaft und Praxis, 231–244. Marburg: Lebenshilfe-Verlag.

Rosenberg, S. & Abbeduto, L. (1993). Language and communication in mental retardation: Development, processes and intervention. Hilldale, NJ: Lawrence Erlbaum Associates.

Ruoho, K. (2006). Educational equality and part time special education in Finland 1960–2003. In: Von Stechow, E. & Hofmann, C. (Eds.). Sonderpädagogik und PISA, 155–169. Bad Heilbrunn: Klinkhardt.

Rutter, M. & Garmezy, N. (1983).Developmental psychopathology. In: Hetherington, E. (Ed.). Socialization, personality, and social development. Handbook of child psychology (Vol.IV), 775–781.New York: Wiley.

Sagi, A., Van Ijzendoorn, M., Aviezer, O., Donnell, F. & Mayseless, O. (1994). Sleeping out of home in a Kibbutz communal arrangement: it makes a difference for infant-mother attachement. Child Development, 65, 992–1004.

Sandall, S., Schwartz, I. & Joseph, G. (2001). A building blocks model for effective instruction in inclusive early childhood settings. Young Exceptional Children, 4, 3–9.

Sarimski, K.(2000). Frühförderung. In: Borchert, J. (Ed.). Handbuch der Sonderpädagogischen Psychologie, 304–313. Göttingen: Hogrefe.

Scanzoni, J., Polonko, K., Teachman, J. & Thomson, L. (1989). The sexual bond. Rethinking families and close relationships. Newbury Park, London: Sage Publications.

Schamberger, R. (1978). Frühtherapie bei geistig behinderten Säuglingen und Kleinkindern. Untersuchung bei Kindern mit Down-Syndrom. Weinheim: Beltz.

Scheibler-Shrestha, N. & Lehmann, R. (2002). Babymassage. Die Sprache der sanften Berührung in der Newar-Tradition, 5. Aufl. München: dtv.

Scheid, V. (1986). Filmbegleitheft zur Videoproduktion – Frühkindliche Motorik. Fritzlar: Sportschulverlag.

Schlack, H. (1991). Die Auswirkungen der Frühbehandlung des behinderten Kindes auf seine Familie. Frühförderung Interdisziplinär, 37–41.

Schlack, H. (1991). Familien im System der Hilfen. In: Vereinigung für Interdisziplinäre Frühförderung e.V. (Ed.). Familienorientierte Frühförderung. München: Reinhardt.

Schlack, H. (1994). Interventionen bei Entwicklungsstörungen. Bewertende Übersicht. Monatsschrift Kinderheilkunde, 142, 180–184.

Schmitz, G. & Scharlau R. (1991). Mathematik als Welterfahrung. Rheinbreitenbach: Dürr und Kessler.

Schmoll, H. (2002). Die Finnen wissen, wo das Gleichheitsprinzip seine Grenzen hat. Bildungspolitische Strategien im Land der PISA-Sieger. Frankfurter Allgemeine Zeitung. Politik, 09.02.2002, Nr. 34, 3.

Schneider, D. & Hotze,W. (1985). Geschädigte Säuglinge und Kleinkinder. Vorschläge zur Früherziehung in Sonderkrippen und Dauerheimen. Leipzig, Thieme.

Schweinhardt, L., Bernuta-Clement, J., Barnett, W., Epstein, A. & Weikart, D. (1985). Effects of the Perry Preschool Program on youths through age 19: a summary. Topics in Early Childhood Special Education, 5, 26–35.
Schweinhardt, L., Weikart, D. & Larner, M. (1986a). Consequences of three preschool curriculum models through age 15. Early Childhood Research Quarterly, I, 15–45.
Schweinhardt, L., Weikart, D. & Larner, M. (1986b). Child-initiated activities in early childhood programs may help prevent delinquency. Early Childhood Research Quarterly, I, 303–312.
Schweinhardt, L. & Weikart, D. (1997). Why curriculum matters in early childhood education. Educational Leadership, 55, 57–60.
Sciarillo, W., Brown, M. & Robinson, N. (1986). Effectiveness of the Denver Developmental Screening Test with biologically vulnerable infants. Journal for Development and Behavior in Pediatrics,7, 77–83.
Senechal, M., LeFevre, J., Thomas, E. & Daley, K. (1998). Differential effects of home literacy experiences on the development of oral and written language. Research Quarterly, 32, 96–116.
Serafica, F. & Cicchetti, D. (1976). Down syndrome children in a strange situation: Attachment and exploratory behaviors. Merrill-Palmer Quarterly, 21, 137–150.
SGB IX (2001). Rehabilitation und Teilhabe behinderter Menschen. Wiesbaden: Universum.
Shepperdson, B. (1995). Two longitudinal studies of the abilities of people with Down's syndrome. Journal of Intellectual Disability Research, 39, 419–431.
Shonkoff, J. & Meisels, S. (2000, Eds.). Handbook of early intervention, sec. Edition. New York: Cambridge University Press.
Sigman, M. & Ruskin, E. (1999). Continuity and change in the social competence of children with autism, Down syndrome and developmental delays. Monographs of the Society for Research in Child Development, 64(1), Ser. No. 258.
Sigman, M. & Ungerer, J. (1984). Attachment behaviors in autistic children. Journal of Autism and Developmental Disorders, 14, 3, 231–244.
Singer Harris, N., Bellugi, U., Bates, E., Jones, W. & Rossen, M. (1997). Contrasting profiles of language development in children with Williams and Down syndromes. Developmental Neuropsychology, 13, 345–370.
Sipma, W. & Van der Meulen, B. (1991). Portage Programma Nederland. Een onderzoek bij en hulpverlening aan geestelijk gehandicapte kinderen. Groningen: Stichting Kinderstudies.
Skeels, H. & Dye, H. (1939). The study of effects of differential stimulation on mentally retarded children. Proceedings and adresses of the American Association of Mental Deficiency, 44, 114–136.
Smith, A. (2004). How do infants and toddlers learn the rules? Family discipline and young children. International Journal of Early Childhood, 36, 27–42.
Smith, D. (1988). Recognizable patterns of human malformations. Philadelphia: Saunders.
Sohns, A. (2000). Frühförderung entwicklungsauffälliger Kinder in Deutschland. Weinheim: Beltz.
Speck, O. (1989a). Entwicklungen im System der Frühförderung. In: Speck, O. & Thurmair, M. (Eds.). Fortschritte der Frühförderung entwicklungsgefährdeter Kinder, 11–27. München: Reinhardt.
Speck, A. (1989b). Frühförderung mit den Eltern. München: Reinhardt.
Speck, O. & Thurmair, M. (1989). Fortschritte der Frühförderung entwicklungsgefährdeter Kinder. München: Reinhardt.

Speck, O. (2001). Menschen mit geistiger Behinderung. München: Ernst Klett.
Steinebach, C. (1995). Familienentwicklung in der Frühförderung; die Sicht der Mütter. Freiburg im Breisgau: Lambertus.
Stilson, S. & Harding, C. (1997). Early social context as it relates to symbolic play: A longitudinal investigation. Merill-Palmer Quarterly, 43, 682–693.
Storm, W., Hennig, A. & Rehberg, J. (2001). Paukenergüsse bei Neugeborenen mit Down-Syndrom. Leben mit Down-Syndrom, 37, 35.
Stray-Gundersen, K. (2000). Babys mit Down-Syndrom, 2. Auflage. Zirndorf: G&S Verlag.
Sturmey, P., Thorburn, M., Brown, J., Reeds, J., Kaur, J. & King, G. (1992). Portage guide to early intervention: cross-cultural aspects and intra-cultural variability. Child: care, health and development, 18, 377–394.
Sucuoglu, B., Kucuker, S. & Ceber-Bakkaoglu, H. (2001). Erken egitimin gelisimsel geriligi olan cocuklarin anne ve babalariyla etkilesimleri uzerindeki etkisinin incelenmesi (Analyzing the effects of early intervention on the interactions of developmentally delayed children and their parents). Paper presented at the meeting of the International Conference on Special Education: Interaction and Collaboration, Antalya, Turkey.
Thomson, R. & Cicchetti, D. (1985). Emotional responses of Down syndrome and normal infants in the Strange situation: The organization of affective behavior in infants. Developmental Psychology, 21, 825–841.
Tolksdorf, M. (1994). Das Down-Syndrom: ein Leitfaden für Eltern. Stuttgart: Gustav Fischer.
Tomasello, M. & Farrar, M. (1986). Joint attention and early language. Child Development, 57, 1454–1463.
Van Berkum, H. & Haveman, M. (1995). Zorg aan huis. Behoefte aan zorg, gebruik van zorg en discrepantie tussen vraag en aambod van ouders van verstandelijk gehandicapten in Zuid-Nederland, Rijksuniversiteit Limburg, Maastricht.
Van Gemert, G. & Minderaa, R. (1993, Eds.). Zorg voor verstandelijk gehandicapten. Assen/Maastricht: Van Gorcum.
Van Gennep, A., Procee, A., Vander Meulen, B., Janssen, C., Vermeer, A. & De Graaf, E. (1995). Evaluatie van vroeghulp in Nederland. Onderzoek naar de effecten van vroeghulp op de ontwikkeling van kinderen met een verstandelijke handicap of ontwikkelingssachterstand en op de opvoedingscompetentie voor hun ouders. Amsterdam:VU Uitgeverij.
Van Gennep, A., Procee, A., Vermeer, A., Van der Meulen, B., Janssen C. & De Graaf, E. (1997). Effecten van vroeghulp voor kinderen met ontwikkelingsstoornissen en voor hun ouders. Nederlands Tijdschrift voor de Zorg aan Verstandelijk Gehandicapten, 23,4, 207–221.
Van Luit, J., Van de Rijt, B. & Pennings, A. (1994). Utrechtse Getalbegrip Toets, UGT (Utrecht Test of Number Sense). Doetinchem: Graviant.
Van Praag, H., Schinder, A., Christie, B., Toni, N., Palmer, T. & Gage, F. (2002). Functional neurogenesis in the adult hippocampus. Nature, 415, 1030–1034.
Vaughn, B., Goldberg, S., Atkinson, L., Marcovitch, S., MacGregor, D. & Seifer, R. (1994). Quality of toddler-mother attachment in children with Down syndrome: Limits to the interpretation of Strange Situation behavior. Child Development, 65, 95–108.
Vermeer, A. (1990, Ed.). Motor development, adapted physical activity and mental retardation. Basel: Karger.

Vermeer, A. (1993). Motorische ontwikkeling van verstandelijk gehandicapten. In: Van Gemert, G. & Minderaa, R. (Eds.). Zorg voor verstandelijk gehandicapten, 112–119. Assen/Maastricht: Van Gorcum.

Vermeer, A. & Davis, W. (1995, Eds.). Medicine and sport science, Vol. 40: Physical and motor development in mental retardation. Basel: Karger.

Vicari, S., Albertoni, A., Chilosi, A., Cipriani, P., Cioni, G. & Bates, E. (2000). Plasticity and reorganization during language development in children with early brain injury. Cortex, 36, 31–46.

Von Ohnesorge, C. (2001). „Risiken und Nebenwirkungen"in der Frühförderung. In: Hessisches Sozialministerium und Bundesvereinigung Lebenshilfe (Eds.). Ansichten über Frühförderung. Ergebnisse aus Wissenschaft und Praxis, 256–266. Marburg: Lebenshilfe-Verlag.

Von Stechow, E. & Hofmann, C. (2006, Eds.). Sonderpädagogik und PISA. Bad Heilbrunn: Klinkhardt.

Vriesema, P. & Nakken, H. (1993). Drie vormen van vroegtijdig pedagogische thuisbegeleiding voor ouders en kind. In: Van Gemert, G. & Minderaa, R. (Eds.). Zorg voor verstandelijk gehandicapten, 177–192. Assen/Maastricht: Van Gorcum.

Wang, M., Reynolds, M. & Walberg, H. (1989, Eds.). Handbook of special education, Vol. 3. Low incidence conditions. Oxford: Pergamon.

Warnke, A. (1991). Familien in der Frühförderung. In: Vereinigung für Interdisziplinäre Frühförderung e.V. (Ed.). Familienorientierte Frühförderung. München: Reinhardt.

Warren, S. & Ashley, C. (1995). Triplet repeat expansion mutations: the example of fragile X syndrome. Annual Review Neurosciences, 18, 77–99.

Warren, S. & Yoder, P. (1997). Emerging model of communication and language intervention. Mental Retardation and Developmental Disabilities Research Review, 3, 358–362.

Wartner, U., Grossman, K., Fremmer-Bornbik, E. & Suess, G. (1994). Attachment patterns at age six in South Germany: Predictability from infancy and implications for preschool behavior. Child Development, 65, 1014–1027.

Wasik, B., Ramey, C., Bryant, D. & Sparling, J. (1990). A longitudinal study of two early intervention strategies: Project CARE. Child Development, 61, 1682–1696.

Weiß, H. (1995). Bedingungs- und Wirkzusammenhänge in der Frühförderung. Stand, Bedeutung, (Methoden-) Probleme der Evaluationsforschung im Bereich „früher Hilfen" unter besonderer Berücksichtigung körperbehinderter Kinder. Frühförderung Interdisziplinär, 14, 59–71.

Weiß, H. (1999). Frühförderung bei Kindern mit Down-Syndrom. In: Selbsthilfegruppe für Menschen mit Down-Syndrom und ihre Freunde. Neue Perspektiven für Menschen mit Down-Syndrom, 3. Auflage, 28–43. Erlangen: Selbstverlag.

Weiß, H. Entwicklungen in der Zusammenarbeit mit den Eltern. In: Speck, O. & Thurmair, M. (Eds.). Fortschritte der Frühförderung entwicklungsgefährdeter Kinder, 71–102. München: Reinhardt.

Weiß, H. (1989). Familie und Früherkennung. Analysen und Perspektiven der Zusammenarbeit mit Eltern entwicklungsgefährdeter Kinder. München: Reinhardt.

Wendeler, J. (1996). Psychologie des Down-Syndroms. Bern: Huber.

Wennekamp, M. (2005). Das Frühförderprogramm „Kleine Schritte, Zählen und Zahlen": Möglichkeiten der Umsetzung im Unterricht in der Unterstufe an der SfG. Staatsarbeit für das Lehramt für Sondererziehung und Rehabilitation. Universität Dortmund.

Wilken, E. (1992). Ebenen der Sprachkompetenz und Entwicklungssequenzen in der Sprachtherapie bei Kindern mit Down-Syndrom. In: Dittmann, W. (Ed.). Kinder und Jugendliche mit Down-Syndrom: Aspekte ihres Lebens, 80–90. Bad Heilbronn: Klinkhardt.
Wilken, E. (1997, Ed.). Neue Perspektiven für Menschen mit Down-Syndrom. Dokumentation der Fachtagung Down-Syndrom, September 1996, Hannover. Rüchendorf: Selbsthilfegruppe für Menschen mit Down-Syndrom und ihre Freunde e.V. Erlangen: Selbstverlag.
Wilken, E. (1999). Sprachförderung in der frühen Entwicklung. In: Wilken, E. (Ed.). Frühförderung von Kindern mit Behinderung, 149–164. Stuttgart: Kohlhammer.
Wilken, E. (2000). Die Gebärden-unterstützte Kommunikation (GuK). Lauf.
Wilken, E. (2000). Sprachförderung bei Kindern mit Down-Syndrom, 8. überarb. Auflage. Berlin: Edition Marhold.
Wishart, J. (2000). Kognitive Entwicklung bei Kleinkindern mit Down-Syndrom. Leben mit Down-Syndrom, 35, 24–31.
Wygotsky, L.(1978). Mind in society.The development of higher psychological processes. Cambridge, MA: Harvard University Press.
Zausmer, E. (1987). Entwicklung der Feinmotorik. In: Bundesvereinigung Lebenshilfe e.V. (Ed.). Kinder mit Down-Syndrom: Wachsen und Lernen, 79–84. Marburg: Lebenshilfe-Verlag.
Zausmer, E. (1987). Fördern der Bewegungsentwicklung. In: Bundesvereinigung Lebenshilfe e.V. (Ed.). Kinder mit Down-Syndrom: Wachsen und Lernen, 58–78. Marburg: Lebenshilfe-Verlag.
Zausmer, E. (1995). Fördern der Bewegungsentwicklung. In: Pueschel, S. (Ed.). Down-Syndrom: Für eine bessere Zukunft, 95–107. Stuttgart: Thieme.
Zigler, E. & Bishop-Josef, S. (2004). Play under siege: A historical overview. In: Zigler, E., Singer, D. & Bishop-Josef, S. (Hrsg.). Children‘s play: The roots of reading, 1–13. Washington, DC: Zero to Three Press.

Anhang

1 Index für Erziehungssicherheit (10 Items; Bereich 0–40)

	Stimmt völlig	Stimmt ziemlich	Stimmt teils-teils	Stimmt wenig	Stimmt gar nicht
1. Wir Eltern haben gelernt, die nächsten Entwicklungsschritte unseres entwicklungsverzögerten Kindes richtig einzuschätzen.	4	3	2	1	0
2. Wir Eltern haben gelernt, nächste Entwicklungsschritte unseres entwicklungsverzögerten Kindes zu fördern.	4	3	2	1	0
3. Uns fehlt die Ausbildung, um das Kind gezielt fördern zu können.	0	1	2	3	4
4. Eltern sind in der Frühförderung die wichtigsten Lehrer für ihr Kind.	4	3	2	1	0
5. Ein Kind mit Entwicklungsrückstand kann durch eine sorgfältige Förderung einen Großteil der Fähigkeiten lernen, die jedes andere Kind lernt.	4	3	2	1	0
6. Es ist Eltern nicht möglich, ihr Kind objektiv und unvoreingenommen nach seinen Fähigkeiten einzuschätzen.	0	1	2	3	4

	Stimmt völlig	Stimmt ziemlich	Stimmt teils-teils	Stimmt wenig	Stimmt gar nicht
7. Kinder mit einer Behinderung lernen am besten, wenn man ihnen die richtige Aufgabe zum richtigen Zeitpunkt anbietet.	4	3	2	1	0
8. Das Aufstellen von kurzfristigen Lernzielen hilft den Eltern, die Aufgabe, die durch das Kind bewältigt werden soll, nicht aus den Augen zu verlieren.	4	3	2	1	0
9. In der Frühförderung sollte man seine eigenen Freizeit- und Tagesaktivitäten verringern, um dem Kind mehr Zeit für gezielte Förderung zu gönnen.	0	1	2	3	4
10. Die Übungen der Frühförderung sollte man zuhause und nicht außerhalb der elterlichen Wohnung (z. B. Spielkrippe, Spielplatz, Kindergarten usw.) durchführen.	0	1	2	3	4

Meindert Haveman, Fakultät Rehabilitationswissenschaften, Universität Dortmund, 2002

2 Index of Subjective Care Intensity (ISCI; Bereich: 0–20)

	Ja	Manchmal	Nein
1. Können Sie die Pflege Ihres Kindes hörperlich gut verkraften?	0	1	2
2. Kostet es viel Geld, Ihr Kind zu Hause zu betreuen?	2	1	0
3. Blicken Sie zuversichtlich in die Zukunft mit Ihrem Kind?	0	1	2
4. Machen Sie sich Sorgen darüber, wer sich um Ihr Kind kümmert, wenn Ihnen oder Ihrem Partner etwas zustößt?	2	1	0
5. Bekommen Sie die Hilfe die Sie benötigen, um Ihr Kind zu betreuen?	0	1	2
6. Haben Sie Bedenken, Familienmitglieder um Hilfe zu bitten?	2	1	0
7. Haben Sie trotz der Pflege Ihres Kindes genügend Zeit und Energie für Ihre eigenen Tätigkeiten und Hobbys?	0	1	2
8. Ist das Verhalten Ihres Kindes ein großes Problem?	2	1	0
9. Ist Ihr Kind bezüglich seiner Freizeitbeschäftigung vollkommen von Ihnen oder anderen Familienmitgliedern abhängig?	2	1	0
10. Gibt es Augenblicke, in denen Sie alles nicht mehr ertragen können?	2	1	0

Gonda van Berkum & Meindert Haveman, 1995

3 Beobachtungshilfen für die somatische, vibratorische und vestibuläre Wahrnehmung

3.1 Beobachtungshilfe für die somatische Wahrnehmung

Hautempfinden	**Aufmerksamkeit** (Sind nach der Förderung positive Veränderungen in der Aufmerksamkeit feststellbar?)	**Reaktionen** (Wie lange ausgehalten?, Freude, Genuss, Abwehr, Bewegungen, Laute, Veränderungen etc.)
Körpermitte Anfassen Streicheln Druck Massage Kontakt mit Materialien Vorlieben/Abneigungen **Extremitäten** Anfassen Streicheln Druck Massage Kontakt mit Materialien Vorlieben/Abneigungen **Kopf/Gesicht** Anfassen Streicheln Druck Massage Material Vorlieben/Abneigungen **Reaktionen auf Pflege** Baden Abtrocknen Eincremen Wickeln Anziehen **Reaktionen auf Wärme/ Kälte**		

3.2 Beobachtungshilfe für die vibratorische Wahrnehmung

Vibrationsempfinden	**Aufmerksamkeit** (Sind nach der Förderung positive Veränderungen in der Aufmerksamkeit feststellbar?)	**Reaktionen** (Wie lange ausgehalten?, Freude, Genuss, Abwehr, Bewegungen, Laute, Veränderungen etc.)
Über Stimmen/Lippen an Füßen Händen Beinen Armen Rumpf Brustkorb Kopf Gesicht **Atmung (anpassen)** Oberkörper/Brustkorb **Massagegeräte** Körperfern: Füße Hände Beine Arme *Körpernah*: Rumpf Brustkorb Kopf/Gesicht (mit Vorsicht) **Musikinstrumente** *Schwingungen spüren an*: Extremitäten Körpermitte Spiel mit Nähe/Entfernung Übergang in akustische Schwingungen (ohne Körperkontakt) Richtungshören		

3.3 Beobachtungshilfe für die vestibuläre Wahrnehmung

Gleichgewichtsempfinden	**Aufmerksamkeit** (Sind nach der Förderung positive Veränderungen in der Aufmerksamkeit feststellbar?)	**Reaktionen** (Wie lange ausgehalten?, Freude, Genuss, Abwehr, Bewegungen, Laute, Veränderungen etc.)
Schaukeln *In den Armen der Mutter:* Seitlich Vor/zurück Wiegen *Auf einer Schaukel:* Vor/zurück Um die eigene Achse **Lageveränderung** Hochheben Vom Sitzen ins Liegen Stehende Position Andere **Trampolin** Liegen auf unsicherem Grund Wippen im Arm der Mutter Hüpfen im Arm der Mutter Liegen, während eine andere Person hüpft oder wippt **Auf Rolle/Ball** Liegen Gerollt werden **Im Rollstuhl** Im Kreis drehen Gekippt werden		

Verzeichnis der Autorinnen und Autoren

Michaela Hatebur
Diplompädagogin
Hombrucher Straße 39
44225 Dortmund

Daniel Donner
Lehrer für Sonderpädagogik
Gartenstraße 3
58509 Lüdenscheid

Andrea Gülle
Lehrerin für Sonderpädagogik
Biggestr. 4
54462 Olpe

Cora Halder
Geschäftsführerin Deutsches Down-Syndrom InfoCenter
Hammerhöhe 3
91207 Lauf

Prof. Dr. Meindert Haveman
Lehrstuhl Rehabilitation und Pädagogik bei geistiger Behinderung
Fakultät Rehabilitationswissenschaften
Universität Dortmund
Emil-Figge-Straße 50
44221 Dortmund

Dorothee Lappe
Diplompädagogin und Lehrerin für Sonderpädagogik
Schneiderstraße 15
44229 Dortmund-Kirchhörde

Mathia Wennekamp
Lehrerin für Sonderpädagogik
Wiesenstraße 3a
59494 Soest

Rahel Wevelsiep
Lehrerin für Sonderpädagogik
Gerhart-Hauptmann-Straße 2
33613 Bielefeld

Stichwortverzeichnis

E

F

G

H

I

J

K

L

M

N

O

P

R

S

Z